全国中医药行业高等教育“十三五”规划教材

全国高等中医药院校规划教材（第十版）

壮医药学概论

（供壮医学专业用）

主　审

黄汉儒（广西民族医药研究院）　黄瑾明（广西中医药大学）

主　编

庞宇舟（广西中医药大学）

副主编（以姓氏笔画为序）

罗　婕（广西中医药大学）　蓝日春（广西民族医药研究院）

编　委（以姓氏笔画为序）

方　刚（广西中医药大学）　冯秋瑜（广西中医药大学）

宋　宁（广西中医药大学）　温海成（广西中医药大学）

薛丽飞（广西中医药大学）

中国中医药出版社

·北　京·

图书在版编目（CIP）数据

壮医药学概论 / 庞宇舟主编 .—北京：中国中医药出版社，2022.7（2022.10 重印）

全国中医药行业高等教育“十三五”规划教材

ISBN 978 – 7 – 5132 – 7460 – 9

Ⅰ . ①壮…　Ⅱ . ①庞…　Ⅲ . ①壮医—概论—中医学院—教材　Ⅳ . ① R291.8

中国版本图书馆 CIP 数据核字（2022）第 031851 号

请到“医开讲 & 医教在线”（网址：www.e-lesson.cn）注册登录后，刮开封底“序列号”激活本教材数字化内容。

中国中医药出版社出版

北京经济技术开发区科创十三街 31 号院二区 8 号楼

邮政编码　100176

传真　010-64405721

河北品睿印刷有限公司印刷

各地新华书店经销

开本 850 × 1168　1/16　印张 14.5　字数 356 千字

2022 年 7 月第 1 版　2022 年 10 月第 2 次印刷

书号　ISBN 978 – 7 – 5132 – 7460 – 9

定价　56.00 元

网址　www.cptcm.com

服 务 热 线　010–64405510

购 书 热 线　010–89535836

维 权 打 假　010–64405753

微信服务号　zgzyycbs

微商城网址　https://kdt.im/LIdUGr

官 方 微 博　http://e.weibo.com/cptcm

天猫旗舰店网址　https://zgzyycbs.tmall.com

如有印装质量问题请与本社出版部联系（010-64405510）

全国中医药行业高等教育“十三五”规划教材

全国高等中医药院校规划教材（第十版）

专家指导委员会

编审专家组

组　长

王国强（国家卫生计生委副主任　国家中医药管理局局长）

副组长

张伯礼（中国工程院院士　天津中医药大学教授）

王志勇（国家中医药管理局副局长）

组　员

卢国慧（国家中医药管理局人事教育司司长）

严世芸（上海中医药大学教授）

吴勉华（南京中医药大学教授）

王之虹（长春中医药大学教授）

匡海学（黑龙江中医药大学教授）

刘红宁（江西中医药大学教授）

翟双庆（北京中医药大学教授）

胡鸿毅（上海中医药大学教授）

余曙光（成都中医药大学教授）

周桂桐（天津中医药大学教授）

石　岩（辽宁中医药大学教授）

黄必胜（湖北中医药大学教授）

前 言

为落实《国家中长期教育改革和发展规划纲要（2010–2020年）》《关于医教协同深化临床医学人才培养改革的意见》，适应新形势下我国中医药行业高等教育教学改革和中医药人才培养的需要，国家中医药管理局教材建设工作委员会办公室（以下简称“教材办”）、中国中医药出版社在国家中医药管理局领导下，在全国中医药行业高等教育规划教材专家指导委员会指导下，总结全国中医药行业历版教材特别是新世纪以来全国高等中医药院校规划教材建设的经验，制定了“‘十三五’中医药教材改革工作方案”和“‘十三五’中医药行业本科规划教材建设工作总体方案”，全面组织和规划了全国中医药行业高等教育“十三五”规划教材。鉴于由全国中医药行业主管部门主持编写的全国高等中医药院校规划教材目前已出版九版，为体现其系统性和传承性，本套教材在中国中医药教育史上称为第十版。

本套教材规划过程中，教材办认真听取了教育部中医学、中药学等专业教学指导委员会相关专家的意见，结合中医药教育教学一线教师的反馈意见，加强顶层设计和组织管理，在新世纪以来三版优秀教材的基础上，进一步明确了“正本清源，突出中医药特色，弘扬中医药优势，优化知识结构，做好基础课程和专业核心课程衔接”的建设目标，旨在适应新时期中医药教育事业发展和教学手段变革的需要，彰显现代中医药教育理念，在继承中创新，在发展中提高，打造符合中医药教育教学规律的经典教材。

本套教材建设过程中，教材办还聘请中医学、中药学、针灸推拿学三个专业德高望重的专家组成编审专家组，请他们参与主编确定，列席编写会议和定稿会议，对编写过程中遇到的问题提出指导性意见，参加教材间内容统筹、审读稿件等。

本套教材具有以下特点：

1. 加强顶层设计，强化中医经典地位

针对中医药人才成长的规律，正本清源，突出中医思维方式，体现中医药学科的人文特色和“读经典，做临床”的实践特点，突出中医理论在中医药教育教学和实践工作中的核心地位，与执业中医（药）师资格考试、中医住院医师规范化培训等工作对接，更具有针对性和实践性。

2. 精选编写队伍，汇集权威专家智慧

主编遴选严格按照程序进行，经过院校推荐、国家中医药管理局教材建设专家指导委员会专家评审、编审专家组认可后确定，确保公开、公平、公正。编委优先吸纳教学名师、学科带头人和一线优秀教师，集中了全国范围内各高等中医药院校的权威专家，确保了编写队伍的水平，体现了中医药行业规划教材的整体优势。

3. 突出精品意识，完善学科知识体系

结合教学实践环节的反馈意见，精心组织编写队伍进行编写大纲和样稿的讨论，要求每门教材立足专业需求，在保持内容稳定性、先进性、适用性的基础上，根据其在整个中医知识体系中的地位、学生知识结构和课程开设时间，突出本学科的教学重点，努力处理好继承与创新、理论与实践、基础与临床的关系。

4. 尝试形式创新，注重实践技能培养

为提升对学生实践技能的培养，配合高等中医药院校数字化教学的发展，更好地服务于中医药教学改革，本套教材在传承历版教材基本知识、基本理论、基本技能主体框架的基础上，将数字化作为重点建设目标，在中医药行业教育云平台的总体构架下，借助网络信息技术，为广大师生提供了丰富的教学资源和广阔的互动空间。

本套教材的建设，得到国家中医药管理局领导的指导与大力支持，凝聚了全国中医药行业高等教育工作者的集体智慧，体现了全国中医药行业齐心协力、求真务实的工作作风，代表了全国中医药行业为“十三五”期间中医药事业发展和人才培养所做的共同努力，谨向有关单位和个人致以衷心的感谢！希望本套教材的出版，能够对全国中医药行业高等教育教学的发展和中医药人才的培养产生积极的推动作用。

需要说明的是，尽管所有组织者与编写者竭尽心智，精益求精，本套教材仍有一定的提升空间，敬请各高等中医药院校广大师生提出宝贵意见和建议，以便今后修订和提高。

国家中医药管理局教材建设工作委员会办公室

中国中医药出版社

2016 年 6 月

编写说明

壮族医药源远流长，是我国传统医药的重要组成部分，也是壮族优秀传统文化的重要组成部分，是壮族人民在长期生活、生产实践及与疾病做斗争过程中的经验总结，有着独特的理论体系和丰富的内涵，在历史上为壮族人民的健康繁衍做出了巨大贡献。今天，壮医药仍然是广大壮族地区群众防病治病的有效手段和方法之一，是民族医疗卫生保健事业的重要内容。经过广大壮医药工作者长期不懈的努力，壮医药理论和诊疗方法、壮药的发掘整理研究及推广应用都取得了丰硕的成果，壮医药理论体系已经确立。同时，壮医药高等教育也被纳入国家高等教育体系，成为一门新兴的学科。壮医药正以其独特的理论和技术方法为人类的健康做出重要贡献。

为适应壮医药高等教育的需要，弘扬壮医药优秀的传统文化，我们编写了本教材，供普通高等教育壮医学专业教学使用，以期丰富和拓展医学专业人才，尤其是广西医学专业人才在壮医药学方面的知识体系，重点为广西医药卫生事业的发展培养具备一定壮医药特色诊疗知识和技能的医学人才，也可作为普通高等教育医学人才培养知识体系中少数民族医药知识的补充。

本教材是在2006年广西民族出版社出版的《壮医药学概论》基础上完善而成，主要内容包括壮医药发展史、壮医基础理论、壮医诊断学基础、壮药学基础、壮医方剂学基础、壮医治疗学基础、壮医预防医学基础和壮医临床各科基础的基本理论、基础知识和基本技能，同时参考和吸纳了全国中医药行业高等教育“十三五”规划教材《壮族医学史》《壮医基础理论》《壮医诊断学》《壮药学》《壮医方剂学》《壮医筋伤学》《壮医内儿科学》《壮医外伤科学》《壮医药线点灸学》，以及部分壮医药学专著和历年来壮医学基础理论、壮医临床实践、壮药等方面的研究成果。

本教材编写分工如下：第一章导论、第二章壮医药发展史、第三章壮医基础理论由庞宇舟、罗婕编写；第四章壮医诊断学基础由庞宇舟、宋宁编写；第五章壮药学基础、第六章壮医方剂学基础由蓝日春、温海成、冯秋瑜编写；第七章壮医治疗学基础、第八章壮医预防医学基础和第九章壮医临床各科基础由庞宇舟、薛丽飞、方刚编写。各编委承担了资料搜集、内容编写等基础性工作。全书由罗婕统稿，庞宇舟修改完善，黄汉儒、黄瑾明审定。

本教材汲取了2006年版《壮医药学概论》教材的优点，全面考虑教学的实际需要，尊重壮医药学发展的基本规律，重点突出壮医药学的学术特色。在编写过程中，我们坚持理论联系实际的原则，努力突出教材的民族特色。本次编写尽量反映近10年来壮医学教育教学和挖掘整理的研究成果，补充完善相关内容，通过以点带面的方式呈现壮医药的核心理论和临床技能，力求展现壮医药学知识的科学性、时代性和实用性。

由于过去相当长的时间壮族没有自己的文字，壮医药理论主要通过口耳相传而隐藏在民间，因此搜集的文献资料尚不够全面，内容难免挂一漏万，加之编者水平所限，不足之处请广大读者提出宝贵意见，以使本教材不断得到修正、充实和提高。

《壮医药学概论》编委会

2022 年 4 月

目录

第四章 壮医诊断学基础 58

第五章 壮药学基础 79

第六章 壮医方剂学基础 102

第七章 壮医治疗学基础 125

第八章 壮医预防医学基础 151

第九章 壮医临床各科基础 159

主要参考文献 216

第一章 导 论

医药是人类与生俱来的需求。每个民族在历史上都有自己的医药创造和医药积累，从而形成丰富多彩又自成体系的各种传统医药。壮族是我国人口最多的少数民族，长期生活在岭南，是我国南方的一支土著民族。岭南为大片喀斯特地貌，山川秀美，草木茂盛，加上气候湿热，瘴疠横行，使得壮族人民长期以来在跟疾病做斗争的过程中，创造和积累了丰富的医药经验。壮医药作为优秀民族传统文化的分支，为壮族人民的健康繁衍做出了巨大贡献，在我国民族医药宝库中占有重要的地位。

第一节 中国少数民族医药概述

我国是个多民族国家，各民族在与疾病抗争、维系民族生存繁衍的过程中，以各自的生活环境、自然资源、民族文化、宗教信仰等为根基，创立了具有本民族特色的医药体系。民族医药在很长一段历史时期内与中医学并行，并不是中医学的地方化或中医学的某个分支，是中国社会医药文化多元性的反映。同时，民族医药也是现代社会医药卫生资源的重要组成部分，至今仍是广大民族地区群众赖以防病治病的有效手段和重要方法之一。

一、我国民族医药概况

中国有 55 个少数民族，使用着 80 多种语言，其中 21 个民族用着 27 种文字。在历史上，少数民族对医学的贡献是多方面的。目前已知的就有藏、蒙、维、傣、壮、苗、瑶、彝、侗、土家、朝鲜、回、哈萨克、畲、布衣、仡佬、拉祜、羌、水、黎、白、哈尼等少数民族拥有民族医药资源。20 世纪 80 年代以后，我国对民族医药采取了发掘保护利用的政策，使民族医药得到了社会各界的关注，并指导开展了大量的民族医药研究。鉴于每个民族的历史进程和文化发展的轨迹不同，少数民族与主体民族之间相互影响深浅不一，各民族医药文化的积淀和发展也相对不平衡，我国的民族医药发展的水平亦各有高低。根据民族医药存世的状态和发展程度，大致归纳为以下 3 种。

（一）民间医药

民间医药是指蕴藏在民间的养生习俗、单方验方、草医草药和医疗方面的一技之长。其并不一定受中医学理论或民族医学理论的指导，也很难归属于某种民族医学，人们一般通称为“民间草医”“民间医药”“医药方面的一技之长者”或“民间确有专长人员”。

（二）民族医药

民族医药是我国少数民族传统医药的统称。它是多种民族医药体系和经验综合在一起的一

NOTE

个医学类型的统称。因为中医学自古以来是中国社会的主流医学，具有独特的学术地位和社会地位，在国内外都有广泛的声誉和影响，至今仍然是中国传统医学无可争议的代表。因此尽管中医学也属于民族医学，但在当代中国，民族医学专指少数民族的传统医学。

民族医药的主要特点：一是民族性，主要指浓烈的民族传统文化背景和历史延续性；二是地域性，反映出独特的行医方式（受生活习俗和疾病谱的影响）和用药特色（道地药材和鲜草应用等）；三是传统性，各种治病经验能够在很长一段历史时期中延续使用，尤其在一些无本民族文字的少数民族中，医药知识基本上靠口述传承并沿用至今。其中，医药知识所带有的民族文化特征是民族医药最基本的特点。

（三）民族医学

民族医学有狭义和广义的理解。广义的民族医学指民族医药，是除中医学以外的所有民族医学的总称。狭义的民族医学指能够有相对完善的区别于中医学以外的医学理论体系指导的医疗实践，仅指某个单一的民族传统医学。而各少数民族医药能否被称为“民族医学”，可从以下两个方面进行考查。

1. 有本民族广泛的文化背景 民族文化是某一民族在长期共同生产生活实践中产生和创造出来的能够体现本民族特点的物质和精神财富的总和。民族文化反映该民族历史发展的水平。民族文化最根本的特征是在以往的历史中形成明显的特色，在饮食、衣着、住宅、生产工具、语言、文字、文学、科学、艺术、哲学、宗教、风俗和传统节日等物质文化和精神文化各方面，都能找到某个民族的明显特点。中国是一个历史悠久的统一的多民族国家，各民族在历史上都有自己的医药需求、医药创造和医药积累，在积累过程中，民族医药的经验也在物质文化和精神文化的方方面面得到渗透和体现。

2. 民族医学理论的特点 医学理论的基本要素包括整体观念、生理病理观、病因病机理论、诊断原则、治疗原则，以及在这些理论指导下的治疗方法。任何一种医疗理论体系都应具备以上内容。中国现存的民族医药中，存世有以本民族文字记载的医学专著，能独立阐述一个完整的医学理论体系，并以该体系有效指导临床诊疗实践的，可称之为民族医学。中国现有的民族医学主要有 3 个特征：①天人相应的自然观，强调人与自然的和谐统一，强调地、水、风、火等天然环境因素与人体生理病理之间的关系。②灵动不息的生命观，强调健康与劳作密不可分和乐天知命的人生态度。③神药两解的医学观，善于利用满山遍野的天然药物和随俗而变的心理治疗。

另外，有部分民族医药虽然没有本民族文字记载的专著流传，但在新中国成立后，经过专家学者的深入发掘整理，在所收集的各种具有本民族文化特色的医学理论、诊疗技法、特色方药的基础上，提炼出完整的医学理论体系，而且可以有效指导临床诊疗实践的，也可称之为民族医学，例如壮医学。

二、民族医学的分类

从我国现有的民族医学发展状况来看，具备文化背景的民族医药为多，能称之为“民族医学”的只占少数。因此，根据文字及医学经典著作传承情况进行分类，中国的民族医学可简单分为以下两种。

NOTE

1. 有民族通行文字的民族医学 指有民族文字、有医学文献，尤其是有使用本民族文字记载的医学文献专著，有系统理论者，如藏医学、蒙医学、维吾尔医学、傣医学等。它们既有物质文化遗产，也有非物质文化遗产。物质文化遗产如藏医学宗师宇妥·元旦贡布讲学处（西藏林芝）、喇嘛寺的漫巴扎仓（医学经院）、拉萨药王山门孜康（早期藏医院）、大量医学典籍、古代医学家遗址、印经院的医书模板、医学羊皮书、傣医贝叶经和纸板经等。

2. 无民族通行文字的民族医学 无民族通行文字不等于没有民族文化。有些民族发现有原始的民族文字，虽然没有形成通行统一的文字符号，但是在民间一直有活跃的民族医药行为与口述医药文化，这部分主要指民族医药的非物质文化。近20年来，全国各地的民族医药专家做了大量的发掘、记述、整理、编著、出版工作，如壮医学、苗医学、瑶医学、侗医学等。

三、民族医学与周边文化的联系

自秦代以后，秦始皇推行的政令使得中国主流文化得到统一，以《黄帝内经》（以下简称《内经》）为代表的中医学理论体系相对完整，医学著作汗牛充栋，各少数民族的传统医学无不受到汉文化和中医学的影响。另外，在漫长的历史过程中，中国与周边各国在不同时期均有文化交流和渗透，中国的民族医学也受到异域语言、宗教、医药等文化的影响。在这个基础上，中国的民族医学可以根据其文化源流或特殊地域文化背景大致分为四系。

1. 受佛教文化影响，特别是受藏传佛教文化影响较深，结合青藏高原的疾病防治经验和药物资源而发展起来的，如藏医学、蒙医学。此外，傣医学具有南传上座部小乘佛教文化的背景。

2. 受阿拉伯文化影响较深，特别是受阿维森纳《医典》的影响，并结合自身的医学实践而发展起来的，如维吾尔医学、回回医学等。

3. 受朝鲜古典医学影响较深，具有中朝古代医学汇通特点的，如朝鲜族医学。

4. 受汉文化滥觞、具有土著文化特色，在固有文化的基础上，吸收中医药的理论，结合本民族防治疾病的经验而发展起来的传统医学体系，如壮医学、苗医学、瑶医学等。

民族医学是我国少数民族长期与疾病做斗争的经验总结，为各民族的健康繁衍做出了重要贡献。由于各民族生存的自然环境、生产方式、生活条件和疾病状态不同，其医药创造和医药成就也各有千秋，具有鲜明的民族特色和地方特色。由于广大汉族地区过去对民族医药了解不多，常把它当作远山的神灵，人为地增加了许多神秘色彩。其实，任何医学体系都是全方位地面对生老病死。民族医药的长处在于治疗常见病、多发病和地方病，其疗效是完全可以和其他医学媲美的。

四、壮医药的定义

在我国民族医学体系中，有一种长期为南部少数民族壮族所使用，现今仍然造福于一方百姓，在民间广为流传的民族医药，即壮族医药（壮医药）。壮医药是随着壮族先民生产生活经验的不断积累而产生的，在壮族发展的历史过程中，为保障壮族人民的繁衍生息发挥了非常重要的作用。

壮族人民在长期的生产生活实践中，在同疾病做顽强斗争的过程中，将积累总结出的宝贵医疗经验不断进行提炼和升华，逐渐形成独特的理论体系，即壮医学。壮医学在很长一段历史时期内，曾与中医学并存而流传于世，是我国传统医药的重要分支，是壮族珍贵历史文化遗产的重要组成部分。由于壮族聚居地的独特自然环境、特殊的气候条件及当地的文化、民俗、壮汉文化交流等因素，使壮医学具有明显的民族特色及地方特色。与其他民族医药相比，壮医学在许多方面有自己独到的见解。如在治疗方法及用药特色方面，内容丰富多彩，疗效确切，在我国传统医药的治疗方法中占有重要地位。

第二节　壮族社会历史概述

一、壮族的来源及概况

壮族是我国南方历史悠久的土著民族。早在远古时代，今壮族地区已有人类居住、繁衍。迄今发现的柳江人、麒麟山人、西畴人等近20处人类化石地点，100多处旧石器时代遗址或地点，桂林甑皮岩、柳州鲤鱼嘴、横县西津、邕宁长塘、南宁豹子头、扶绥敢造、隆安大龙潭等300多处新石器时代遗址，还有田东、宾阳、武鸣、恭城、平乐等地的大批春秋战国墓葬，以及左江流域和云南麻栗坡发现的一批具有地方民族风格的原始崖画等，都说明了壮族的历史源远流长。

从体质人类学的角度来看，通过对广西史前人类骨骼和现代壮族活体的调查和研究，也支持壮族是我国南方土著民族的科学论断。研究我国南方发现的大量史前古人类化石的体质特征表明，壮族与历史上岭南的古代居民有着密切的关系。壮族在人种上属蒙古利亚人种华南人类型，其祖先最早应追溯到柳江人。旧石器时代晚期的柳江人已具有鼻孔宽阔等热带人类的一些特征，体骨与股骨显示出其身材矮小，与现代东南亚人比较接近。专家认为，柳江人与北京山顶洞人比较接近，都是原始蒙古人种的代表，但其体质特征已出现南北异形的现象，到了新石器时代进一步发展为不同的地方变异类型。桂林甑皮岩人是新石器时代早期居民，其体质特征与柳江人有着继承和发展关系，而且与蒙古人种南亚型接近。这一类居民广泛分布于广西、广东、福建沿海一带，很可能是古越人的祖先。通过颅骨测量项目的比较，罗泊湾人与甑皮岩人和现代壮族比较接近。其他体质特征与华南人类型最接近，应属华南人类型，而且可能是长期生活在本地的土著民族。总之，柳江人、甑皮岩人等，与现代壮族人都有着较多、较明显的相似体质特征，说明他们都有可能是壮族的直系祖先。

据研究，壮族系古百越族群支系西瓯、骆越的后裔。据史书记载，其族称又多有变化。周秦时期称骆越、西瓯、南越、濮人等，汉代以后称乌浒、俚人、僚人、蛮夷、百越等，唐宋后有僮人、侬人、侬蛮、侬徭、俍人、沙人等称呼。各地壮族自称也不同，有布越、布土、布侬、布傣、布曼、布僚等20多种。新中国成立后，经民族识别后，统一称为壮族。

二、壮族社会历史发展概况

（一）氏族部落时代（夏以前）

壮族与其他人类远祖一样，是由古猿进化而来的。自从有了人类，就有了人类社会。人类最早的社会组织就是原始群，从目前掌握的资料来看，最早在瓯骆故地上生活，而且证据比较确切的早期人类是距今五六万年的柳江人。从壮族民间流传的《布伯》等兄妹互婚的神

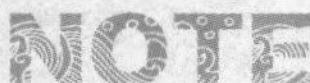

话传说中，还反映出壮族历史上经历过血缘婚制（即血缘家庭公社），相当于原始群的晚期阶段（旧石器时代中期）。在这个时期，人类是以血缘为纽带组成群体共同劳动的，主要以采集为生，但其群体结构比较松弛，彼此的关系也比较松散。由于生产力低下，人们只有依靠集体的联合力量才能获取食物，战胜猛兽，获得生存，这是原始人类尚处于低级发展阶段的必然规律。壮族先民也与各民族一样，经过了数万年的氏族公社时期，即母系氏族公社与父系氏族公社时期。

关于壮族历史上的氏族公社制，不仅考古学资料已有所反映，而且在民族学资料中也有其遗迹。如壮族民间流行的舅表婚或姑表婚习俗，就是远古的对偶婚的遗俗。新石器时代早期、中期，是母系氏族公社的鼎盛时期。壮族地区的贝丘遗址及其文化，就是这一时期的产物。最能说明其社会性质的是这类遗址中的墓葬及其所反映的埋葬制度。在桂林甑皮岩、柳州鲤鱼嘴、横县西津及秋江、邕宁长塘和扶绥敢造等贝丘遗址中，都发现有集体丛葬的墓地，而且多数是屈肢蹲葬，少数是侧身屈肢葬和二次葬。在桂林甑皮岩和西津遗址还各发现一处母子合葬墓。二次葬与母子合葬是母系氏族社会最好的证明。

母系氏族公社时期，壮族先民以公社为基本单位，一切生产资料及产品归公社集体所有，由氏族长统一分配，一切成员都在公社范围内进行集体劳动。男子主要从事狩猎和捕捞，妇女抚养子女，并从事采集、制衣、制陶等手工业。由于妇女对子女拥有所有权及对产品的保管、加工、分配权利，在公社的经济生活中具有特别重要的作用，所以妇女自然在社会上享有最崇高的地位。每个氏族都推选一名氏族长作为本氏族的组织者和领导者，壮族称为“都老”。“都老”由本氏族中一位年长、能干、有威望的女性担任。她不仅是本氏族生产、生活的组织者，而且也是产品的分配者，对外代表本氏族。每个氏族都有一个共同的女性始祖，作为氏族赖以联系的纽带和氏族的象征。因而人们把最值得崇敬、怀念、有功的某种动物、植物或自然物作为与女始祖有特殊关系的象征物，作为本氏族的图腾加以崇拜，继而又常常以这种图腾的名称作为本氏族的名称。以后又演变为本氏族及其后代的姓氏，如壮族有的氏族因崇拜水牛（壮语称“韦”），便有了壮族地区部分韦姓氏族的由来。

到了距今四五千年的新石器时代晚期，随着社会生产力的提高和生产方式的发展进步，壮族地区的母系氏族制度开始瓦解。“父权制”在“母权制”的胚胎中孕育成长起来，并逐步取代母权制，其社会开始进入父系氏族公社阶段，从而改变了男子在社会与家庭中的地位。这时，水稻生产逐渐发展，并日益显示出它在人类社会经济生活中的重要地位，成为人们赖以生存的主要生产活动。随着水稻生产技术越来越复杂，体力较强的男子便自然地转移到农业生产上来，从事制造、革新生产工具等工作及进行各种农事劳动，并逐步取代妇女而成为农业生产的主要力量，使妇女退居到日益繁杂的社会服务和家务劳动中去。因此，农业生产力有了很大提高，这时期壮族先民最显著的进步是在稻田中使用大石铲、石斧、石锄、石镰、石刀等。新的生产工具的出现，标志着瓯骆先民社会生产力水平的提高和耕作方式的改进，即由前期的刀耕火种发展到铲耕农业阶段；而耕作方式的改进，又促使耕种面积得以扩大、粮食产量得以提高，从而使瓯骆地区的原始农业迈上一个新的台阶。与此同时，瓯骆地区原始居民的活动范围比前期进一步扩大。考古发现表明，这一时期的文化遗址不仅分布于江河两岸，而且延伸扩大到远离江河的丘陵谷地中，说明当地的耕作面积已进一步扩大，农业已逐步发展成为社会的主要经济部门，传统的“攫取”型经济正向“生产”型经济过渡，先民开始过上了定居生活。

NOTE

（二）私有制产生时代（商周至先秦）

商周时期，壮族地区尚处于原始社会末期的部落联盟和军事民主制发展阶段，石器和木器仍是人们日常主要生产工具，社会组织松散，各地部落林立，各治其业，互不统属，兼并战争频繁。一些小部落逐渐被势力较强大的部落所兼并，也有一些弱小部落相互联合起来，以对抗强大部落的兼并，由此而逐步形成以西瓯、骆越为核心的强大部落群体，这种部落战争此起彼伏，从商周到春秋战国，甚至延续到秦汉。

到了春秋战国时期，壮族社会进入了奴隶社会和青铜时代。这期间生产工具有了较大改进，生产力有了较大提高，生产有了较大发展，从而导致生产关系变更，父系氏族公社逐步演化为农村公社，私有制逐渐产生，原始社会开始解体。因此说，西周末年至春秋战国时期，是壮族古代社会发展的重要时期，主要标志是青铜文化的产生与发展。这一时期，其社会生产力有了飞跃性的发展，社会剩余产品日益增加，为农业与手工业的分工和私有制的出现以及社会财富占有的不平等创造了物质条件，最终导致原始社会制度的瓦解和阶级社会的产生。

壮族地区氏族公社的解体，是从它内部财产继承方式的变更和私有制的出现开始的。壮族是一个农业民族，在氏族时代，土地是公有的，大家集体劳动，产品平均分配。由于生产工具改进，公有的土地已不需要那么多的人来耕种，甚至家族或个人都可以担当，于是氏族公社暂把土地分给各家经营，天长日久，土地便归家庭所有。壮族称“财产”为 daemznaz，意为田地（直译是塘田），可见田地是最早的个人财产。关于财产分配不公平，生产资料和生活资料的私有在墓葬中相当分明。以武鸣马头乡西周末年至春秋的墓葬为例，这些墓葬虽然形式上属于族墓性质，但它已有四个变化：第一，墓葬明器较多的墓穴处于墓地的坡顶中心，而较少的则分布在其四周，表明墓主生前已有地位高低和贵贱之分；第二，随葬品多少不均；第三，墓坑规格大小不一，差别很大；第四，随葬品的规模、价值、质料不同，显示出财富的多寡及地位之尊卑。其他地点的明器，也说明了私有财产的产生和氏族公社的解体。

青铜器和铁器的出现以及在农业生产中的运用，标志着瓯骆地区社会生产力有了飞跃性的发展，促进了壮族地区农业、手工业、医药卫生、语言文字、文化艺术等各个领域的飞速发展，壮民生活水平大大提高。另外，在这一时期，岭南瓯骆族与中原地区的关系在前期的基础上又有了进一步的发展，两地的经济交往和文化交流日趋频繁，岭南的土特产品不断运到中原，中原文化及较先进的生产工艺以更新更快的态势传入岭南地区，且岭南越人与楚人文化也发生了密切的关系，故而大大地促进了生产力的发展。生产力的提高必然会引起生产关系的变更。部落或氏族首领凭借着他们的威望和掌握生产及生活资料分配权、产品交换支配权，逐步将人们创造的财富掌握在自己手中，进而占为己有，从而使部落或氏族内部出现贫富分化的现象，部落或氏族首领逐渐蜕变成奴隶主。社会内部分化为“君”“侯”“将”“民”等阶层，君、侯、将是奴隶主，他们不仅把土地山林据为已有，而且把氏族成员变为奴隶，变成他们“会说话的工具”，剥削奴隶的剩余劳动，攫取日益增多的社会财富。这样，原始的氏族公社便解体，为私有制所代替。

到了先秦时期，壮族先民已摸索出一种成功的生产生活方式，从而使自己获得了生存和发展，并逐步形成了一些与自然环境相和谐、与其生产方式和经济形态相适应的具有鲜明地方民族特色的生活习俗。如人体装饰文化已相当丰富，主要有文身、文面、拔牙、凿齿、服饰、头饰、佩饰等；绘画艺术到了承前启后和富有成就的一个时代，左江流域崖壁画群就是最好的例

NOTE

证；雕塑艺术也得到了发展，主要体现在青铜铸造的“模”与“范”的雕塑制作方面，因此又促进了青铜铸造业的发展与繁荣；民间的教育、舞蹈、民歌等文化生活及生活方式达到了一个新的水平。在这一时期，壮族先民盛行巫术，笃信鬼神。同时，壮族医药也得到了飞速发展，针刺治病就是在这一时期产生的。《山海经》(战国作品，作者不详，我国最早有医药记载的书籍）也在一定程度上反映了先秦时期壮族先民对医药的认识水平。

（三）郡县划一时代（秦至隋）

由于历史和地理条件等方面的原因，岭南越人的社会发展比较缓慢，在商周时期中原地区已进入奴隶制社会，而地处岭南的越族地区还属蛮荒之地，处于原始社会末期的部落联盟或军事民主阶段。春秋战国时期，中原地区已进入封建社会，岭南越人才开始进入奴隶社会，虽然这时社会经济有了较快的发展，但由于地属僻壤，交通闭塞，故仍然是“山高皇帝远”。直到公元前221年秦始皇统一了中国，岭南地区才开始处于中央封建王朝的直接统辖之下，成为伟大祖国版图不可分割的一部分，其地的越族社会亦开始进入一个新的发展时期，从而社会经济得以快速发展。

秦始皇统一中国之时，中原地区早已进入封建制社会，为了加强封建专制主义中央集权和巩固国家的统一，按照中原地区所推行的郡县制度，在岭南地区设置桂林、象郡、南海三郡。历代虽有所变迁与发展，但由于特殊的地理环境和政治、经济状况，汉代至隋代壮族先民分布地区所设郡县，以“初郡”的方式来统治，其特点：政治上“且以其故俗治”，经济上“无赋税”。结果起到了缓和、消除民族间的隔阂和矛盾，促进民族团结与合作，以及促进岭南社会经济文化发展的积极作用。在这种情况下，岭南地区开始形成了奴隶制，东部地区由于交通便利，与中原关系较密切等原因，生产力发展较快，封建化的进程也较快。而西部地区远离中原，其间山重水复，交通不便，与秦朝中央的联系较困难，则生产力发展及封建化进程较慢，因而岭南地区东西部的经济发展呈不平衡状态。

这一时期，岭南地区的经济和文化得到了较好的发展。农业方面，此时已使用铁制工具和牛耕，兴修水利。如著名的水利工程——灵渠，把长江与珠江两条水系联起来，促进了岭南地区与中原经济文化的交流，促进了岭南地区农业的发展，并且使施肥、选种引种、栽培方法等方面得到了改进。手工业方面，随着青铜冶铸业的兴盛，出现了铸造工艺精致、文化内涵丰富、闻名中外的铜鼓。说明壮族先民当时已熟练地掌握冶铜的提纯技术，冶炼技术水平也很高，同时熟练地掌握了合金技术。铁器制造工艺也达到了很高的水平，如贵港市郊罗泊湾一号汉墓出土的两把长剑，在地下的泥水里淹埋了约2000年，出土时仍乌黑发亮，无丝毫锈蚀，锋利如新。其他如陶瓷、漆器、玉石、纺织、竹木器等手工业也都取得了很高的成就。随着经济的发展，商业和交通也比较发达。

壮族先民在长期的生产生活实践过程中，通过和汉族的文化交流，产生了丰富多彩的具有鲜明特色的文化。一方面在原始社会图腾崇拜的基础上，壮族先民有关巫的思想观念根深蒂固，至今仍可见其遗风。人们笃信鬼神，凡事问卜。另一方面深受中原文化的影响，儒家思想逐渐深入壮族的人心，壮族先民开始重视教育。这一时期的壮族文学主要是歌谣、传说和民间故事等口头文学，从这些传说和故事中，我们可以窥见与壮族先民有关的历史、民俗、思想观念等，为我们研究壮族古代社会提供了宝贵的文献资料。

NOTE

（四）羁縻制度时代（唐至五代）

自秦汉以来，中原封建王朝对周边少数民族地区实行羁縻政策。这种政策到了唐代逐渐完备并形成制度，在壮族地区出现羁縻州县与一般州县并存的局面。羁縻州县制与一般州县制的区别：建制上以部落为基础，行政长官均由原部落酋长充任，其居民不必直接向国家缴纳赋税，羁縻州县可拥有自己的武装力量；法律上有相对的独立性，享有相当的自治权和法制权。这种制度有其优越性，但其局限性也是明显的。由于羁縻制度是以部落的大小设置的，“大者为州，小者为县，更小为垌”，而且是“互不统属”的分散割据状态，这种分而治之的制度，最终限制了少数民族地区的政治、经济、文化的发展，所以直到唐朝和五代，桂东地区才逐步封建化，而桂西山区仍属奴隶制。

唐代是我国封建经济繁荣的时期，壮族地区的经济也有较大的发展，特别是桂东地区，唐朝至五代壮族先民已普遍使用铁制工具和牛耕，农作物的品种和耕地面积都有所增多，出现稻麦两熟制，粮食产量增加。手工业也得到了发展，唐代壮族先民纺织的各种布和开采的各种矿产及其加工制品，已被唐王朝指定为贡品。随着农业和手工业的发展，商业和交通也繁荣起来。但桂西地区仍处在比较落后的奴隶制，农业和手工业等方面都相对落后。

秦至五代，汉文化对壮族地区产生了重大的影响，由于州、县学的设立，儒家思想得到了广泛的宣传，唐代壮族地区已推行科举制度，因此文化水平得到提高，思想和生活习俗也随之发生变化。随着壮族地区和中原汉族交流的不断增加，壮族地区的社会、政治、文化、习俗以及医药等情况，通过汉人的著述，得以传播和保留下来，壮族医药见之于文献记载的，自《山海经》《神农本草经》之后，越来越多。

（五）土司制度时代（宋至清初）

宋、元、明、清封建王朝在我国南部和西南部少数民族地区普遍施行土司制度，即中央王朝册封当地少数民族中有威望、有势力的首领为职官，划其疆界，维持他们内部原有的社会结构、经济形态和风俗习惯。土司制度由羁縻制度发展而来，进一步加强了中央王朝对壮族地区的统治与控制，但是这一制度加剧了土官和民众以及土官和中央王朝之间的矛盾，影响了壮族地区社会和经济的发展，最后不得不改土归流。

两宋时期，北方、中原地区战争频繁，严重影响了生产，中央王朝被迫把经济重心南移，采取鼓励垦荒和轻赋措施，加上思想文化的发展，汉族移民的不断增加，带来了先进的生产技术，还有政治制度方面的改土归流，解放社会生产力，提高了壮族人民的生产积极性，促进了壮族地区社会经济的不断发展。农业方面通过大力兴修水利，改善灌溉工具，同时提高种植技术和增加作物品种，得到了较为迅速的发展。纺织、陶瓷等手工业及采矿、冶炼、铸造等工业也比较兴旺发达，如著名的壮锦即是明清时期的纺织品。商贸和交通也较前代有较大的发展。

由于地理环境不同，受先进的中原汉文化影响的早晚和深浅不同，使东部壮族地区和西部壮族地区的社会发展很不平衡。在受汉文化影响早而且深的东部地区，社会发展较快，易于治理，而西部地区则社会发展较落后。到了宋代，东部大多已处在封建化和壮、汉民族交往的进程之中，而西部仍可见到奴隶制的残余。

宋代以来，壮族地区的州、县学已普遍兴建，并出现了书院，广泛推行科举，促进了文化的发展。古壮字（方块壮字）在唐代出现之后，这时在民间已广泛使用，对壮族文化的发展起到一定的积极作用。儒家学说的普遍传播对壮族的文化思想产生了很大影响，同时佛教思想已

NOTE

深入民间，但巫文化思想仍占有一定的地位。壮族的民间文学和民间艺术也有所发展。

（六）半殖民地半封建社会时期（清朝中叶至民国）

清朝中叶，以鸦片战争为起点，闭关自守的中国封建社会转向半殖民地半封建社会。广西壮族地区与广东、越南交界，有海上通道北部湾，帝国主义的魔爪便伸过来，从政治、经济、文化上对壮族地区进行侵略，使之逐渐发生变化。政治上由于列强侵略，广东等东南沿海破产的农民、手工业者和小商贩大量拥入壮族地区，使社会矛盾更为尖锐复杂。中法战争后，法、英直接干涉广西内政，广西壮族地区已成为法国的势力范围。经济上，鸦片输入，白银外流，农民破产，进而开放口岸，洋货充斥，土产特产被掠夺，农业和手工业相结合的自然经济逐步解体。文化上，列强取得传教的特权，使西方文化、宗教信仰等得以传入壮族地区。在这种情况下，壮族地区的资本主义经济也逐渐萌芽并缓慢发展，壮族社会向半殖民地半封建转化。

在资产阶级领导的辛亥革命运动中，壮族人民积极参加并发挥了积极的作用。随后在旧、新桂系的统治下，壮族地区战争频繁，社会混乱，经济停滞不前。

新民主主义时期，在中国共产党的领导下，壮族人民在大革命、土地革命战争、抗日战争、解放战争和新民主主义革命时期创造了辉煌的业绩，为推翻封建主义、帝国主义，建立人民民主专政，为中华人民共和国的成立，做出了伟大的贡献。壮族人民翻身做了主人，壮族地区的政治、经济、文化得到了相应的发展。

（七）民族区域自治时期（中华人民共和国成立至自治区成立）

1949 年 12 月 11 日，广西全境解放，壮族人民和全国各族人民一样获得了新生，壮族的历史也从此开始了新的纪元。接着，在壮族地区建立了各级人民政府，壮族人民与各族人民一道，在中国共产党的领导下，为继续完成新民主主义革命时期遗留下来的任务，实现由新民主主义向社会主义转变而奋斗。第一，配合中国人民解放军消灭反革命残余武装，巩固人民政权，为一系列的社会改革扫清了道路，打破了国民党反动势力企图在边疆民族地区建立所谓的“根据地”的梦想。值得一提的是，壮族儿女在剿匪斗争中英勇作战，与其他兄弟民族一道，配合人民解放军全歼壮族地区境内土匪，取得剿匪斗争的胜利，在壮族人民革命斗争史上谱写了光辉的一页。第二，进行土地改革运动，摧毁了地主阶级的反动统治，废除了地主土地所有制，建立农民土地所有制。地主阶级的封建特权被打垮了，广大壮族人民获得了土地，成为土地的主人，挣脱了几千年来束缚在他们身上的锁链，推翻了压在他们身上的三座大山，在政治上、经济上真正翻了身，实现了壮族人民长期以来经过无数次英勇斗争所追求的“耕者有其田”的理想，壮乡发生了历史性的巨大变化。第三，进行对农业、手工业和资本主义工商业的社会主义改造，实现了生产资料从私有制向社会主义公有制的转变，这是壮族社会历史上深刻的社会变革，从此壮族人民与汉族及其他兄弟民族结成了社会主义团结友爱、互助合作的新型民族关系，在中国共产党的领导下大踏步地走上了社会主义康庄大道。

由于壮族居住的地域广阔，而且多是山区，交通很不便利，加上历代封建统治者对少数民族长期采取“分而治之”和“以夷制夷”的政策，挑拨民族内部的关系，制造民族内部纠纷，破坏民族团结，因而壮族人民在历史的发展过程中，从未有过在政治上、经济上、文化上统一的机遇。基于这一原因，在党中央、国务院的关怀下，壮族地区在开展民主建政的同时，开展了建立民族区域自治的工作。1952 年 12 月 10 日，桂西壮族自治区成立（1956 年 3 月 5 日改名为桂西壮族自治州）；1958 年 3 月 15 日，广西壮族自治区成立；1958 年 4 月 1 日，云南省

NOTE

文山壮族苗族自治州成立；1958 年 5 月 29 日，广东省连山壮族瑶族自治县成立。另外还在一些散居有壮族居民的地区建立了壮族乡，使散居的壮族人民尽可能地享受到民族区域自治的权利。党的民族区域自治政策体现了党对壮乡儿女的关怀，标志着党和国家确认了壮族在祖国多民族大家庭中应有的地位，开创了壮族享受民族平等权利的新纪元，标志着壮族人民与各民族兄弟平等、团结、互助、合作的社会主义民族关系进入了一个新的发展阶段。它对发挥各民族人民当家做主的积极性，加速壮乡经济、文化等各项建设事业的发展，起到了巨大的推动作用，使壮乡人民的生活一步一步走向繁荣。

三、壮族历史发展的特点

壮族是中华民族的重要组成部分，其社会历史发展基本上与中原汉族一致，但是由于特殊的地理环境和政治、经济、文化状况等因素，壮族的社会历史发展具有一些明显的特点，这些特点对壮族医药的存在和发展有着重大的影响。

（一）壮族自古就是祖国大家庭的一员

有比较充分的证据说明，壮族是岭南的土著民族。在原始社会，壮族度过了漫长的独立发展阶段。秦始皇统一岭南后，壮族先民就成为祖国民族大家庭的一员，2000 多年来从没有脱离过。

秦始皇时期，在岭南地区设置桂林、象郡、南海三郡，壮族正式纳入伟大祖国的版图。

汉武帝时期，岭南分设儋耳、珠崖、南海、苍梧、郁林、合浦、交趾、九真、日南九郡，壮族先民主要分布在南海、苍梧、郁林、合浦四郡。

三国时期，壮族先民大部分分布在吴国统治下的交州、荆州（吴后期为广州、荆州）二州范围之内，分设南海、苍梧、郁林、合浦、高凉、朱崖、高兴、桂林、临贺、始安、始兴十一郡。

晋代，壮族先民分布于广州、交州、宁州三州之内，西晋初年分设诸郡同三国时期（但废朱崖郡，合浦郡改为宁浦郡）。其后又有些变化，如废高兴郡，所属县并入高凉郡。

南北朝时期，壮族先民分布地区分属广州、越州、潮州与宁州。广州领十八郡，越州领九郡，潮州及宁州涉及壮族先民分布地区的分别有三郡和两郡。

隋朝，在壮族先民分布的地区设有南海、龙川、义安、高凉、信安、永熙、熙平、苍梧、始安、永平、郁林、合浦、宁越十三郡。

唐初，分天下为十道，壮族先民主要分布在岭南道（包括今广东、广西两省区）。开元二十一年（733 年），分岭南道为东、西两道，设置桂、容、邕三管，下设的州县在唐朝不同年间多次调整、更名。据《新唐书·地理志》载，分为江南道黔州都督府十一州，岭南道桂州都督府七州，邕州都督府二十五州，安南都护府八州，剑南道戎州都督府四州，共计五十五州。有些州下设领县，共 48 个县。如江南道黔州都督府的珠州（今广西壮族自治区河池市宜州区怀远镇一带）领多梅、古阳、多奉三县。

五代时期，壮族先民所处地区，先是北部属楚国，南部属南汉。后来南汉吞并了北部，于是全属南汉。

宋朝初时，仍沿袭羁縻州县，后逐渐过渡到土司制度。这些羁縻州县主要分布在广南西路的西部地区，隶属于邕州都督府、庆远府等。

NOTE

元朝时，土司制度确立，广西设西江道宣慰使司都元帅府，隶属于湖广两省，下设路、州、县，土司地方为土州土县。

明代，壮族地区土司府、州、县甚多，计有土府4个，土州41个，土县8个。

清代，壮族地区土司制度逐渐衰亡，实行改土归流，但仍残存小土司，直到1928年，才最后改流完毕。由于广西东部和北部的壮族大量同化于汉族，形成汉族占多数的局面，从而逐渐形成现代壮族的分布格局。

（二）壮族从来没有形成自己统一的政治体制

壮族早期处于蛮荒的边地，所属地区非常广阔，交通闭塞，虽自秦始皇时期纳入祖国的版图，但历代中央王朝对壮族地区实行“分而治之”“以夷制夷”的政策，使壮族互不统属，以致壮族从来没有形成共同的中心，即没有自己统一的政治体制。唐宋之间，僚人、壮人起义曾企图建立地方性的民族统一政权，也终归失败。唐至德元年（756年），西原州首领黄乾曜联合诸垌起兵，武装反对唐王朝，经过3年时间控制了18个州，建立起僚人地方民族统一政权。宋代皇祐四年（1052年），壮族著名民族英雄侬智高发动了反对北宋王朝的起义，先后建立大历国、南天国、大南国。这两次起义均以失败而告终。由于壮族从来没有形成自己统一的政治体制，故在一定程度上阻碍了壮族地区的发展。

（三）壮族从来没有入主中原

中原是养育中华民族的摇篮，是历代中央王朝的政治、经济、文化中心，是兵家必争之地。所谓逐鹿中原，就是为了统治全国，就必须占有这个地方。历史上中央王朝的统治者大多是汉族，但也有例外，如元朝时的蒙古族、清朝时的满族都曾入主中原。这些少数民族之所以能够一度坐镇中原，当然与其社会、政治、经济、文化达到相当的水平有关。壮族是除汉族外的第二大民族，但如前所述，由于没有形成自己的统一政治体制及社会、经济、政治、文化较落后，所以无缘进入中原。值得注意的是，前述少数民族入主中原后均被汉族同化，对其社会、政治、经济、文化起到促进的作用，而壮族没有这个机会，对其自身的发展是有影响的。

（四）壮族有很强的向心力

壮族人民在历史上表现出很强的向心力，自觉保护和维持祖国民族大家庭的统一。唐代“西原州”僚人起义，宋代侬智高起义，他们虽曾“称王置官吏”，或建国号，但只是建立地方性的民族统一政权而已，并非分裂国家。尤其是侬智高起义的原因，是请求内附不允的情况下，被迫进行的，更能说明问题。宋代壮族人民坚决反击交趾的侵略，交趾侵占南宁仅一周便被壮族英雄儿女打败，被驱赶回河内，谱写了壮族人民保卫国土的赞歌。明嘉靖年间，倭寇疯狂骚扰我国东南沿海，壮族女英雄瓦氏夫人应召率士兵赴抗倭前线，屡建奇功，为保卫我国东南沿海地区的安全做出了重大贡献。土司制度时期，广西忻城莫氏土司家训均能自觉把家族命运融入国家命运之中，认识到家国相同的道理，国好家才好。19世纪中晚期，壮族人民在援越抗法、保家卫国斗争中取得了伟大的胜利。20世纪中期，壮族人民与全国人民一道，取得了援越抗美斗争的彻底胜利。解放初期，壮族儿女主动配合人民解放军消灭反革命残余力量，主动投入剿匪斗争中，并积极响应党中央的号召，进行土地改革和社会主义改造。建立自治区以后，壮族人民更是紧密地团结在党中央周围，经历了多次运动也没能动摇壮族儿女走社会主义道路的决心。这些事实都说明壮族具有很强的向心力。

NOTE

（五）各个社会形态发育均欠完善

人类社会先后经历了原始社会、奴隶社会、封建社会、资本主义社会、社会主义社会等历史阶段，但是每个国家（民族）所经历的这些社会有先有后，时间有长有短，社会形态发育有的完善，有的则欠完善，考察这些情况（除原始社会外），有助于了解每个国家（民族）的历史状况。壮族和汉族一样经历了上述社会形态，但各个社会形态发育均欠完善。如中原地区在夏商就进入了奴隶制社会，而壮族地区在秦汉时代才形成奴隶制，而且停留在家长奴隶制阶段（至今关于壮族古代社会是否经过奴隶制仍有不同意见）。壮族地区直到宋朝才进入封建领主制社会，但受羁縻、土司制度的束缚，发展缓慢。至于资本主义，1840 年鸦片战争后，中原地区才萌芽，壮族地区的情况就可想而知了。这些说明壮族地区的社会、经济都比较落后，从而影响了文化思想及医学的发展。

第三节　壮族历史、地理、人文与壮医药的关系

文化是一种社会历史现象。人类社会发展的每一个阶段都有与之相适应的文化。其中物质文化代表了社会核心生产力水平，精神文化则是社会政治和经济的反映，同时也对社会的政治和经济产生巨大的影响和作用。和其他民族医药一样，壮族医药具有明显的民族性和区域性，以及独有的文化特征。其形成和发展除了与壮族地区特定的社会历史有密切关系外，还与自然地理环境、气候特点、科技、哲学思想、民俗、宗教信仰等有密切的关系。

一、千年土司制度下的壮族医药

壮族地区的土司制度起源于秦汉的土官土吏，开始于唐宋的羁縻制度，形成发展于元代，全盛于明代，没落于清代，消亡于民国时期。

土司制度从开始到消亡经历了 1000 多年的漫长历史，这一时期正是壮族医药初步形成和发展的阶段，所以土司制度对壮族医药的形成和发展有着重要的和深远的影响。

（一）土司制度对壮族地区政治、经济和文化的影响

土司制度对壮族地区政治、经济和文化的影响是多方面的。中央王朝册封当地少数民族中有威望、有势力的首领为职官，划分其疆界，使之“世领其土，世有其民”，维持他们内部原有的社会结构、经济形态和风俗习惯等，使中央王朝与边疆少数民族之间的矛盾得到缓和，保持民族地区的社会安定，从而促进其经济和文化的发展。同时壮族地区和汉族之间的文化双向交流亦对壮族地区的政治和文化产生了深远的影响。不少土司头人汉文化水平较高，吸收了很多汉文化知识。壮族地区的某些土官和土民，原本系汉人或其他少数民族，后被强大的壮文化所同化。结合史实，可以肯定土司制度时期的壮汉文化交流比以前有更大的发展，医学是文化的重要组成部分，故在壮汉文化双向交流中，壮族医药也得到了一定的发展。

（二）土司制度对壮医药的影响

如前所述，土司制度在特定的历史条件下促进了壮族地区政治的安定和经济、文化的发展。同时，土司制度对壮医药也有其作用和影响，具体表现如下。

1. 土司制度下的医药机构　在土司制度下，官方设有医药机构，官方和民间有一定数量的

专职医药人员，地方志对此有明确记载。据不完全统计，明代嘉靖十年（1531年）广西壮族聚居的40多个州府县土司均设有医学署，如庆远府、思恩县、天河县、武缘县、永淳县、南宁府等。这些医学署的医官“本为土人”，在土司家属中，亦有专门从事医药工作的人，说明在土司制度下，壮医药是有一定社会地位的，这是土司制度对壮医药的促进作用。

2. 土官对壮医药的重视 土官对壮医药的重视表现在对名医、神医、药王的崇拜和纪念，以及对民族医药采取的一些褒奖措施。

《宁明州志·上卷·祠庙》记载：“医灵庙在东门外附近城脚。”《邕宁县志·卷四十三·祠祀志》记载：“药王庙，在北门大街，东岳庙左侧。”《柳州县志·卷三》记载：“药王庙，在西门内。”清代以前，壮族地区基本上没有西医，中医也为数不多。这些被立庙纪念的神医、药王，尽管没有标出姓名，但在很大程度上可以说是民间名医，在壮族地区即是壮医，因为他们的医术高明，能为患者解除疾病痛苦以及他们的高尚医德而受到群众的敬仰。忻城土司衙门附近，现仍保存有一座清代修建的“三界庙”。三界是一位内科、外科、五官科都精通的神医，而且名气很大，得以立庙享受百姓香火。三界庙能修到土司衙门旁边，亦可以从侧面反映这位神医在土官土民心目中的崇高形象。

土司对民族医药采取的一些褒奖措施，对于民族医药的发展，应当说也是有一定促进作用。广西庆远协左营三司把总（土官名）李某赠给名医谭靖修一块牌匾，上书“妙手婆心”四字。一些民间壮医因医术高明、德高望重而被作为地方名人入选地方志，如《融县志》：“路顺德，古鼎村人，殚精医学，著有《治蛊新方》一册。”《象县志》：“覃德本，同庚村人……善治跌打损伤。”《三江县志》：“侯第福，寨壮乡佳林村……善脉理，用草药。”正是由于壮医药在土司制度下受到一定程度的重视，一些特殊的诊疗方法和验方、秘方得以初步总结和逐步提高，如壮医浅刺疗法、斑麻救法、青蒿绞汁内服治瘴等，早在宋代文献中就有记载。南宋医书分类中还出现了《岭南方》一类（专门列岭南少数民族医方）。清代《柳城县志》记载：“病者服药，不尽限于仲景叔和，间有用一二味草药奇验者。其他针灸之术，以妇人尤为擅长。”著名的壮医药线点灸疗法，其主要传人就是清末民初的柳江女壮医覃氏。

3. 土司制度对壮医药的消极影响 在政治上，土司制度是“以夷制夷”的民族压迫政策的产物。土官是封建王朝封赐而独霸一方的统治者。在土司统治地区，土官既掌握着政治特权，又完全控制着经济领域。这种封建领土专制比起其前的奴隶制来说，虽然是社会的进步，但它并不是什么理想的天堂，而是有其反动、罪恶、残酷的一面，特别是土司制度发展到明朝晚期，这种腐朽没落性更加明显地表现出来。土官自恃雄长，独断专行，权力欲膨胀，土司间经常发生武装侵扰。在土司家族内部，也常因争夺官位而相互残杀。由于长年干戈不止，战乱频繁，严重地阻碍了壮族地区社会生产力的发展。

由于生产力发展水平较低，这就从经济基础上影响了壮族医药的进一步发展。首先，是专业壮医队伍受到限制，特别是能进入官办医药机构中的壮医，为数更少，绝大多数壮医只能流散在民间行医。在清末民间编纂的一些地方志中，虽然还有医学署的记载，实际上这些机构早已荡然无存，也未能重修。这种情况直接影响到壮医药的学术发展。其次，由于分科不细，多数壮医的治疗方法只能停留在经验阶段，未能进一步提高，有的甚至由于后继乏人而淹没失传。土司连年征战，对于毒药、毒箭之类的东西，作为重要武器之一，是比较重视的，而对于民间的常见病、多发病、地方病的防治，则没有足够重视，因而阻滞了对这些疾病防治的

NOTE

发展。

土司制度下的狭隘、保守、封闭思想意识，对于壮医药的发展也是一种不可忽视的消极因素。据文献记载，晋代的葛洪等医药学家，唐代的柳宗元等文人流官，都曾把中医药传播到壮族地区。宋代咸平初年，广南西路转运使陈尧叟"集验方刻石桂州驿"，邕州知府范旻"下令禁淫祀""市药以施治""并刻疗病方书，置诸厅壁"。前述诸人对于中医药的推广做了一定的工作，但由于土司制度的落后、保守和封闭，壮族地区的中医药是不发达的。如壮族聚居的靖西县，直至新中国成立前夕，也只是在县城有一两家中药铺。一些读过几本中医书的民间医生，"一经临证拟方，病人服之有验者殊少。此殆于精微变通之处犹有欠缺"，说明医术并不怎么高明。由此可知，有比较完整理论体系的中医学术，在土司制度下，未能较多地影响和渗透到壮医药之中，这对于壮医药的发展和提高是不利的。另外，在土司制度下，壮族医药还常常被披上迷信的外衣，这就束缚了它的发展。

客观地评价土司制度对于壮族医药的影响，应该说既有积极的一面，又有消极的一面，不可全盘否定。土司制度对于壮医药的民族特色、地方特色的保留，是有其历史功绩的，并使壮医药在漫长的岁月中得到一定程度的发展。另外，在壮族尚未形成本民族的规范化文字的情况下，壮医药居然能通过口授心传和部分汉文资料得以流传下来，这不能不认为是与土司制度有一定关系的，其积极作用的一面是不可抹杀的。

二、壮族地区地理、气候与壮医药的关系

人类早已认识到自然地理环境及气候特点对医药的产生有着重要的甚至是决定性的影响，《内经》对这个问题有专门论述。

壮族聚居地区位于东经 99° 57′到 112°，北纬 21° 31′到 26° 45′。地貌基本特点是西北高，东南低，由西北向东南倾斜；四周高，中间低，四周多山，中部和南部多平地；山地广阔，平原狭小，岩溶广布。气候特点属亚热带湿润季风气候，年平均温度 20℃左右，夏季日照时间长，冬天霜雪较少，雨量充沛，夏湿冬干，故暑、湿、火、热等致病因素易侵犯人体而发病，特别是痧、瘴、毒等地方病，发病率很高。岭南地区自夏至秋，暑气炎蒸，燥热燔灼，淫雨连绵，致使草本腐败、虫蛇死亡、沟渠污垢等酿成秽浊之疠气。在这种环境下，易使人气血阻滞而发为痧症，可见痧病的发生与气候环境所致的空气秽浊有关。隋代巢元方《诸病源候论》指出，瘴气是"杂毒因暖而生""皆由山溪源岭瘴湿毒气故也"。《岭外代答》则指出，瘴气是由地产毒药污染水源所致。壮族先民常结合壮族地区特殊地理环境给瘴气定名，如毒水瘴、蛇瘴、蚯蚓瘴等。壮族地区古代草密林茂，素有"岭南多毒"之说。所谓岭南多毒，一指岭南气候条件适合生长的毒草、毒虫、毒蛇多；二指气候炎热，草木、动物腐烂后污染水源造成水毒、蛊毒多；三指岭南先民在狩猎、战争中利用草毒、蛇毒制成的毒箭多。

在长期与疾病做斗争的过程中，壮族先民总结出了许多治疗痧、瘴、毒等病症的方法，发现了大量有效的药物，尤其是动物药、毒药和解毒药。由于气候炎热、草木旺盛，毒药及解毒药的品种很多。《本草拾遗》载："岭南多毒物，亦多解物……"《海药本草》载："岭南多毒，家家贮之。"《诸病源候论》记载了岭南俚人（壮族先民）使用的五种毒药：不强药、蓝药、焦铜药、金药、菌药。壮族先民使用的解毒药范围很广，主要解虫毒、解蛇毒、解食毒、解药毒、解金石之毒、解箭毒、解蛊毒等。还有一些解毒范围很广的解毒药，如《本草拾遗》载：

"陈家白药，味苦，寒，无毒，主解诸药毒……"由于壮族聚居地区的地理环境、气候条件很适合各种动物生长繁殖，因而动物繁多，而壮族先民在长期的生活中则形成了喜食蛇鼠及各种山禽的习惯，天长日久，对这些动物的药用价值有了独到的认识和体会。如《桂海虞衡志》载："石鼠……治咽喉疾效如神……风狸……其溺及乳汁主大风疾，奇效。"《本草拾遗》载："玳瑁……俚人刺其血饮，以解诸药毒。"《梦溪笔谈》载："邕州所贡蓝药，即蓝蛇之首，能杀人，蓝蛇之尾，能解药。"直至现在，壮医对使用牛黄、麝香、鹿茸、猪胆、熊胆、五灵脂、鸡内金、蛇胆、蛤蚧、白花蛇、蟾酥、海马、蜂房、蝉蜕、桑螵蛸、乌贼骨、牡蛎、龟甲、鳖甲、珍珠、蚯蚓、蜈蚣等动物药有独到的经验，用之于临床每获良效。壮民生活在野生动物繁多的环境中，被动物咬伤、撞伤是在所难免的，因而对动物伤害的防治也积累了相当丰富的经验，尤其是对毒蛇咬伤的防治更有特色，壮乡的"蛇药""蛇医"早已遐迩闻名。据《广西药用动物》统计，广西常用的动物药有125种，是壮族人民长期生活经验的总结。至今壮族民间尚有"扶正补虚，必配用血肉之品"的用药习惯，壮医擅长使用动物药的特点由此可见一斑。除药物治疗外，壮族先民还总结了许多其他疗痧、治瘴、解毒的治疗方法，如刮痧、针刺、针挑、烧针等。例如，由于气候炎热，多雨潮湿，故易生痈疡，山高林密易于受伤，且伤口极易成脓，由此而开创了浅刺、浅割排脓疗疮治伤的外治法。壮族先民在山多石多的生长环境中自然而然地发明了砭石治病的方法。树林、动物繁多，提供了原始的针具材料，且随处可得，如植物刺针、骨针、箭猪毛针等，为木刺、骨刺、竹筒罐等疗法的发明创造了条件。壮族先民发明运用的许多治疗方法，至今仍在壮乡各地流传，是壮医治疗疾病的重要手段，为壮族人民的健康、繁衍做出了不可磨灭的贡献。

三、壮族文化发展特点与壮医药的关系

壮族是岭南地区的土著民族，经过漫长的独立发展时期，包括原始社会、奴隶社会及封建社会前期，直到中原地区进入封建地主制社会，才由秦始皇统一，所以其经济与文化具有极强的个性。后来虽受汉族文化的强大影响，但仍在某种程度上保持其个性，这与壮医药的产生和发展有密切的关系。

（一）物质文化对壮医药的影响

目前在壮族聚居地区已发现的旧石器地点有100多处，仅在百色、田阳、田东、平果等4个县境内的右江两岸的河流阶地上就发现了75处，采集到各种类型的打制石器1100多件。这些说明早在旧石器时代瓯骆先民对使用打制石器已经具备较为丰富的经验，已会选择大小适中的砾石，直接用砾石进行捶击，制造出粗糙的适用的刃部和尖端，以便在生产和生活中用于砍砸、挖掘，这也为壮族先民利用石器工具不断开发新用途创造了条件。在日常劳作的过程中，壮族祖先经常会发现这些砾石碰撞了人体某些部位可以使某些原有的病痛减轻或消失，或是在先民劳动和与野兽搏斗中被石块、碎石击伤，但经过碰撞或流血之后，也可使身体某些原有的病痛减轻或消失……这种出于偶然的生活经验，经过若干年、若干人次类似经历不断重现时，引起人们重视，进而反复实践并总结流传下来。

火的使用是体现人类文明发展的重要标志。随着人类的不断进步，学会用火也是壮族先民经验积累、文明发展的重要一步。在柳州白莲洞旧石器时代遗址发现有烧骨、烧石、烧炭的遗迹，说明壮族先民早在原始社会就已使用火。火的使用对人类的卫生保健非常重要。学会用火

可以帮助壮族先民御寒、防兽。瓯骆地区雨水多而潮湿，居住条件恶劣，用火可以明显提升居住环境的干燥程度，预防和治疗与潮湿阴寒有关的痹证等疾病。火的使用改变了壮族先民茹毛饮血的生食习惯，从生食过渡到熟食后，无论从口感和气味上，熟食都能极大提升进食的愉悦感。火对食物起到了灭菌杀虫的作用，有效减少了胃肠疾病及寄生虫病的发生。经火加工后可食用的食物种类越来越多，随着营养谱系不断扩大，更多的营养物质能被人吸收，促进了大脑发育、身体健康和智力发育。由于用火经验的逐渐积累，壮族先民有越来越多的机会发现依靠热力就能缓解病痛的事实，这为壮医热熨法、灸法的产生奠定了基础。

随着生产力的提高，进入新石器时代，壮族先民物质文明也开启了一个新的发展阶段，这不可避免地对原始医药经验的积累和总结起到积极的作用。第一，新石器晚期人类的活动范围进一步扩大，有利于治疗经验的总结、传播及新药物的发现。第二，出现了原始村落，发明了干栏式居住建筑。这是壮族先民在恶劣环境下求得生存的重要卫生保健手段。同时，人畜隔离也体现了壮族先民的卫生保健意识。第三，发明了石器的磨光技术及陶器。在桂林甑皮岩、柳州鲤鱼嘴、南宁豹子头等新石器时代遗址出土了大量的丰富多彩的磨光石器，特别是大石铲，不仅个体硕大、造型美观、规整对称，而且通体光滑如镜，其石器的磨光技术和制作工艺已发展到十分精巧的程度，为国内外罕见。这种制造工具的技术为壮族先民主动制造医疗器具创造了条件，为寻找目前仍存世的壮族陶针疗法的起源提供了可能。第四，发明并发展了原始农业。新石器遗址中出土的磨光石铲已表明壮族先民的劳动工具有明显的进步，使壮族地区的原始农业有了进一步发展，由刀耕火种发展为锄耕农业。这能让人们在栽培农作物的过程中有条件对更多的植物做长期细致的观察和进一步的尝试，从而认识了更多植物的药用价值。第五，出现了家畜的饲养。家畜的饲养及狩猎、渔业的发展，为壮族先民提供了更多的肉类食物，久而久之扩大了对某些动物的药用价值及治疗作用的认识。

壮族先民新石器时代物质文化比旧石器时代有了明显的进步，生产力的显著提高使得获取卫生保健知识的能力也日益提升，随着医药知识经验的日益丰富，一些医疗方法也随着生产工具的改进应运而生。由此可见，新石器时代的物质文化进步大大促进了医药卫生的发展，这对壮医药的发展有着重要的意义。

周末至春秋之际，瓯骆地区的社会发展开始步入金属时代。金属的冶炼不仅使壮民的文化生活向前迈进了一步，而且使针刺治疗工具有了改进。广西南宁武鸣区马头乡西周至春秋古墓中，出土了两枚精致的青铜针，据考证是壮族先民的针刺工具，反映了古代壮族先民医药的成就与社会的发展是密切相关的。

先秦时期，壮族社会还处于部落联盟时代。当时的政权、法规、人生习俗、文学艺术及医药等都受巫文化所制约，所以在这一历史时期，巫医是壮医药存在的主要形式。随着历史的发展，汉文化及中医学等的传入，使壮医药逐渐积累发展，趋向成熟，并成为主流，因而壮医由医巫长期并存的局面逐渐趋向于医盛于巫。尽管如此，巫仍然在相当长的时期一直存在。

到了隋唐五代时期，代表壮族奴隶主文化的铜鼓文化逐渐衰落。羁縻制度下的奴隶主已缺乏足够的人力、财力来铸造大型铜鼓，因而人神同体的奴隶主巫文化也在衰落。这种原有酬神活动的歌舞场面便向世俗化发展，逐渐形成歌圩文化，成为这个时代壮族先民文化的突出特色。歌圩起源于祭神活动，祭神在岭南是巫职业所为，之后从祭神活动蜕化为男女追逐歌唱的歌圩。奴隶们生活在艰苦困难的环境中，只有歌圩才能抒发胸中的闷气，有利于身心健康。另

NOTE

外，这一时期美术、舞蹈的盛行也给先民的文化生活增添了色彩，为先民强身健体起到了一定的促进作用，为导引等物理疗法的产生、发展奠定了基础。

唐宋时期，古壮字得到发展，使用范围逐渐扩大。随着与中原汉族的交往增多，先民的经济生活明显改善，壮医药迅速发展。值得一提的是佛教、道教传入壮族地区，对壮族的思想文化产生了影响，儒家思想也逐步为壮族接受，加速了壮族社会封建化的进程。道教的仙人世界、长生不老、仙丹妙药在群众中甚有影响，但是巫文化思想在壮族地区仍占有一定的地位。许多史书均载：壮族先民不祀先祖，病不服药，惟祈鬼神，秋毕则跳鬼酬神等。当然这有它的片面性，但在一定程度上却反映了巫文化思想在壮族地区这一时期仍占有一席之地。与此同时，许多民间的传说、故事、诗歌等，其中夹杂着感人的诊疗疾病的故事，可见医事已是家喻户晓的事情。

明清时期，随着学校的普遍建立，科举日益受到重视，壮民的文化水平得到了较为广泛的提高，从而有利于壮医药理论及治疗经验的总结、提高和推广。这一时期，虽有中医药及西方医疗技术的传入，但在壮族地区还是壮医药占主导地位，为壮族儿女的健康和繁衍发挥着巨大的作用。

新中国成立后，在党中央优厚的民族政策和中医药政策指导下，在有关部门的重视和支持下，通过壮族儿女的不断努力，壮族医药得到了空前的飞速发展。广西民族医药协会下设壮医药线点灸研究会，召开了全区性的学术交流会。广西中医学院（现更名为广西中医药大学）成立了壮医研究所，对壮医药线点灸等疗法进行了全面的临床研究和实验研究，并取得重大进展。1985 年成立了广西民族医药研究所，该所设立了壮医研究室和医史文献室，对壮医历史和基础理论及临床诊疗方法进行全面发掘整理研究，编撰并出版发行了《壮医药线点灸疗法》《发掘整理中的壮医》等专著，结束了壮医无系统文字记载、无专著出版的历史。该研究所所长先后于 1991 年及 1992 年赴泰国和越南进行学术交流，并接待了日本、美国、法国、西班牙等国来访专家，为壮医药走向世界做出了贡献。1994 年成立了壮医目诊研究会，为壮医目诊的发掘整理和学术交流创造了条件。在广西，一批民族医院及崇左县壮医医院、靖西县壮医学校相继成立。1985 年广西中医学院开始招收壮医硕士研究生，把壮族医药推向更高的层次。1993 年 3 月中国中医研究院（现更名为中国中医科学院）决定将广西民族医药研究所作为该院的民族医药研究基地，从而为壮医药的国内学术交流创造了更为有利的条件。由广西民族医药研究所主办的《民族医药报》，把宣传壮医药作为重要内容，每年都发表大量的壮医药学术论文和壮医验方、秘方，受到了广大读者欢迎。壮族医药将在改革开放的浪潮中，在不断挖掘、整理和研究中逐渐趋于完善。

（二）精神文化对壮医药的影响

文化是不断发展的，它以物质生产的状况为转移，随着物质生产的发展而发展。随着民族产生和发展，文化的民族性也随之而形成。通常在经济生活、政治结构、社会组成、语言文字、宗教信仰、风俗习惯和文学艺术上都表现出民族的特征。医药文化作为民族精神文化的分支，是相对独立的一种文化表现形式。同时，医药文化也受到其他精神文化的影响，或者在不同的精神文化中，都能找到相对共性的医药行为。这是壮医药在壮族发展过程中，在精神文化方面的反映。

1. 壮族哲学思想对壮医药的影响

（1）天地生成说　自壮族出现以来，人们为了维持自己的生存和种族的繁衍，就形成一定的生产关系，与自然界做斗争。他们日出而作，日落而息，“仰则观象于天，俯则观法于地”。因此，他们对天地的形成、宇宙的起源，不能没有自己的想法。这些看法经世代流传，就形成了许多动人的神话传说。壮族先民关于天地生成的传说，集中反映在《布洛陀和米洛甲》《保洛陀》《陆陀公公》等壮族传统经诗记载的故事传说里。从内容来看，故事大都讲世间本没有天地，天地起源于一个混沌的旋转着的大气。这大气越转越急，逐渐分成了上、中、下三份。飞上天的一份形成了天空，降下的一份形成了海洋，中间的一份形成了大地。天空是上界，地面是中界，地下是下界，天地分成了三界。中间管理的神就是布洛陀。这就是古代壮族人的天地生成说。这种天地生成说有着浓厚的神话色彩，但在神话的外衣下，也能看到唯物主义的曙光和哲学的思想。首先，壮族先民已经认识到“大气”是存在于天地形成以前，这个旋转的大气是运动着的物质，最后三分成天、地、海洋，滋养万物。这可以说是对天地生成的唯物的解释，蕴含着朴素的唯物的自然观，也含有辩证的因素。壮族先民的一个圆形的大气分成三份，三份生出万物，这种思想与老子的“一生二,二生三,三生万物”十分相似。

（2）人类起源及生死的观念　对于人类起源的问题，每个民族都有自己的看法。壮族人对人类起源的传说：天地分为上中下三界，中界的大地上长出一朵花，花朵中生出一个女人，这个女人名叫米洛甲。米洛甲看见大地毫无生气，没有人烟，便用手将泥土抓起来，照着自己的样子捏了许多泥人，并用茅草把这些泥人盖了起来。过了七七四十九天，米洛甲打开草盖一看，这些泥人变成了活人。壮族的这个人类起源传说，跟汉族的女娲捏黄土造人的神话有相似之处。

另外，壮族民间广泛存在的“花婆神”，则是壮族百姓普遍信奉的生殖女神。“花婆送子”的信仰在广西的东兰、田东、田阳、柳城、平果、那坡、隆安、德保、靖西、大新等壮族聚居区广为流传。人们将繁衍后代的愿望寄托在花婆身上。人们在向“花婆”寄托生殖愿望的同时，会举行各种“求花”仪式。“花婆”在壮族地区的出现，体现出“生殖繁盛”的话语符号。仙婆唱着“天上歌”与神灵对话，虚拟地再现人界与神界的联系，体现了神话与民间信仰的相互渗透，反映出壮民对生命永恒的追求、对死亡的抗拒，归根结底是依托“神话”对生与死的注释。

（3）天人同一的思想　“天人合一”是中国古代儒家思想的一个哲学命题，这个命题指的是天与人之间关系的神秘性。“天人合一”认为人性是天所“命”于人的，只要加以修身养性，积善从德，就可以实现“上下与天地同流”的境界。壮族先民的哲学思想也有与“天人合一”思想相似之处。直至近代，壮族地区仍有“巫仙”“仙婆”之说。巫仙即巫婆，是壮族民间的俗称。壮族地区一直流传这样的说法：某青年（或中年、老年）妇女，在田间劳动，忽然晕倒，不省人事，醒来后，自谓在昏迷中与仙人同游于天空，自言自语，口中念念有词。人们就认为此人已经仙气附身。另外，广西东兰、凤山一代的壮乡流传着天与人联姻的传说。天神与人合一，间接反映了壮族先民对天人同一的一种朴素的观念。壮族先民的“同一”，意思是一体、齐同。壮民的“天”，有指自然，也指异物，还有指神仙。总的来说就是指人与自然和谐一体。

壮族先民在征服自然的过程中，产生了一些自然观念，对宇宙的起源、人类万物的来源有了粗浅的看法，也就是有了自己的世界观。虽然这种对世界的看法朴素而直观，但这是人类在认知发展过程中的必经之路。这些朴素的哲学观点是壮医学对人体与大自然关系宏观认识的基础。

2. 民俗对壮医药的影响 民俗是一个民族或一个社会群体在长期的共同生产实践和社会生活中逐渐形成并世代相传的一种较为稳定的文化事象（即事物和现象），包括生产、生活、礼仪、岁时、社会、信仰、游艺和文艺等。民俗对于学术研究有非常重要的意义。据此可以追根溯源，探讨其与各种事物之间的内在联系。壮族医药与壮族地区的民俗有密切的关系。如前所述，“信鬼神，重淫祀”是壮医巫医合一或医巫并存的根源。此外，断发、文身、服色尚青、鼻饮、喜食生猛、居干栏、捡骨重葬等民俗，亦与壮医药有关。

现代人理发洗头是一种卫生习惯。壮族先民断发可能与天气湿热有关，断发可以使体温易于散发，同时不易于被钩挂以致刮破皮肤和挫伤，因此断发习俗符合卫生的要求。

壮族先民盛行文身，目的是求得图腾神的保佑，同时便于彼此在交际和通婚过程中认同或区别。文身对壮医浅刺疗法的形成和发展起到了一定的促进作用。

壮族先民的服饰特点是服色尚青、衣葛，这也和岭南地区的气候环境和卫生要求有关。青色、葛衣既能使人体凉爽，又可防避蚊虫。青色为蓝靛所染，还具有解毒的作用。

鼻饮是古代越人通过鼻孔摄入液态食物的一种奇风异俗，我国史书中多有记载。从《岭外代答》中发现对鼻饮的详细描述，并说明在鼻饮液中加入山姜汁等药物。这种奇特的卫生民俗包含着物理降温和黏膜给药等科学因素，是壮族先民在恶劣的气候环境中总结出的一种有效的预防疾病的方法。

越人居住干栏，壮族地区至今保持这种居住习俗。《桂海虞衡志》载：“民居苫茅为两重棚，谓之麻栏，以上自处，下蓄牛豕，棚上编竹为栈，但有一牛皮为姻席。牛豕之秽，升闻栈罅，习惯之；亦以其地多虎狼，不尔则人畜俱不安。”这种干栏居住建筑的选择是适应南方自然气候条件而形成的，除了避虎狼之外，当与气候炎热潮湿有关。人居干栏之上，可以通风采光和防潮，从而起到保健卫生的作用。

捡骨重葬的丧葬方式在壮族地区流传已久，体现了壮族人民尊祖和讲究坟山风水的民俗。这一习惯客观上促进了壮医对人体骨骼的正确认识。

当然，民俗与壮医药的关系既有积极、促进的一面，也存在消极、阻碍的一面，如“信鬼神，重淫祀”就是一例。

3. 巫文化对壮医药的影响 巫文化即巫术文化。巫文化的核心是信仰鬼神，以往概斥之为封建迷信，但以历史唯物主义的观点来看，巫术文化在中国文化中占有重要位置。壮族先民越人重巫，文献不乏记载。汉代越巫风曾在中原地区广为传播，可见壮族巫文化影响之深广。清代，南方壮族地区仍盛行巫风。直到现代，壮族地区仍见巫之遗风。

生活在生产力十分低下时代的壮族原始先民，对自然界的各种现象，诸如地震、洪水暴发、火山爆发等，甚至日常生活中的日出、日落、刮风、下雨、雷鸣、闪电等无穷变化的大自然奥秘无法解释，特别是对人在夜间做梦和生老病死更感到神秘莫测。因此他们便开始无边无际的幻想，最终臆断世界之外一定存在着某种超自然的力量和神秘的境界主宰自然和社会。在他们看来，风调雨顺能使万物顺利生长等这一类有利于他们采集、生活的事是主宰自然的神秘力量对人类善意的表现；而洪水、地震等给人类造成的灾难，是主宰自然的神秘力量凶狠、愤怒的发泄。于是他们便幻想着去寻找一种超自然的神力，并通过它来消灾除祸，驱瘟防病，排除饥饿，并能偿其所愿地让气候、动物、庄稼、健康、寿命等遵从他们的意愿，使他们在心灵

NOTE

上得到安慰，精神上有所寄托，这样就产生了巫文化。

壮族宗教观念认为，灵魂能支配人的精神，并对生物体的生命起着庇佑作用，是一种超自然的力量。如果一个人或牛马等牲畜之类丧失了灵魂，其躯体便丧失活动和生长能力，呼吸也就随之停止而死亡，所以魂能保命和保身体健康。"丢了魂"就会生病，而举行招魂仪式就能治病。

至今广西城乡还可见到一种治小儿夜啼的符咒法。把写有"天皇皇，地皇皇，我家有个小哭王，路人行过念一念，一觉睡到大天光"的符咒丢在路口或贴在路边的树杆、电杆、墙壁上，路人走过念一念，小儿的夜啼病就好了。这是巫医治病的一个范例。壮族地区巫文化和原始宗教的发展对壮医药产生了重大影响。但由于年代久远，且缺乏文字记载和实物见证，只能根据民俗民风述其大略。

四、关于壮医药无系统文字记载的问题

目前，壮族民间大量的医疗技术仍是以较为散在的方式留存于世。广西武鸣地区流传有善治乳痈法一则，即患者求治时先问清是左乳还是右乳，嘱送药上门时不能与医生说话，医家采好鲜草药后，径往病家，病在左乳者，鲜药放在右边门石缝齐胸高处，病在右乳者，鲜药则放在左边门石缝齐胸高处，放药时屏气默想，任何人不能与医生说话，医生不能索要病家任何钱物，放好药后即离去。另有治疗糖尿病伴发皮肤感染溃烂的验方，由朝天椒、假烟叶、红薯叶各适量组成，捣烂外敷，确有奇效。如病情严重，上药加入由未开眼的仔鼠、童便、石灰混合浸泡的药液同捣，外敷，则去腐生肌的作用更强。诸如此类的验方在群众中流传得很广泛，如现已闻名中外的药线点灸疗法，就是根据壮族群众的流传而发掘整理成功的典型。

与藏医、蒙医、维医、傣医等少数民族医学相比，壮医没有中医学的《内经》、藏医学的《四部医典》那样的经典著作，但是历代古籍中不乏关于壮医药的记载。根据近代对壮族文化的研究考证，壮族地区发现非常古老的代表各种含义的文化符号，能够起到传递信息的作用。经数据库统计，1989 年由广西壮族自治区少数民族古籍整理出版规划领导小组主编的《古壮字字典（初稿）》共收集了 13400 多个古壮字，其中 4790 多个被推荐为正体字。2012 年《古壮字字典（重印本）》共收入流行于壮族地区的古壮字 10700 个，其中常用字 4918 个。除此以外，汉族医药文献、典籍资料，以及以各种物质、精神文化为载体流传下来的壮医药知识、理论和技术，壮族民间一直在沿用和流传的大量疾病治疗经验，都表明壮医药为保障壮族人民身体健康与繁衍发挥着重要作用。壮医药虽然无系统的文字记载，但不能否认它的存在，这才是唯物主义的科学态度。

五、壮医药存在的原因

在长期的壮汉文化交流中，中医药早已成为壮族地区人民防病治病的重要手段，壮医药在总体水平上较中医药原始而落后。但是壮医药为什么能存在发展至今，这与壮族历史发展过程中的社会、经济、文化状况有密不可分的关系。

医学属科技范畴，科技在其发展之初都具有民族性，随着科学的发展和完善，逐渐成为全人类的财富，这就是"科学无国籍"之说。医学也不例外，除了通行世界的西医学外，至今仍存在为数不少的民族医学。当然，民族医学在其成熟之时也能走向世界，世界各地正在掀起

NOTE

“中医热”就是证明。因此，在有较之先进的医学存在以及西医学如此普及的情况下，壮医等少数民族医学仍有活力，主要有如下几方面的原因。

第一，随着社会的发展，科学与人类的生活息息相关，而医学实践与人们的生活关系最为密切，可以说自从有了人类就有了医学实践，因为这是保证人类繁衍的最基本的需要。甚至动物亦会采药以自救，这是一种求生本能。所以在社会发展的早期阶段，每个民族都有自己的医学，只不过随着时间的推移，有的成为科学，走向全球，有的仍属于本民族，但只要是适用的就能延续下来。

第二，民族医药在历史上存在，而且延续至今，除了前述第一点之外，还与社会、经济、文化等因素有关。壮医之所以能延续至今，是因为壮族地区历代在社会、经济、文化方面都较中原地区落后。中医虽早就传入壮族地区，但并不普及，对有的疾病疗效也不满意，而壮医的一些验方、秘方和诊疗技法，却往往显示出独特的疗效，且壮医主要是口耳相传，缺乏文字知识同样可以掌握验方、秘方和技法，故较易普及应用，这就出现了壮医与中医并存的局面。

第三，民族医药之所以能存在，还在于其包含相当的科学性，能作为其他医学的补充。人作为现代科学研究的对象，是最为复杂的个体。即使在科技愈来愈发达的今天，仍有许多奥秘是无法解开的，医学领域尤其如此。有识之士纷纷重新审视医学学科的发展过程，并将发达的西医学与世界各地各种传统的朴素的自然疗法进行结合。传统的民族医药一直在其原有的领域中发挥作用，这正能弥补西医学在结果上的不足，中医学是凭借这个机遇走向世界的，壮医亦是如此。壮医药经过时间的沉淀，逐渐总结和展示了它在临床应用上的优势，这也是壮医药能在历史长河中占有一席之地的原因。

NOTE

第二章 壮医药发展史

壮医药学有着悠久的历史，它是我国壮族人民在生产、生活以及同疾病做斗争过程中的经验总结，有独特的理论体系和诊疗方法，具有鲜明的民族特色和地方特点，是我国传统医药的重要组成部分，曾经为壮族人民的生存和繁衍做出过巨大贡献。壮医药学在某些方面，如针刺治疗、制造金属针具、使用毒药和解毒药，以及痧、瘴、蛊、毒、风、湿各病症的防治等，曾经达到较高的水平。壮医药学的发展与壮族经济、政治、文化的发展有密切的联系，有其自身的发展规律。

第一节 壮医药的起源（远古～先秦）

医药卫生的起源，是人类与自然环境、疾病、创伤、饥饿做斗争的必然结果。瓯骆先民在野兽横行、瘴气弥漫、山重水复的艰苦环境中生活，疾病、创伤是难以避免的。例如，1980年在柳江土博甘前洞出土的9枚人牙化石（属晚期智人）发现有龋齿洞。其他如各种感染性疾病、皮肤病、胃肠病乃至营养不良症等，想必在当时也是极为常见的。人们为了生存，除了不断向大自然索取生活资料外，还必须不断地同各种疾病做斗争，千方百计地寻找一些防病治病的有效药物。人类生产劳动和生活的需要决定了医药卫生的产生和发展。

一、壮医药的萌芽

在氏族部落时期，社会生产力极其低下，渔猎是瓯骆先民的主要谋生手段。在采集野果、捕获猎物的活动中，被尖利的植物刺伤、岩石擦伤、动物撞伤咬伤等是常有的。在这些受伤的过程中，有时偶然竟会使一些原有的病痛得到缓解，甚至痊愈，经过反复实践、总结，先民开始有意识地选择某一工具在身体上刺、戳以治疗某种病痛，于是便认识到用石骨针刺可以治病，从而逐渐产生了壮医针刺疗法。

在原始社会里，人们往往饥不择食，常会因误食某些野果、野菜发生呕吐、中毒，而有些吃了则能使病痛减轻。经反复验证，瓯骆先民便逐渐意识到有些植物对人体有毒，而有些则能治病，从而产生了原始医药的萌芽。我国历史上有“神农尝百草，始有医药”的传说，这是对中药起源的论述，壮族古代医药自然也是遵循这一规律发展起来的。

壮族亦有类似“神农”的传说，如药王是传说中的壮医药神，他发现药草，为人治病，还向众人传授种药采药知识，使壮族先民得以健康繁衍。壮族还有关于医神三界公的传说。三界公乃仙童转世，曾于山中遇仙，授以五彩带、仙棒、仙桃及金字书法宝。三界公服下仙桃变成神医，专为贫苦乡人治病。治病时，三界公在患者患处缠上五彩带，以仙棒轻轻敲三下，则骨折脚跛者就能奔走，浮肿者恢复健康，多年失明者能重见光明。在瘟疫盛行期间，三界公广发“驱瘟灵”，使患者药到病除，起死回生，且分文不取，深受群众爱戴。这类关于医药起源的传说，是在科学文化知识落后的情况下，人们对于医药起源的看法，说明壮族医药和其他民族医药一样，源远流长。

火的使用为壮医灸法的产生奠定了基础，促成了壮医灸法的萌芽。人们在烤火取暖时，有时会发现某些疾病减轻甚至消失，经过无数次的经验积累，壮族先民便逐渐认识到火灸的治疗作用，故壮医灸法是伴随着壮族先民对火的使用而产生和发展起来的。

据考古发现及史料记载，先秦时期，瓯骆社会生产力的发展与中原相比虽然存在较大差距，但医药却几乎是同步发展的。这一时期是壮族医药的萌芽阶段，这与瓯骆先民居于领先地位的水稻栽培技术及稍后的青铜冶炼技术是分不开的。从考古发现来看，广西兴安、武鸣、宾阳、忻城、荔浦、陆川等地都发现了商周青铜器。马头乡元龙坡春秋时期墓中发现有斧、钺、镞、镦等石范及青铜铸品，墓葬规模显示了墓主人的地位有高低不同。同时，一些随葬器物上发现了可能是原始文字萌芽的有一定规律且重复出现的刻画符，所以学者们普遍认为此时壮族先民已跨入文明的门槛。先民在生产生活经验积累的过程中，逐步知道用紫苏煮螺蚌以解毒去腥，佩戴某些草木根以防病治病，某些草药内服可以减轻疲劳，某些植物有大毒不可内服，等等。壮医的用药经验能通过口耳相传及部分汉文资料记载得以流传下来，说明这一时期壮医医疗卫生活动是活跃的。壮医药物疗法在这一时期处于萌芽阶段。

二、壮医针刺疗法的起源

在壮族地区的文化遗址中，考古工作者发现了许多尖利的石器和石片，在桂林甑皮岩遗址、南宁贝丘遗址、柳州白莲洞遗址、宁明花山和珠山附近的岩洞里，还发现骨针实物。这些尖利的石器、石片、骨针等，是否为壮族先民的专用医疗工具尚需进一步考证，但从一器多用的角度看，它们完全可以作为早期的针刺用具。

壮族民间自古以来一直流传着用陶针治疗疾病的方法，即以破碎后尖锐的陶片为针，割刺体表，通过刺激神经或适度放血而达到治疗目的。对现存的壮医陶针的考证表明，其针形与《灵枢·九针十二原》列于九针之首的镵针极为相似。陶针和镵针与原始社会的砭石最为接近。“九针”已是金属医疗用具，按人类历史发展的规律，于石器时代与铜器时代之间，曾有一段灿烂的陶器文化，陶针当是陶器时代的产物。在中医“九针”形成齐备之前，由于壮族地区的地理环境、人民体质特点及地方病、多发病防治的需要，以及在秦汉时期，南方用铁未能普遍的情况下，壮族先民已经知道在砭石的基础上，敲击陶片，使之比砭石更锋利，以便有目的地进行针刺治疗。由于疗效显著，简便易行，壮医陶针在民间流传不衰，至今还在使用。考古发现，几何印纹陶是我国南方百越地区新石器时代晚期共同流行的具有鲜明地方特色的一种陶器，在广西东北部、广东、江西、福建、浙江、江苏、湖北、安徽等地的新石器时代晚期文化遗址中均有发现。其陶质有泥质陶（即用黏土烧制而成）和瓷质陶（即用高岭土烧制而成）两种，其中以后者最具代表性。其特点是陶胎细腻坚硬，火候高（烧成温度达 1100℃左右），装饰纹饰采用印模拍印方法，故名。其中瓷质陶完全可以作为陶针的原料来源，这就为壮族先民在远古时代使用陶针提供了有力的佐证。

1976 年 7 月，考古工作者在贵港市罗泊湾一号汉墓的随葬品中发现了 3 枚银针，其外部造型相似，长分别为9.3cm、9cm、8.6cm，针柄均为绞索状，针柄顶端均有一圆形小孔，针身均为直径0.2cm的圆锥状，锋锐利。从外形观察，3枚银针的造型与现代针灸用针极为相似，可以确认为医疗用针。这是迄今为止我国范围内发现的年代最早的绞索状针柄的金属制针具。这种针柄对后世针具的针柄造型具有深远的影响，并一直沿用至今，在我国针具史上有重要的意义。

1985年10月，考古工作者在广西武鸣马头乡（壮族聚居地区）西周末年至春秋古墓中出土了两枚青铜浅刺针（其中一枚出土时已残断）。针体通长2.7cm，针柄长2.2cm、宽0.6cm、厚0.1cm，呈扁长方形，针身短小，长仅0.5cm，直径仅0.1cm，锋锐利，呈圆锥状，经考证认为是两枚浅刺用的医疗用针，其锋微细，与古人对“微针”的描述是一致的。

壮族地区先后发现了年代最早的青铜针及银针，而同一时期的有关文献却未记载，与《内经》提及的“九针”也不完全相同，其他地方也未发现相同或相似的针具，很可能该种针具仅在壮族地区使用，可见壮族先民很早就积累了自己独特的针刺治疗经验。正如《素问·异法方宜论》所说：“南方者，天地所长养，阳之所盛处也，其地下，水土弱，雾露之所聚也，其民嗜酸而食胕。故其民皆致理而赤色，其病挛痹，其治宜微针。故九针者，亦从南方来。”诚然，这里的南方不一定特指壮族地区，但应当包括壮族地区在内。这些都可以佐证，壮医针刺疗法起源于原始时期，春秋战国时期已较盛行，并对中医“九针”的形成产生了重大影响。

三、从花山崖壁画探讨医巫同源

从广西壮族自治区首府南宁市乘船逆江而上，进入左江流域的扶绥、江州区、龙州、宁明，就会看到沿河两岸悬崖峭壁上笔触粗犷、风格浑朴的巨型崖壁画，经考证属于先秦时期瓯骆先民所作。目前已发现沿左江及其支流明江一共密集分布38个岩画点，含107处岩画、189组，共3800多个图像的崖壁画，形成一条规模宏大的崖壁画长廊。特别是宁明县花山崖壁画，在宽200米、高约40米的临江一面的崖壁上，密密麻麻地布满各种用赭红色颜料绘成的色彩鲜艳的画像，尚可辨认的画像有1800多个，最大的人物画像高达2.41米。规模如此宏大，画像如此众多，在我国已发现的崖壁画中首屈一指，国外亦属罕见。至今对于花山崖壁画的文化内涵，仁者见仁，智者见智，意见不一。目前较一致的观点认为，花山崖壁画乃壮医为防病强身创制的功夫动作图。从两手上举，肘部弯曲90°～110°，半蹲式，两膝关节弯成90°～110°，两腿向后弯曲，两手向上伸张等舞蹈动作，显然有舒筋活络、强壮筋骨等保健作用。利用舞蹈、导引、气功等方法防治疾病是古代传统壮医的一大特色。有学者将之与春秋战国时期带气功铭文的玉佩和长沙马王堆汉墓导引图帛画并列为中国三大气功文物，并认为花山气功是壮医乾坤掌子午功。也有学者把花山崖壁画作为医源于巫说的证据，认为它起初反映了原始人的巫师祭水神与祈求生殖的生动场面，是壮民先祖骆越人的文化遗产。画面除人物外，还有狗、鸟、船、刀、剑、鼓等。其中心人物形象高大，占据画面中心地位，双手曲肘上举，两腿叉开，呈蛙形，围绕着中心人物有数量众多的小人，为侧面半蹲式，头形发式富有变化。壁画场面宏大，画法朴实，蔚为壮观。画面中心人物“蛙形人”便是当时的巫师。他们举行这样庞大的祭祀是为了求水神保佑丰收和繁衍旺盛。有学者根据壮族古史传说、民族学、民俗学、社会学、民族心理素质、行为特征及图腾象征等方面研究，结合崖壁画群的画面造型，认为崖壁画中特大巨人应是壮族古史传说中擒雷屠龙、治理洪水、创世纪的英雄人物布伯。波兰的人类学家马林诺夫斯基指出："在面临危机的时候，巫术也可以通过使一个人或几个人成为权威或领导者的办法，帮助把一个部落的人组织起来。"所以崖壁画中的中心人物（特大巨人），既是布伯，也是巫师，是医巫同源的最好说明。

四、壮医外治疗法的起源

原始社会，人兽杂处，碰撞、搏斗在所难免，而部落间的械斗也是经常发生的，再加上生产工具的原始，劳动中的意外伤害必然较多。因此，外伤是常见的，并且也是当时重要的致死原因。原始人遇有外伤如何自理，现已难查证。但从近代一些交通极其闭塞、经济文化极端落后的地区，人们往往以泥土、香灰、树叶等敷裹创口的做法来推断，原始人对外伤也可能用泥土、野草和树叶等敷裹伤口，久而久之，人们逐渐地发现了一些适合于敷治外伤的外用药，这便是外治疗法的起源。

瓯骆先民在生产劳动过程中，有时被树枝、石块等硬物撞到或刮到某些部位，由此而能缓解某些病痛，经过长期反复实践而产生了药锤疗法、刮疗法（如药物刮疗、骨弓刮疗等）等外治法。

五、壮医预防保健的萌芽

有了人类，就有了卫生保健活动。人类为了求得生存，必须首先解决对衣、食、住的寻求和选择，这是最基本的卫生保健活动。据考古发现及文献记载，壮族先民很早就萌发了卫生保健意识。

（一）用火

在柳州白莲洞旧石器时代遗址发现烧骨、烧石、烧炭的遗迹，说明壮族先民早在原始社会就使用了火。壮族古老而宏伟的创世史诗《布洛陀》中叙述了壮族先民人工取火的方法，并将人工取火作为一个重要的生产经验进行传授。远古时期对火的使用及稍后发明的人工取火，不仅能御寒防兽，更重要的是它促使壮族先民知道熟食更有利于消化，并可减少疾病的发生，正如《礼记》所说："炮生为熟，令人无腹疾。"另外，"脑髓因此得到了比过去多得多的为本身的营养和发展所必需的材料，因此它就能一代一代更迅速更完善地发展起来。"（恩格斯《自然辩证法》）可见火的使用和发明，对壮民的健康繁衍有重要的意义。

（二）居处

广西以石灰岩居多，石灰岩受到地表水和地下水的侵蚀，形成了无数深邃的洞窟，这些岩洞是人类祖先生存的理想环境。广西目前已发现的人类化石，都是在石灰岩洞中发现的。这说明广西古人类曾经长期居住在众多的天然岩洞中，以抵御寒冷、躲避风雨。比如考古发现的来宾市桥巩圩麒麟山盖头洞，柳江新兴农场通天岩洞穴，灵山县城郊马鞍山东胜岩、葡地岩和石背山洪窑洞，柳州市都朵村白面山南麓白莲洞等，都是广西原始人类穴居的遗址。

由于久居潮湿、瘴雾弥漫、毒蛇猛兽出没之恶劣环境，聪明的富于创造力的壮族先民在原始社会晚期创建了适应南方多雨潮湿气候的"干栏"建筑，不仅通风、采光、照明良好，而且对预防风湿病及瘴毒、减少虫兽伤害起到了很大的作用，比起远古时期为保护自己免遭风雨和野兽的侵袭而穴居岩洞、土窖、地窖，构木为巢或栖身树上，乃至后来的土屋、木屋、石屋等均有了一大进步，充分体现了壮族先民的卫生保健意识。正如《周易·系辞》所说："上古穴

NOTE

居而野处，后世圣人易之以宫室，上栋下宇，以待风雨。”《墨子·辞过》载：“……为宫室之法，曰：室高足以辟润湿，边足以圉风寒，上足以待雪霜雨露。”

（三）衣着

壮族先民在经历了相当长时期的裸身生活以后，从以兽皮、树皮覆盖身体以御寒，逐渐发展到用羽毛、树叶、茅草等编制成“衣物”以遮身，最终学会了织布缝衣，这从壮族地区出土的纺织原始工具，如骨针、木棒、石纺车、木纺车等可以佐证。另外，壮族先民服饰以青蓝色为主，是用蓝靛所染，有避邪、解毒的作用。这是人类卫生保健的又一大进步，它改善了人们的生活，大大增强了人们适应自然界变化的能力。

壮族先民的服饰最早可以追溯到旧石器时代晚期的“白莲洞人”。在柳州市郊白莲洞遗址发现了一些用砾石打制的石器，其中有一件扁平的骨锥和一件粗制的骨针，经过鉴定，证明是“白莲洞人”使用过的生产工具。这两件生产工具可能是用来穿通树皮、兽皮，然后再用藤条把树皮、兽皮连接起来披在身上，以御风寒。在桂林甑皮岩新石器时代遗址中发现有 3 根骨针，其中有一根长 8.1cm，一端尖细，另一端有米粒大小的针眼孔，孔径 3.5mm，通身磨制光滑，经鉴定认为是用来缝制衣服的针。穿衣可以御风寒，而且人们也逐步觉察到这样穿戴是很舒适和美观的。陶纺轮和陶网坠的出土，说明新石器时代广西先民的生活水平和手工技术已大为提高。当时妇女已经知道野麻的纤维可以织布，她们把从野麻树上剥下的纤维用陶纺轮纺成细线，织成麻布，布面窄而质地疏朗。有了麻布和兽皮，人们就用骨针缝缀成衣服穿着。

六、壮族饮食文化对壮医药的影响

原始社会，人类祖先还未学会耕种和牧养方法时，为了生存，就要从自然界中获取现成的食物。人们最早用作充饥的重要食物大都是属于植物性的……人们素来生食，这是原始的，也是会用火以前唯一的营养方式。壮族地区自古至今气候温暖，雨量充沛，植物茂盛，动物、水产繁多，给壮族先民在这一时期采集野果、植物块根以及捕食某些动物（所谓茹毛饮血）的原始生活带来很大的便利。随着火的使用，由生食到熟食，古人的食物结构发生了变化。广西各地发现多处旧石器时代遗址，与距今 5 万年的柳江人同时期的柳江土博遗址出土的哺乳动物化石就有剑齿象、大熊猫、猪獾、爪哇豺、虎、华南豪猪、竹鼠、猕猴、野猪、鹿、麂、羊、牛等。广西发现的新石器时代遗址近千处，在一些遗址的文化层中发现烧过的兽骨、植物果核、灰烬、灰坑以及陶釜、三足陶罐等炊具，说明壮族先民在这一时期已过渡到半定居的生活，不仅知道熟食，而且由用火烤烟熏的自然烧烤法发展到了使用陶制器皿的蒸煮法，这是壮族先民饮食文化的一大进步。进入渔猎时代，壮族先民的食物品种进一步扩大，在广西原始人类居住遗址文化层中，出土了渔猎工具和许多鱼类骨骼、牙齿及各种软体动物化石等。由于畜牧业和农业生产的发展，出现了家禽和人工栽种五谷，壮族先民的饮食文化也进一步发展，由过去采集野果、烧烤兽肉的单一型结构向食肉和食谷物相结合的复合型结构发展。在寻找食物的过程中，人们发现有些食物不仅能充饥，还有很好的保健治疗作用。这些食物包括水果、谷物、蔬菜、禽兽、水产等。古人在寻找食物充饥果腹的同时，也发现了保健疗疾的药物。

七、文献记载的壮医早期医疗卫生活动

从以上所述我们得知，壮医是客观存在的，而且在早期与中医学几乎是同步发展的，甚

至在部分领域还处于领先地位。例如，武鸣马头乡西周末年至春秋古墓中出土的两枚青铜浅刺针，表明了壮医针刺疗法在这时期已使用，无怪乎《素问》载："九针者，亦从南方来。"可见早期壮医卫生活动是客观存在且较为活跃的。

医药与人们的生活关系最为密切，因为这是保证人类繁衍的最基本的需要，甚至动物亦会采药以自救，这是一种求生的本能。因此在社会发展的早期阶段，每个民族都应当有自己本民族的医药。考古资料显示，壮族地区自从有了原住民就有了医疗活动。秦代以前，在壮族先民生活的早期，壮汉之间还没有开始广泛交流，中医学传入壮族地区的可能性极小，壮族先民的卫生保健很大程度上需要依靠本民族的医药来完成。在生产力极其落后、生活环境相当恶劣的年代，壮医早期的医药卫生活动显示出了它的重要作用。

瓯骆地属僻壤，交通闭塞，社会发展缓慢。当壮族文字尚处在萌芽时，秦始皇就用武力统一了岭南，随之设置郡县，并且用行政力量来推行统一规范的汉文字，瓯骆民族的原始文字便在萌芽状态中消失了。故在秦至汉魏六朝时期，壮族没有自己统一规范的文字，缺乏文字知识，因而其医疗活动情况、诊疗经验等没能用文字记载下来，只能靠口耳相传。如在壮族地区先后发现了年代最早的青铜针及银针，虽未见有文字记载，但在考古资料中得到证实，这为壮族地区秦代以前即存在医疗活动提供了有力的证据。

古籍中有关壮医药的记载也印证了壮医药的存在并反映了壮医药早期的活动情况。壮医药早期没有专著或经典著作，有关记载散见于各种典籍和地方志、博物志中。

商周时期，壮族先民地区尚未加入中国版图，但其中有小部分地区同中原发生联系。据古文献记载，壮族先民瓯骆与商王朝已有交往，壮族地区的珍贵药材这时已部分输入中原。如《逸周书》记载："正南，瓯邓、桂国、损子、产里、百濮、九菌，请令以珠玑、玳瑁、象齿、文犀、翠羽、菌鹤、短狗为献。"《壮族通史》载："正南诸古国，均为越人地名，或分支族名……"据专家考证，"瓯"又作"区""呕""西瓯"，是岭南百越中一个古老而强大的部落。瓯之地望，北接"桂国"，东与苍梧为邻，西迄桂西、桂西北，南到郁江、邕江、右江一线而与骆越交错。红水河、柳江沿岸为其聚居之地。"桂国"因地多产桂树而得名。其地位于桂北，北到湖南，南迫桂江，西至融江一带，东接苍梧部。"损子"分布于郁江中游一带，夹在瓯骆之间，居地当在今横县、贵港市、容县、玉林，即今南宁地区东北部、玉林地区及钦州地区。"产里"亦称为产国。《泰族僮族粤族考》载："产里，国都于临尘，今广西邕宁县西……""百濮"亦称"百越""濮人"，为南方古族名，为壮侗语族诸民族先民，分布在江汉云南或楚国西南。由此可知，"瓯骆""越族"早在商周之际已闻名于南方。向商朝进贡的珠玑（即珍珠）、玳瑁等物，据考证相当部分具有药用价值，从一个侧面反映了壮医药早期的活动情况。

第二节　壮医药知识的积累（秦～隋）

壮族医药起源于原始社会，于先秦时期开始萌芽，经过汉魏六朝壮族民众防病治病的长期实践，逐渐积累了丰富而宝贵的经验，初步形成了具有浓郁民族特色的壮族医药。

NOTE

一、壮族地区早期农业发展对壮医药的促进作用

壮族地区早期农业的特点是稻作为本。近年来，国内外学者根据考古资料和史籍有关野生稻分布的记载及考察研究，认为亚洲栽培稻起源于从中国杭州湾到印度阿萨姆邦这一广阔的半月形地带。壮族所居的岭南地区，气候温暖，雨量充沛，土地肥沃，水源条件好，适宜稻谷生长。防城港亚菩山、马兰咀山、杯较墩贝丘遗址出土的磨盘、石杵表明早在4000年前壮族先民很可能已经掌握种植和利用水稻的技术。壮族地区早期农业的发展、农作物的耕种对壮医药的发展和壮医药知识的积累起到了积极的促进作用。

（一）粮食作物类

古代壮族地区粮食作物的构成，最早是块根、块茎作物的种植，其次是水稻主食地位的形成，最后是水稻、玉米、麦等主粮构成的新组合。稻、芋、大豆、粟在广西汉墓中均有出土。稻、麦、玉米、粟、山薯、木薯、芋、大豆、饭豆、绿豆、豌豆、蚕豆、扁豆、荷兰豆、刀豆等，不仅是古代壮族人民充饥之食，而且作为健脾胃、益肾气、延年益寿的食疗药，加工成药粥、药酒、药饭、药糕等食用。如贺县（今贺州市八步区）的黑糯米酿酒“沽于市有名色”，桂平的黑糯米酿成的甜酒具有“补中益气而及肾”之功效，刀豆腌酸具有清暑热的功效。壮族的绿豆粽、昭平豆豉、全州魔芋豆腐、甘薯粉条等历来是备受人们喜爱的药菜。

壮医用作药膳的调料主要有姜、酒、盐、醋、葱、蒜、肉桂、芫荽、糖、辣椒、花椒、沙姜、油、酱油等。烹调药膳时加调料，可除去鱼肉的腥味，增加药膳的香味，使之更加美味可口，而且这些调料还具有一定的药用价值。例如，酒具有通血脉、御寒气、醒脾温中、行药势的功效。服法有日常佐餐、与药同煎或浸药服，外用淋洗、漱口或摩擦。壮族村寨几乎人人会喝酒，家家会酿酒，出街入市必定喝酒，这些酒大多度数不高，少量常饮可延年益寿。壮族地区姜的种类很多，有红姜、紫姜、沙姜、姜黄、蓝姜等。姜可发汗解表治感冒，可解鱼蟹中毒及温胃止呕等，为壮医常用药，而蓝姜乃壮医妇科良药。肉桂从《山海经》开始有记载，前人记述颇多，广西素有“桂海”“八桂”之称。《南方草木状》《岭外代答》等书都对广西肉桂的药用做了记载。肉桂入药，壮医分为牡桂、菌桂、官桂、桂枝、桂心、板桂、桂油、桂茶、桂酒，颇为讲究，常被用来配制药膳，患者服之多有奇效。

（二）蔬菜水果类

壮族地区优越的地理条件，自然造就农业生产中蔬菜栽培的早发性。古代壮族地区早就认识到膳食必须包括蔬菜在内。广西贵港罗泊湾汉墓出土的植物种实，蔬菜有葫芦、广东含笑等。《南方草木状》记载的蔬菜有蕹菜、茄、芫荽等。这些蔬菜都是自古以来就在壮族地区栽培的原生种。据统计常吃的蔬菜有大白菜、小白菜、芥菜、油菜、蕹菜、萝卜、莴苣、菠菜、苦荬菜、紫苏、芥蓝、茼蒿、苋菜、苦苣、枸杞菜、金针菜、豆芽菜、落葵、千里香、厚皮菜、竹笋、茭白、黄瓜、苦瓜、冬瓜、南瓜、豇豆、葫芦、茄子、木瓜、凉薯、慈姑、莲藕、马蹄、菱角、芹菜、紫苏、韭菜、薤（藠头）、芫荽、木耳、香菇等。蔬菜被古代壮族人民广泛用作食疗药，如蕹菜汁“能解冶葛毒”，菠菜“能解酒毒”，苦荬菜“味苦性寒，可解暑毒，并可治蛊”，紫苏“食之不饥，可以释劳”，枸杞菜“味甘平，食之能清心明目”“以之煮，配以猪肝可平肝火”等。

NOTE

壮族地区高温多雨，土壤大部分属酸性和中性，适宜热带、亚热带果树的生长。广西贵港

市罗泊湾汉墓出土的炭化果实有桃、李、橘、橄榄、梅、人面子等。广西合浦县堂排二号汉墓出土的一个铜锅内盛满了稻谷和荔枝，荔枝皮和果核都保存完整，这是目前发现最早的荔枝标本。梧州大塘鹤头山东汉墓，挖掘时在一个铜碗内见存有28粒板栗坚果，与今桂北的板栗基本相同。东汉杨孚《异物志》记述当时岭南果树的品种有荔枝、龙眼、柑橘、甘蔗、橄榄等，并描述了多种果品的性状和食用价值。西晋嵇含《南方草木状》记述果名17种，其中荔枝、龙眼、柑橘、杨梅、橄榄、五棱子等，至今仍是广西栽培的重要果树，且具有药用价值。如记载有“甘蔗疗饥”“五棱子以蜜渍制，甘酢而美”。唐代刘恂《岭表录异》记载岭南果树有11种，在内容上比《南方草木状》有不少发展，如记载橄榄“生吃及煮饮解酒毒”，倒稔子“其子外紫内赤，无核，食之甜软，其暖腹，并益肌肉”。南宋范成大《桂海虞衡志》中有“志果”一章，列举了广南西路可食之果57种，应是当地栽培和采食的时果，并经他亲自辨识的，可见岭南地区自古以来就是水果之乡。古代壮族人民在长期的生活实践中，认识到这些水果的食用和药用价值，而广泛用作药膳，有直接吃、榨汁饮、腌制吃或配合其他药服用，达到防病治病的目的。如橙“能解鱼蟹毒，核炒研冲酒服，可治闪挫腰痛”；黎檬“味极酸，其子榨水和糖饮之，能解暑”；人面子“仁可供茶，佳品也”；枳橘“解酒最验”；槟榔“辟瘴、下气、消食”等。

（三）动物类

壮族地区动物资源十分丰富，林吕何《广西药用动物》一书就收有动物药125种。壮族先民长期以来依山傍水而居，养成了喜食动物的习惯，甚至生饮某些动物的血液。如《岭外代答》载:“深广及溪峒人，不问鸟兽蛇虫，无不食之。”壮族民间习惯用动物药来配制扶正补虚的药膳，形成了“扶正补虚，必配用血肉之品”的用药特点。据文献记载统计，古代壮族地区食用和药用的动物有猪、牛、马、鸭、黄羊、嘉鱼、乳虫、竹鱼、珍珠、鲳鱼、盐龙、鹦鹉、鳖、石羊、山羊、金蛇、银蛇、蓝蛇尾、蜈蚣、犀角、鹧鸪、蜂、两头蛇、白花蛇、十二时虫、鸮鸟、蜚蠊、蚂蚁、知了虫、香鼠、玳瑁、蛤蚧、山獭、狸、大鲵、麻雀等。壮医认为，凡是虫类的药都能祛风止痛；鱼鳞之品可化瘀通络、软坚消块；介甲之属能滋阴潜阳、安心神而定魂魄；飞禽和走兽虽然有柔刚不同的性能，但都能温养或滋养气血，调理阴阳，为扶正平和之品。例如蛤蚧，岭南俚人的使用经验为“主肺痿上气、咯血、咳嗽，并宜丸散中使”；山瑞，“煮食羹味极浓厚，性温补”；大鲵，“质黏甚厚，滋阴降火”；山羊，“其心血可治扑跌损伤及诸血症，以一分许酒调，饮之神效”；山獭，“中箭者，研其骨少许转立消”，山獭阴茎主治“阴虚阳痿，精寒而清者，磨酒少许服。獠人以为补助要药”；玳瑁，“主解岭南百药毒，俚人利其血饮，以解诸药毒”。此外，壮族民间历来流传有生饮蛇血治风湿，老鼠滋补之功“一鼠当三鸡”，蚂蚁治风湿，蛤蚧、麻雀、公鸡蛋（公鸡睾丸）滋补壮阳等经验。

二、壮药知识的积累

秦至隋代，瓯骆地区经济的发展首先是农业的发展，铁器和牛耕的使用、水利灌溉、耕作方法的改进、耕种面积的扩大、田间施肥及优良的稻谷品种的培育与引进等促进了农业的发展，使壮族地区的水稻种植技术处于领先地位。晋人郭义恭《广志》一书记载西晋时期水稻的品种已有13个。从考古发现来看，岭南越人在汉代已掌握移栽技术，提高了产量。秦汉以来，瓯骆地区的农业生产已经形成以水稻种植为主，兼种粟、豆、薏、芋以及各种蔬菜瓜果等旱地作物的格局。农业是社会经济发展的基础，农业的发展必然会促进各行各业的发展，农作物产量和品种的增加自然使药源有所增加。如东汉时期的《神农本草经》中收载的薏苡仁等诸多药物，壮族地区均有出产，当时壮医对许多植物药的应用，由此可见一斑。另外，从出土文物考证，也从一个侧面反映了在这一时期壮药已得到较广泛的应用。如贵港罗泊湾二号汉墓出土的药用铁冬青叶（盛于陶盒内）及一号墓出土的广东含笑、花椒，平乐银山岭汉墓出土的薏苡仁（盛于陶篚中）等。

由此我们知道壮族先民对药物的认识起源于生活、生产实践，随着农业及狩猎的发展，先民逐渐认识了植物药及动物药，随着采矿业的兴起，逐渐认识了矿物药，并逐渐总结积累，发展成为壮医的药物治疗方法。

1976 年，在广西贵港市罗泊湾一号汉墓中出土了大批植物种子和果实，经广西农学院（今广西大学农学院）及广西植物研究所鉴定，计有稻、粟、大麻、黄瓜、香瓜、番木瓜、葫芦、橘、李、梅、青杨梅、橄榄核、罗浮锥、广东含笑、金银花、花椒、姜、芋等。这些植物中，有不少是药用植物，说明当时在壮族地区已普遍使用植物药治病防病，药物疗法已有一定的根基。

三、壮族古代科技与壮医药

《壮族通史》指出："瓯骆地区铜、锡等矿藏丰富，燃料充足，具有发展青铜冶铸业的有利条件。自从春秋战国时期瓯骆人开始学会冶铸青铜器以后，逐步积累了经验，冶铸技术亦不断提高。秦汉时期乃至隋代，随着中原人民的不断南迁以及先进生产技术的传入，加上瓯骆工匠生产经验的不断积累以及生产组织的日趋严密，进一步促进了瓯骆地区矿产的开发和冶铸业的发展，生产规模有了进一步的扩大，产品的种类和数量明显增多，工艺也更为复杂精致，并且多具有鲜明的地方民族风格。"据专家考证，壮族的自然科学发端甚早，远在两千多年前，已能将当时视为自然科学尖端的割圆术用于铸造铜鼓的太阳纹，壮族祖先掌握铜鼓割圆的技术和汉族及古希腊差不多。最能反映古骆越科技成就的是铜鼓的铸造和使用，铜鼓既是骆越青铜文化中最有代表性的一种器物，又是骆越青铜冶铸业高度发展的重要标志，而由骆越铜鼓所反映出来的壮族地区高度的科技水平和冶铸水平与针刺疗法的产生是密切相关的。例如，从考古发现的广西武鸣马头乡西周末年至春秋时期墓葬群出土的青铜针来看，壮族先民的针刺用具在先秦时期处于领先地位。另外，从已报道的出土针具的比较来看，武鸣马头乡青铜针、贵港银针、内蒙古达拉特旗树林召青铜砭针、洛阳西高崖针、河北满城金银针等，尽管在形制上有区域性差异，但质地上都差不多，而武鸣马头乡青铜针年代最早，贵港银针的形制与现代针具更加接近，足以表明其在当时的先进性。可见壮医药与古代科技密切相关，并随着古代科技的发展而不断地发展着。

四、壮族的卫生保健和环保意识

从考古挖掘的文物来看，壮族先民早已有良好的卫生保健和环保意识。如从广西合浦望牛岭西汉晚期墓出土的铜凤灯，烟尘通过口含的喇叭形口罩，经颈部进入腹腔（腹腔内盛水）消入水里，有消烟作用，防止烟进入大气而污染空气，这充分说明 2000 多年前壮族先民已有防止空气污染、保护环境的意识。在广东钟山东汉墓出土的陶厕所模型表明，至少从东汉开始，

NOTE

壮民已知道建造厕所使大小便有固定场所，这是良好的卫生生活习惯，同时也保护了环境的卫生。广西贵港汉墓出土的陶井模型，井上有篷盖，可见当时的壮民已注意保护饮用水的卫生。另外，一些卫生用具的出土从另一个角度反映了壮族先民早在2000年前就养成了一些良好的卫生生活习惯，如广西贵港新村11号东汉墓出土的陶虎子（溺器）、广西贵港罗泊湾西汉墓出土的鎏金铜挖耳勺、广西荔浦兴坪汉墓出土的陶痰盂以及广西合浦县堂排一号汉墓（西汉晚期）出土的内盛铁冬青的铜碗等。这些对卫生保健的认识在当时社会发展缓慢、生产力落后、医疗卫生条件差的情况下，是非常难能可贵的。

五、中医学典籍中有关壮医药的记载

自秦代以来，壮医药知识有了新的积累，新的药物品种不断增加，对一些原有的药物也增加了一些新的用途，诊疗经验也进一步得到积累总结，有关壮医药知识的记载也有所增加。例如，成书于东汉年间的我国现存最早的本草专著《神农本草经》所载的365味药中，壮族地区盛产的菌桂、牡桂、薏苡仁、丹砂、钟乳石等被收入。该书中“主治病以应地，多毒，不可久服”“除寒热邪气、破积聚愈病”的下品药125种，壮族地区大多有出产。

晋代嵇含的《南方草木状》是我国现存最早的植物学专著，其中记载了许多壮族用药。如“吉利草，其茎如金钗股，形类石斛，根类芍药，交广俚俗多畜蛊毒，惟此草能解之，极验。吴黄武中，江夏李侯以罪涉合浦，始入境，遇毒，其奴吉利者，偶得是草，与侯服，遂解”。“蕹，叶如落葵而小，性冷味甘……南方之奇蔬也。冶葛有大毒，以蕹汁滴其苗，当时萎死。世传魏武能啖冶葛至一尺，云先食此菜”。壮族民间至今流传一则治疗经验，“豆蔻花……旧说此花食之破气消痰，进酒增倍。太康二年，交州贡一篚，上试之有验，以赐近臣”。交州在当时包括广西部分地区。

晋代葛洪在所著《肘后备急方》中有关岭南壮医壮药的记载不少。书中记载了岭南土俚（壮族先辈）人治疗脚气病、防治沙虱毒（恙虫病）的经验。该书在论述毒箭时指出：“凡箭毒有三种，交广夷俚焦铜作镞……才伤皮便红肿溃烂而死……若有中之，即便餐粪，或绞滤取汁饮之，并以涂疮上，须臾即定。”并指出广西盛产的蓝青、藕、生葛根、干姜、雄黄、竹沥等皆可解之。广西盛产的鬼针草、生蓼、干姜、荆叶等，内服或外敷，可治毒蛇咬伤。对岭南地区的毒药记载更详：“岭南俚人毒药，皆因食得之，多不即觉，渐不能食，或心中渐胀，并背急闷，先寒似瘴。”说明当时的岭南毒药中，缓发者危害亦不小。“若中毒微觉，即急取一片白银含一宿，银变色，即是药也。银色青是蓝药，银色黄赤是菌药，久久毒入眼，眼或青或黄赤。若青是蓝药，若黄赤是菌药。俚人有解治法，畏人得法，在外言合，或言三百头牛药，或言三百两银药。余住久，与首领亲狎，知其药并是常用”。并说所用的药如生姜、常山、土常山、黄藤、都淋藤、蓝实、白花藤、甘草、甘蕉、芭蕉等“岭南皆有”。书中对某些传染病的认识达到很高的水平，如“沙虱水陆皆有，其新雨后及晨暮前，跋涉必着人……其大如毛发之端，初着人便入其皮里，其所在如芒刺之状，小犯大痛，可以针挑取之，正赤如丹，着爪上行动也，若不挑之，虫钻至骨，便周行人身，其与射工相似，皆杀人”。并指出此病见于岭南。按此描述，与恙虫病生活形态、发病情况、临床特征等较符合，而且葛洪提到的一些预防方法也都是有效的。

NOTE

第三节 壮医药的初步形成与发展（唐宋～民国）

唐宋以后，随着生产力的提高、生产关系的变革、人们生活水平的改善，以及明清时期中医与壮医的互相渗透，使壮医迅速发展。壮医理论开始萌芽，壮药使用品种的范围更加扩大，用药经验日趋丰富，诊疗技术进一步提高，大抵形成了草药内服、外洗、熏蒸、敷贴、佩药、骨刮、角疗、灸法、挑针、金针等治疗方法，创造了大量的验方、秘方，发明了丰富多彩的诊疗技术，医学著作及名医随之产生，为壮医的初步形成打下了基础。

一、壮医理论的萌芽

壮族地区经济、政治、文化的发展对壮族医药学起着积极的推动作用。随着各种治疗方法的广泛使用，壮医药知识也由零星积累逐渐系统化。大约在唐宋之际，壮医理论已处于萌芽状态，其标志是壮医对岭南及壮族地区常见和多发的瘴、毒、蛊、痧、风、湿等病证的防治达到了一定水平。

（一）对瘴病、痧病的认识

在这一时期，壮医对壮族地区多发病、常见病有了较明确、较深刻的认识，尤其是对瘴病、痧病，从临床表现、病因病机、分类、治疗、预防等都达到了一定的水平。

壮族地区处于亚热带丘陵山区，山峦叠嶂，丘陵延绵，江河纵横，气候炎热多雨潮湿，植被茂密，动物繁多。这种自然气候环境为壮族先民的生存提供了便利，同时也利于疾病的滋生，尤其是炎热多雨的气候，使动物的尸体及败草落叶易于腐烂而产生瘴毒，严重地威胁着壮族先民的生命安全。从文献中的有关记载可了解当时对“瘴”的认识水平，如《后汉书·马援传》载:“出征交趾，士多瘴气，军吏经瘴疫死者十四五。”可见岭南瘴气为害之烈。隋代巢元方《诸病源候论》认为瘴气是“杂毒因暖而生”“皆由山溪源岭瘴湿毒气故也”。宋代范成大《桂海虞衡志》记载:“瘴，二广惟桂林无之，自是而南皆瘴乡矣。”“两江（指左江、右江）水土尤恶，一岁无时无瘴。”“瘴者，山岚水毒与草莽、疹气、郁勃蒸熏之所为也，其中人如疟状。”明确指出瘴气症状如疟疾。宋代周去非的《岭外代答》不仅较为详细地记述了瘴疾的壮医治疗方法，而且指出了瘴的病因病机:“盖天气郁蒸，阳气宣泄，冬不闭藏，草木水泉皆禀恶气，人生其间，日受其毒，元气不固，发为瘴疾。”这些记载虽然不是出自壮医之手，但作者在壮族地区为官多年，对当地风土人情有所了解，因而是具有参考价值的，反映了当时壮医对瘴病的认识水平。

痧病亦是壮医认识较早的一种我国南方夏秋季节多发的病证。虽直到元代危亦林所撰的《世医得效方》才有痧病的记述，但在这之前，壮医对痧病早有认识。痧病指热性疫病或暑热病证。其病因病机：机体内虚，正气不足，暑热湿秽所生之痧毒、疠气乘虚而入，使人体气血阻滞，气机升降运行失常而发病。壮族对痧病的临床表现及类型可以说妇孺皆知，治疗方法丰富。痧病按其临床表现分为痧气、红毛痧（又称羊毛痧）、标蛇痧、绞肠痧、夹色痧、黑利（舌）痧、喉痧等。治疗方法根据病情轻重而定，并可配合祛风解毒的草药内服，疗效更佳。

NOTE

（二）对解剖及生理病理的初步认识

壮医对人体解剖及生理病理的认识，一方面来源于社会生产实践，另一方面是受到了中医学的影响。

壮族民间有拾骨迁葬的习俗，如《宁明县志》记载："该壮族，于殡葬三五载后，挖开坟墓，仔细拾出枯骨，俗称'拾金'，把拾出的枯骨抹拭干净，再用香火熏干，然后按一定规则纳于一瓦坛中……"这种习俗由来已久，并延续至今。战国时期的《墨子·节葬篇》说："楚之南有炎人国者，其亲戚死，朽其肉而弃之，然后埋其骨，乃成为孝子。"在这一过程中，先民对人体骨骼系统有了较客观的认识，故壮医一般都能用壮语说出人体许多骨骼的名称。

北宋庆历年间，壮族聚居的广西宜州曾发生一次农民起义。统治阶级用曼陀罗花酒诱捕起义首领欧希范等 56 人，并全部杀害，随后命宜州推官吴简及绘工宋景等，对全部尸体进行解剖，绘图成册，名曰《欧希范五脏图》，这是我国医学史上第一张实绘人体解剖图。所绘内容主要为人体内脏，对肝、肾、心、大网膜等解剖位置和形态的记载基本正确。如肺之下有心、肝、胆、脾，胃之下有小肠，再下有大肠，大肠之旁有膀胱……肾有二：一在肝之右微下，一在脾之左微上，等等。这次事件虽然以镇压农民起义为背景，说明北宋王朝的极端残忍，但在我国医学史，特别是解剖学史上，其历史意义是肯定的，对中医和壮医在人体解剖及生理、病理方面的认识有促进的作用。

对尸体进行解剖及《欧希范五脏图》的绘制，加上壮族民间的拾骨迁葬的习俗，使壮医对人体解剖有了一定的认识，对人体脏腑组织器官有了较明确的概念，尤其对骨骼、气血、五脏六腑都有相应的叫法，并认识了这些脏腑的生理功能及病理变化，从而使壮医对人体的生理病理及病因病机有了更进一步的认识。大约在唐宋时期，壮医引进了中医学的阴阳、脏腑等概念，用来作为说理工具，并结合自身的认识，以解释人体生理病理现象及疾病的病因病机，从而使壮医的理论水平及临床诊疗水平得以进一步提高。

古代壮医对人体结构的认识最初只是影影绰绰。总的来说，躯肢脏腑靠血濡养，生机活动由气推动，知道人体结构与脏腑功能的协调一致。天气、地气、人气互相交感，同步推移，营血充沛，气机畅达，则机体生理趋于常态。反之，天气异变，地气溷秽，人气失调，天地人三气交感戾气，以致三气不同步，致使邪正纷争，气机阻塞，血质淤滞，则变生诸症。壮医虽然吸收中医学的脏腑概念，但对脏腑功能的认识，较之中医为简。如壮医一般把人体分为上、中、下三部。上部像天，称为"巧坞"，为精气所聚之处；下部像地，称为"胴"，是津气所聚，能滋养全身；中部像人，称为"廊"，为谷气所聚，融化精微，条达上下，沟通内外，降浊升清，荣养全身。对于心、肝、脾、肺、肾、大肠、小肠、胆、胃、膀胱等脏腑，只知道其大致的功能区别，并不追究每一脏腑的具体生理机能或病理变化。

二、壮药学的发展

唐宋以后，壮药有了较大的发展。《新修本草》是唐显庆二年（687 年）由唐政府颁发的药典，由苏敬等 22 人编纂，历时两年完成。它是世界上最早的国家药典。当时唐政府下诏全国，征询各地药物标本，根据形象加以绘图，其中也收载了部分岭南地区药物，举例如下。

1. 蚺蛇胆 《名医别录》："蚺蛇胆，味甘、苦、寒，有小毒。主心腹䘌痛，下腹䘌疮，目肿痛。"《名医别录》只记载了蚺蛇胆的功用，《新修本草》则进一步点出其产自岭南地区，"……

今出桂，广已南，高贺等州”。

2. 滑石 “岭南始安出者，白如凝脂，极软滑。其出掖县者，理粗质青白黑点，惟可为器，不堪入药”。始安郡，三国（吴）置，治所为今广西临桂。

3. 钓樟根皮 “钓樟，生柳州山谷……八月、九月采根皮，日干之”。柳州属壮族地区，当时之人已知该药能止血、治金疮。

4. 茯苓 “茯苓……今出郁州，彼土人及斫松作之”。说明壮族先民早已会种植茯苓。

5. 桂、牡桂、菌桂 “牡桂……一名肉桂，一名桂枝，一名桂心，出融州、柳州、交州甚良”。“菌桂，味辛温，无毒，主百疾，养精神，和颜色，为诸药先聘通使……生交趾、桂林山谷岩崖间……立秋采”。从《山海经》开始，历代本草书均有桂的记载均言以广西出产者为佳，故广西有“桂海”“八桂”之称。《新修本草》还介绍了壮族先民采集、加工、使用桂的经验。

6. 蒜 “此蒜与胡葱相得，主恶蛓。山溪中沙虱水毒，大效，山人、俚僚时用之”。山人、俚僚是对壮族人的先称。壮族先民这一经验被收入了国家药典。

此外，黄芩、瓜馥木、赤石、黄石、白石、黑石脂、钩吻、白花藤、郁金、蓝实、蒟酱、莎草、苏方木、槟榔、犀角、狼跋子等产自岭南地区的药也被收入了《新修本草》。

唐代陈藏器看到《新修本草》多有遗漏和纷乱，于是广搜文献，并采集民间用药经验，把遗漏的药物收集起来，著《本草拾遗》一书，其中也记载了不少壮族地区的药物。

7. 陈家白药和甘家白药 “陈家白药味苦寒，无毒，主解诸药毒，水研服之，入腹与毒相攻必吐，疑毒未止，更服，亦去心胸烦热，天行温瘴。出苍梧，陈家解药用之，故有陈家之号。蔓及根，并似土瓜，紧小者良”。“甘家白药，味苦，大寒，有小毒，主解诸药毒，与陈家白药功用相似。人吐毒物，疑不稳，水研服之，未尽又服。此二药性冷，与霍乱下痢相反。出龚州以南甘家，亦因人为号，叶似车前，生阴处，根形如半夏”。苍梧县，隋置，治所在今广西梧州市；龚州，唐置，治所在今广西平南县。陈家白药和甘家白药均是性味甘寒，但前者无毒，后者有小毒，两者均有解毒特效，服之能使毒物吐出而愈，两药为当时著名的解毒药。

8. 玳瑁 “玳瑁，寒，无毒，主解岭南百药毒。俚人刺其血饮，以解诸药毒。大如扇，似龟甲，中有文，生岭南海畔山水间”。这是玳瑁入药的最早记载，也是壮医对中医学的贡献。壮医除了使用玳瑁血生饮解毒外，据《岭表录异》介绍，粤西人畜养玳瑁，佩戴玳瑁以避蛊，还用活玳瑁来测试食物中是否有毒等。

9. 土落草 “土落草，味甘，温，无毒。主腹冷疼气痃癖，作煎酒，亦捣绞汁温服。叶细长，生岭南山谷，土人服之，以辟瘴气”。

10. 石药 “石药，味苦寒，无毒，主折伤内损淤血，止烦闷欲死者，酒消服之。南人毒箭中人，及深山大蝮伤人，速将病者当项上十字厘之，出血水，药末敷之，并敷伤处。当上下出黄汁数升，则闷解。但人重之，以竹筒盛，带于腰，以防毒箭。亦主恶疮、热毒痈肿、赤白游风、瘘蚀等疮，并和水敷之。出贺州山内石上”。

此外，《本草拾遗》还收入了许多产自岭南地区的药物，如鸡肠菜、含春藤、赤翅蜂、独脚蜂、枸橼、无风自动草、草鞋根、黄龙须、骨碎补、鹿目、牛白藤、芍药、金钗股等。

五代李珣的《海药本草》记录有壮族地区药物100多种，如荔枝、零陵香、钗子股、君迁子、蛤蚧、人肝藤等。特别是其中对壮药蛤蚧的记载尤其详细：“蛤蚧，俚人采之，割剖以竹开张，曝干鬻于市。力在尾，尾不全者无效，彼人用疗折伤。近日西路亦出，其状虽小，滋力

NOTE

一般，无毒，主咳嗽，并宜丸散中使。凡用，炙令黄熟后，捣，口含少许，奔走令人不喘者，是其真也。”记录了壮族先民加工蛤蚧及辨别真假的经验。

《岭表录异》又名《岭南录异》《岭表记》，唐代刘恂著。书中记载唐代岭南地区的珍奇草木、鱼虫鸟兽和风土人情，还收载了不少壮药以及使用这些药物的经验。如山姜以盐藏曝干，煎汤饮治冷气；圣齑（牛的肠胃中已化草欲结为粪者）调以盐姜酒内服，治过食水牛肉腹胀；鹧鸪解冶葛并菌毒；山橘子破气、蛤蚧治肺疾、金蛇解毒、槟榔祛瘴疠、倒稔子益肌肉、羊血解野葛毒等。该书虽不是本草学专著，但其收录的部分壮药临床应用经验，确实具有一定的参考价值。

明代李时珍历时27年，参考800余种文献书籍，著成《本草纲目》，所载1892种药物中，有相当部分是岭南地区出产、使用的，如动物药有蚁、蜈蚣、蛤蚧等，植物药有甘草、沙参、紫草、三七等，矿物药有赤铜、滑石等。这标志着岭南地区民族医药在祖国传统医药中的重要作用和明确地位，不但进一步说明了壮医药的客观存在，而且对中医学的发展做出了贡献。

地方志虽然不是专门记录医药学知识的，但其中对地方上出产的药物，乃至有关药物用法的记载，也可以从侧面一窥壮医药发展的情况。

明代林富、黄佐编纂的《广西通志》记载了100余味广西盛产的药物。所收药物种类繁多，既有芳香温散的香附、泽兰、蓝香、干姜、高良姜、山椒、艾叶之属，又有收敛回涩的白及、五倍子、乌梅、覆盆子、金樱子之属；既有开通肺气、驱散表邪的桔梗、荆芥、苍耳、香薷、柴胡、半夏、薄荷、贯众之类，又有通利水道、引邪外出的滑石、木通、萆薢、车前、瞿麦之属；既有清热解毒的苦参、地榆、金银花、黄芩、黄柏、山栀子、地骨皮、槐花、青黛、白头翁及峻猛外用的巴豆、商陆、炉甘石之类，又有补中固脏、益寿延年的地黄、首乌、龟甲、沙参、天冬、麦冬、山药、菟丝子、淫羊藿、骨碎补等。谢君惠修、黄尚贤编纂的《梧州府志》亦收载了50多味药物，所收药物在林富、黄佐所编的《广西通志》中大部分有记载，其后所列的羊角拗、断肠草等药皆有大毒，并言以羊血、熊胆可解断肠草之毒，这有待今后的研究进一步验证。

其他如《南宁府志》《柳州府志》《宾州志》等大量的州府县志亦收载了不少药物，反映了当时的壮族人民对壮医壮药的重视。如《南宁府志》[乾隆七年（1742年）]载：“断肠草……中其毒者，用羊血灌之，或以伏卵未生雏者细研和香油灌之，或以粪水及蚺蛇胆灌之，或以狗屎调水灌下，令草吐出亦愈。”以各种物品使中毒者吐出毒物，或服用蛋白及油类物，使之与毒物结合，减少毒素的吸收，并且油类的导泻作用能使毒物更快排出，这是有科学道理的。《广西通志·平乐府》[同治四年（1865年）]载：“蓝蛇出陈家洞，言有大毒，尾能解毒”，“九里明，作饮可解热毒”。《镇边县志》[光绪三十四年（1908年）]载：“木棉……能解鸦片、铅粉、砒霜、虫螫、野菌诸毒。”《当州府志》[同治十三年（1874年）]载：“曼陀罗，人含之则颠闷、软弱，急用水喷面乃解。”可见壮族人民使用解毒药的水平进一步提高。

民国时编修的广西地方志和有关文献，收载了以前未记载或较少记载的广西特产、多产药物，如桑螵蛸、虎骨、斑蝥、老虎耳、血见飞、大小罗伞、宽筋藤、土人参、土归身、土牛膝、土白术、土黄连、绵姜、单藤、吊兰、独脚莲、芙蓉花、走马胎、刀伤草、蓝姜、石兰、牛尾草、五爪龙、三爪龙等。

此时期的地方志内，对于果菜类入药论述尤多。如《临桂县志》[光绪三十一年（1905

NOTE

年)]记载:“罗汉果,大如柿,椭圆,中空味甜,性寒治劳嗽。”《镇安府志》[光绪十八年(1892年)]载:“羊桃,一名三敛子,一名五敛子……味甘酸,内有小核能解肉食之,须臾皆起,有人食猪肉咽喉肿,病欲死,仆饮肉汗亦然,人叫取羊桃食滞,须臾皆起,又能解蛊毒岚瘴,土人蜜渍盐腌以致远。”《北流县志》[嘉庆二十年(1815年)]记载:“西瓜……味甘淡,止渴消暑,疗喉痹症,解酒毒。”《镇边县志》[光绪三十四年(1908年)]载:“山楂……制糕能消食。”《玉林州志》[光绪二十年(1894年)]言黑糯“用浸酒,补血”。《容县志》[光绪二十三年(1897年)]言安石榴“皮可入药”,橄榄“可解鱼毒”。《新宁县志》指出:“生菜,食之却暑”,“苦荬,可涂虫毒疮疥”,“辣椒,味辛辣,消水气,解瘴毒”,“苦瓜,味苦,性冷,解水瘴”。可见壮族人民对于食物的温凉补泻已有了较多的认识。由于瓜菜乃日常生活所用,来源充足,对养生保健有重要的意义,这也是壮医“药食同源”特色的体现。

三、壮医方剂学的萌芽

药物知识及医疗经验的不断积累,为壮医方剂学的形成奠定了基础。由于壮族未能形成本民族的规范化文字,故壮医的医疗经验、单方、验方大多只能通过口授、耳听、心传的形式流传下来,部分由于汉文资料记载得以流传下来。从唐宋时期的方书中可见到部分岭南地区的解毒、治瘴气的方药,其中包括壮医方药,说明壮医方剂学在这一时期已开始萌芽。

孙思邈是唐代著名医药学家,精通诸子百家学说,著有《备急千金要方》《千金翼方》等医书。

孙氏虽为中原人,但对卓有疗效的少数民族医药医方亦欣赏,并收录入书。如《千金翼方》载:“白花藤,味苦寒,无毒,主解诸药某肉中毒,酒浸服之,主虚劳风热,生岭南、交州、广州平泽。”钩吻为广西多产之物,《千金翼方》谓其能“杀鬼疰蛊毒”。在治风药及治蛊毒药的分类栏中,载有秦艽、干姜、葛根、狗脊、白芷、大戟、乌头、附子、贯众、菖蒲、吴茱萸、徐长卿、蛇蜕、野葛、斑蝥等广西多产药物,说明当时广西壮族先民对此已有一定的了解,掌握了一些防治瘴雾毒气侵袭及治疗疫毒蛊毒入侵而引发病证的方法,懂得“出门常须带雄黄、麝香、神丹诸大辟恶药,则百蛊猫鬼狐狸老物精魅永不敢着”。

北宋年间,政府组织医家广泛收集历代方书及民间方药,编成《圣济总录》,载方近两万首,其中有部分岭南方药。如:“治草蛊……岭南人多行此毒,从咽判痛,方(用)甘草(炙)、蓝汁二味,捣甘草为末……以蓝汁调服。”

柳宗元,山西永济人,顺宗时被贬到广西柳州,任柳州刺史。他被贬南方后,情绪难免忧郁,加上水土不服,患过不少疾病。为治病防病,他虚心向当地医者学习,亲自品尝,并自采、自种、自制药物。柳宗元博采当地的医药经验,结合自身的治疗经历,编纂了《柳州救三死方》,部分病案如下。

疗疮案:柳宗元到柳州的第二年,患疔疮,病情日益加剧,曾敷用多种药物,仍不见效。经一友人提示,用屎壳郎(蜣螂)调制敷贴,收到了“一夕而百苦皆已”的奇效。次年柳宗元吃羊肉后引发疔疮,“再用,亦如神验”。

脚气案:柳宗元到柳州的第三年患脚气病,“夜半痞绝,胁有块,大如石,且死。因大寒不知人三日。家人号哭,荥阳郑询美传杉木汤,服半食顷,大下三下,气通块散”。此方的配方及服法为:杉木节若干、橘叶(皮亦可)若干、槟榔若干,捣碎,加童尿若干,共煮至一半

NOTE

分量，分两次服用，若“一服快利”，药到病除，则无须再服。

霍乱案：元和十一年（816年），柳宗元患霍乱，症见上不可吐，下不可利，出冷汗三天半许，气即绝。服用霍乱盐汤方，即以盐一大匙，熬成黄色后与童尿一升煎服，服后“入口即吐，绝气复通”而病愈。

以上三案均反映了岭南方剂学的萌芽及医疗技术的进步。

1161年郑樵氏在《通志》中将医书细分为26类，其中岭南方类5部9卷，包括壮族医药在内。分类中设岭南方一项，标志着包括壮族医药在内的南方少数民族医药在祖国传统医学中的明确地位。据《岭南卫生方》所载，当时及之后的岭南书有李暄的《岭南脚气论》、李继皋的《南行方》、王琳的《治岭南众疾经效方》等。

四、丰富多彩的壮医诊疗技法

壮族地区具有独特的地理环境和气候条件，这里植被茂密，动物繁多，物产丰富，同时致病因素也多。壮族先民生活在这样的环境里，在千百年的生产生活实践中充分发挥他们的聪明才智，习于就地取材，善于发明创造，勤于应用总结，壮医逐步形成了颇具特色且丰富多彩的诊疗技法，大大地丰富了壮医的内容。在长期的临床实践中，壮族总结出望诊、脉诊、甲诊、目诊等特色的诊断方法，产生了独特的现仍流行于民间的有效治疗方法，如药酒疗法、壮医接骨术、食物疗法、鼻饮法、蛊毒的治疗等。壮族的治疗方法随着社会历史的发展而逐渐形成和发展，到了这一时期，已形成内治法、外治法等治疗方法数十种，大多技法沿用至今。

五、壮族地区医疗制度和医疗机构的建立

壮族地区医疗制度和医疗机构的建立都较晚，据文献记载，大约在宋以后才建立。11世纪中叶，广西爆发了壮人侬智高领导的有壮、汉等民族人民参加的反宋起义。根据新出土元碑《故大师白氏墓碑铭并序》考释，白居易的后代白和原在广西参加了这次起义，当过“医长”，成为医药世家。这说明在起义部队中有不少壮族、汉族医生，并已设立医疗制度。这方面缺乏文献记载，尚待进一步考证。据有关史料记载，起义首领侬智高的母亲阿侬是一位颇精医术的壮医，擅长骨伤科。阿侬随起义军把壮医医术传播到云南。

明清时代，有关文献才开始明确记载壮族地区医疗制度和医疗机构的情况。明代，在土司制度下，官方设有医药机构，官方和民间有一定数量的专职医药人员，地方志对此有明确记载。《广西通志》载：“庆远府……医学在税课后，成化元年（1465年）知府周一清重建”“天河县……医学在县治南”“思恩县……医学在县治左”“武缘县……医学在县治南”“永淳县……医学在县治西”“南宁府……医学在府治西”，等等。据不完全统计，明代嘉靖十年（1531年），广西有40多个州、府、县土司设有医学署。这些医学署的主要任务是什么？是医药卫生行政机构，还是医疗服务机构，或者是医学教育机构？由于记载欠详，尚难以定论，但其为医药卫生机构则是肯定的。特别值得注意的是，医学署的医官“本为土人”，即由当地少数民族担任，这对于发展民族医药特别是壮医壮药，当然是一个促进的因素。这也说明土司对本民族的传统医药还是比较重视的。事实上，在土司家属中就有直接从事医药工作的专职医生。如清代道光年间，在忻城土司衙门西侧曾建起一栋“大夫第”。莫氏土司第十九代孙莫述经（号钦明）就是“大夫第”里的专职医师，主管土司衙门大小官员及其眷属的保健事务，同

NOTE

时也兼理一些民间病患。莫述经的诊室、药房设在“大夫第”的“头堂”，诊室在左，药房在右，专用中药及本地产的民族药防病治病。土司的亲属从事医疗工作，说明在土司制度下民族医是有一定的社会地位的。

清代，壮族地区建立的卫生机构负责管理地方医药和救济、诊疗贫穷患者。《北海杂录》载：“太和医局，设于光绪十六年（1890年），亦广西商人协力敛资，藉行善举。与广仁社相通一气者，专为赠医施药舍馆事，局有永远管理四人，另每年公举总理四人……聘请医师驻局，七点至十一点，以便贫病人到诊。”《龙津县志》亦载：“医药局于宣统初年成立，延请中医生，主任医药杂务。民间贫寒之家有疾病者，就局诊治，不收诊金，间或有赠药剂者。局址初附设于道尹公署，嗣移于旧都司府，再移于龙州学社内。”有些地方的医药机构成立之后又取消，如《博白县志》（乾隆年间修）载“阴阳学，医学俱废”。

在此期间，有外国人在壮族地区兴建了一些医院，如“法医院，每以赠医施药为事，归法医士办理，由法政府派来，向僦民房以为医所。”“普仁医院，创于光绪十二年（1886年），为英耶稣教士所设，驻隆英医一名，赠医施药不受分文，每日本埠及附近村落就诊者颇众。”[《北海杂录》，光绪三十一年（1905年）] 这是半封建半殖民地的旧中国特有的现象，这些医院数量少，且集中于市镇，对壮医药发展的影响不是很大。

民国时期，国民党政府对中医学极尽摧残之能事，企图废除中医药。在这种情况下，作为国粹的中医药都得不到保护和扶持，包括壮医药在内的少数民族医学就更不在话下了。尽管如此，民族医药自有其强大的生命力，民国期间壮族地区的中医药还是有所发展的。民国二十三年（1934年）以后，广西先后成立了省立南宁医药研究所、省立梧州医药研究所、省立桂林医药研究所。这三个研究所于民国三十年（1941年）合并于南宁，称广西省立医药研究所。研究所当时的主要任务是招收学员，培养中医药后备力量。民国三十四年九月（1945年9月），改称为广西省立南宁高级中医职业学校。该校设有药科专业班和药物种植场，教授有关药物方面的知识，并对部分中药、壮药进行剂型改革的尝试，提炼成为流膏、干膏、水液、粉末、植物结晶等。尽管如此，对壮医药的研究、应用还是有局限性的，壮医药仍以其千百年来的方式在民间流传，等待后人的发掘、整理和提高。

六、壮医分科的出现

壮医分科的出现较晚，而且分科只是相对而言，并不彻底，这和中医的情况有些相似。据文献记载（见《史记·扁鹊仓公列传》），中医在战国时期已出现分科，扁鹊入乡随俗，或为带下医（妇科），或为耳目痹医（五官科），或为小儿医（儿科），早于扁鹊四五百年的《周礼》更明确记载当时有食医、疾医、疡医等之分，但在其后漫长的岁月中，中医并未形成严格的分科制度，这大概和医学及科技发展水平有关。

由于壮医缺乏文献资料，故其分科的出现始于何时不可能十分明确，只能根据有关线索进行初步的探讨。

药线点灸疗法长期在壮族民间流传，是壮族医药的重要组成部分。该疗法由龙玉乾的祖母传给她的儿子龙见泫，再由龙见泫传给他的儿子龙玉乾。该疗法起源年代尚待考查，据其在龙氏家族已流传3代以上的事实推算，至少已有百年以上的历史，现已成为独具特色的壮医治疗方法。

NOTE

广西德保县著名壮医罗家安擅长壮医针挑疗法，绘制和编写了《痧症针方图解》一书。罗家安生于1901年，幼年即向当地民间医生学习有关壮医药知识，说明针挑疗法已有百年以上的历史。考诸文献，晋代葛洪《肘后备急方·卷七·疗沙虱毒方》载："已深者，针挑取虫子。"葛洪到过岭南，曾在广东的罗浮山及广西北流勾漏洞炼丹多年，有的说曾做过勾漏县令，其记载的以针挑疗法治疗的"沙虱毒"，与恙虫病生活形态、发病情况、临床特征等较符合。而恙虫病主要流行于气温与湿度较高的热带与亚热带，本病在我国主要流行于福建、浙江、广东、广西、云南和台湾等省区，葛洪曾到恙虫病流行地区，故所记治"沙虱毒"的针挑疗法，似与壮族先民有关。宋代的范成大于乾道八年（1172年）至淳熙二年（1175年）任静江府（今广西桂林地区）知府兼广南西路（今广西）安抚使，所撰《桂海虞衡志》对广西的壮、瑶、苗等少数民族社会的历史及生活习俗均有较详细的记载。关于针挑疗法，《桂海虞衡志》载："草子，即寒热时疫。南中吏卒小民，不问病源，但有头痛不佳，便谓之草子，不服药，使人以小锥刺唇及舌尖出血，谓之挑草子。"这是针挑疗法与壮族先民有关的不可辩驳的事实，据此壮族民间的针挑疗法至今已有800多年的历史，也就是说，这种疗法能够成为专科，是有深厚的基础的。

壮族地区山高林密，毒蛇猛兽出没其间，壮族先民在这种环境中生活，外伤和毒蛇咬伤是常有之事。壮医在长期的实践中积累了治疗外伤和毒蛇咬伤的丰富经验，所以壮医在外伤和蛇伤方面早就出现了分科。如广西天等县民族医院张国宁老壮医家传蛇伤药"双龙胶囊"（现名），据说已有4代，药由龙衣（蛇蜕）、地龙各等量，分别研末，分装瓶内备用。凡被毒蛇咬伤者，先用上两药各等量开水送服，继用土半夏根捣烂外敷伤口周围，效果很好。

七、壮医理论的初步形成及壮医著作的出现

壮族医药经过漫长的发展，到了晚清和民国时期，已初步形成比较完整的体系，出现了有关壮医药方面的著作。这一时期壮医药在药物、病证、诊断和治疗等方面得到了初步的总结。

药物方面，如前所述，明代林富、黄佐编纂的《广西通志》记载广西盛产的药物100多种。在清代的广西地方志中，关于壮医壮药的记载空前增加，内容也更加丰富。有些地方志不仅记载药物的出产、应用等方面的知识，甚至有加工炮制和典型病例的记载，标志着壮医药逐步趋向成熟。肉桂、田七、蛤蚧等是壮药的重要代表。

病证方面，一方面，壮医对地方多发病痧、瘴、蛊、毒、风、湿已有所认识；另一方面，壮医还有着不少独特的病名，壮医病名有的是以壮语表述的病证名称，有的按主要症状命名，有的按预后良恶来命名，有的以取类比象来命名，等等。据广西德保县已故老壮医罗家安所著《痧症针方图解》（手稿）所载的82种病证，其中有20多种是中医、西医所没有的，即是壮医病名。如"天寒""地冷""蛇龙吊""七星""电光""肚带""胫喉""蛇惊""猫惊""红毛""耳羊""红头痧"等，这是已经译成汉字的壮医病证名称。此外还有大量尚未译出的壮语病证名称，如生疖子，壮医根据其不同的临床表现就分为五六种病名之多。有些病证名只有用壮语才能比较准确地加以表述，已知的壮语病证名称不下百种。但是壮语病证名称由于南北方言的差异，更由于缺乏文字记载而欠规范化，有待于今后的发掘、整理和提高。

诊断方面，壮医有望诊、目诊、脉诊、甲诊、指诊、腹诊，这些诊法均具有壮医特色。

治疗方面，壮医有内治法和外治法两大类。内治法既有对症治疗，亦有对因治疗。其特点

是以辨病为主，用药简便，专病专方。壮医在治疗方面的特点是外治法丰富多彩，几乎所有的病证都可采用外治法，或外治法与内治法配合运用。对于一般病证，单用外治法即可奏效。有些病证虽用内治法，但亦是配合外治法来治疗，很少单独使用内治法，其原因有待进一步探讨。随着壮医理论的逐步成熟，这一时期壮医著作开始出现，如《童人仔灸疗图》（宁明县忍乡壮医邓显楷收藏，手抄本）、《痧症针方图解》（德保县马隘乡罗家安著，手抄本）等。据近年的调查，民国时期曾出现不少有关壮医药的手抄本，广西壮族自治区卫生厅少数民族医药古籍整理领导小组办公室搜集到民间壮医药手抄本 100 多本，内容以临床实用为主，包括内科、外科、妇科、儿科的医药知识。这些手抄本的编写对壮医药理论及临床实践进行了总结，说明壮医药已具备一定的理论基础和丰富的诊疗经验，其流传对普及医药知识和提高壮族人民的健康水平是有积极作用的。

八、壮医预防疾病的方法

壮族聚居地为亚热带地区，气候炎热潮湿，且多高山丘陵，树木茂密，故岚丘瘴疟、瘟痧疫疠均多发生。壮医对这些疾病所具有的传染性早已有所认识，如《镇安府志》载："天保县，山深箐密，气候多戾……居此者，多中虚，四时均易感冒，或晴雨偶行，即疾疫流染。"因此壮民十分注重未病先防，并在长期的医疗实践及生活经验中，根据居住的自然地理环境、文化风俗习性等，总结出一些颇具特色且行之有效的预防疾病的方法。

（一）对瘴气的预防

1. 佩挂药驱瘴法　每年炎热的雨季来临之际（多在端午节），壮民各家各户均将自采的草药或上年采集的草根香药扎成药把挂于门旁，或置放房中，以避秽驱瘴。常用的药有菖蒲叶、佩兰叶、艾叶、青蒿叶等。家中若有未成年的孩童，则令其佩挂各种香药制成的药囊，意在扶正驱瘴。常用的药有檀香、苍术、木香等。在瘴疠流行季节，无论男女老幼都佩戴药囊，以避邪防瘴，预防或减少瘴疫的发生。这些防瘴习俗一直沿用至今。

2. 服药防瘴法　常吃黄瓜、辣椒、蚺蛇、盐麸子、山柰、姜黄、蒟酱叶等，可以预防瘴气的发生。嚼槟榔也可预防瘴气，如《三江县志》载："瘴气，遭之急伏地，或嚼槟榔，或含土，庶几可免，否则立病如痎疟……"

3. 隔离更衣防瘴法　为了防止瘴气的传染、扩散，自古以来壮族就有隔离更衣的传统。壮族聚居点于瘴疫流行时，邻村之间暂不交往，各户谢绝串门，寓群体隔离之意。若有人从远处归来，常止于村舍外，待家人提篮装衣迎之，嘱其换下衣物，并将换下的衣物蒸煮，以祛疫疠恶气，防止瘴气流染。

（二）对瘟痧疫疠的预防

《素问·阴阳应象大论》载："南方生热。"以"发热"为主症的瘟痧之证在壮族地区是常见之病，有时"瘟疫大行"，"有红头青蝇千百为群，凡入人家，必有患瘟而死之者"（《瘟疫汇编》）。因此，预防瘟痧，除了服药、隔离更衣外，壮民还意识到要大力灭蚊蝇，并疏通沟渠，毋使污积，杜绝蚊蝇滋生之源，防止瘟疫发生。

（三）赶药市防病法

壮族地区境内山多林密，百草丛生，药材资源十分丰富。每年农历五月初五这天，壮乡各村寨的人都去赶药市，将自采的各种药材运到圩镇药市出售，或去买药、看药、闻药。壮乡民

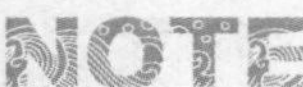

俗认为，五月初五的草药根肥叶茂，药力宏大，疗效最好，这天去药市，饱吸百药之气，就可以预防疾病的发生，一年之中能少生病或不生病。久而久之，赶药市成了壮乡民俗，每到五月初五这天，即使无药出售的壮民都扶老携幼地赶往药市去吸百药之气。这种群防群治的良好风俗至今仍被壮乡保留。

（四）健身防病法

根据宁明花山崖壁画及壮乡铜鼓上的舞蹈造型、气功图谱，以及沿袭至今的在农闲、节日开展的一些传统健身活动，如抛绣球、龙舟竞赛、赛高跷、板凳龙、舞狮、抬天灯等，可以得知壮乡人民喜爱体育运动、喜欢歌舞，这与壮民十分强调“未病先防”的预防保健观念是分不开的。同时也说明壮民早已意识到锻炼身体可以增强体质、预防疾病。

（五）“干栏”建筑的防病意识

壮族聚居区地处潮湿，易患风湿之证；山林茂密，气温较高，易得痧瘴；野兽出没，易受袭击伤害。为了预防疾病、避免野兽伤害，原始社会晚期壮民就发明了“干栏”建筑。这种房屋分上下两层，上层住人，下层贮放农具等器物及圈养牛、猪等，居住面距地面若干米。这种建筑不仅通风、采光、照明功能良好，而且可有效地防避瘴气，抵御野兽蛇虫袭击，减少风湿病的发生，在岭南地区极具适用性，因此一直沿用至今。这是壮族先民预防疾病的创举。

九、壮乡药市的形成及其对壮医药的促进作用

在壮族聚居的靖西流传着一种很有特色的药市习俗。此外，广西忻城县、贵港市等地据说也有药市，但其规模未能与靖西药市相比。

壮乡药市到底起源于何时，尚未发现比较明确的文献记载。考之《四民月令》《风俗通》《荆楚岁时记》等民俗书，亦仅有端午节折艾、挂蒲、饮雄黄酒之兴起，而未述及药市。

经走访调研，靖西城郊区奎光村 76 岁的老壮医农国学及该县史志办公室的有关人员均一致认为药市的历史至少在百年以上。农国学的师傅、已故名老壮医陆瑞卿等老一辈人，儿时曾亲眼见到药市的盛况。从药市形成之初到出现盛况，其间应经过较长的时间，所以说靖西的壮乡药市，其历史当在百年以上。1899 年归顺（即今靖西）知州颜嗣徽撰修的《归顺直隶州志》虽无药市的记载，但并不是当时药市尚未形成，而是作者对这种壮医药风俗不以为然，未予收录。曾学连曾在 1983 年 6 月 5 日的《南宁晚报》上以“端午药市”为题，指出靖西药市始于明末清初。当地民间传说，药市是古时候这里一位被人称为“爷奇”的医术高明的老壮医带领壮族人民大量采集各种民间草药，跟一个在每年农历五月初五喷射毒气、散布瘟疾、危害人间的妖怪“都宜”（壮语，即千年蛇精）做斗争并取得胜利后逐渐形成的。传说当然不能作为确证，但至少能说明药市形成的年代相当久远，说明壮族群众有利用草药同疾病做斗争的传统和习惯。至于靖西药市为什么比其他药市更具规模、更丰富多彩，应该是与该县得天独厚的自然地理环境，盛产田七、蛤蚧等名贵药材，以及县城新靖镇作为边陲重镇，是各种土特产品的集散地等因素有关。

广西中医学院（今广西中医药大学）医史文献室《壮医研究》课题组于 1983 年 11 月及 1984 年 6 月，两次对靖西的壮族民间医药情况进行了实地考察，其中关于靖西壮乡药市的基本情况如下。

一是固定在端午节举行。《靖西县志》载：“五月五日，家家悬艾虎，持蒲剑，饮雄黄酒，

以避疠疫。”当地的习俗认为，端午节的草药根叶肥壮茂盛，药力特别大，疗效特别好。而这一天去逛药市，饱吸百药之气，就可以预防疾病的发生，一年之中少生病或不生病。

二是上市的药材品种多。药市这一天，新靖镇街头巷尾、圩亭屋檐下都摆满了中草药，不下五六百摊，药物品种亦在数百种以上，其中有比较贵重的中草药材（田七、蛤蚧等），也有大量的常用药物（金银花、薏苡仁），以及采自深山河谷的钻地风、九节风、大风藤、岩黄连、独脚莲、八脚莲、黄花倒水莲等。

三是赶药市的人极多，远远超过一般的圩日。端午节大清早，就有人挑药上市。有些家离圩镇较远的壮医药农，在端午节前的两三天，就预先把药材运到县城（或附近圩镇），以便端午节时集中摆摊。靠近中越边境的化峒、湖润等乡镇的群众也大量挑运药材到新靖镇来。八九点钟后，赶药市的群众成群结队、提篮拎筐地来了。这当中不仅有城里的男女老少、郊区的农民群众，还有特地赶来逛药市和采购药材的外地草医、商业人员等。中午时分，药市达到了高潮，热闹非凡。赶药市的群众中，有买药的、卖药的、看药的，有向壮医药农请教医药知识的，有找壮医诊病的，也有专为“吸药气”而来的，一直到下午太阳落山，药市才逐渐散场。每逢端午药市，药价一般是比较便宜的，故而人们争相选购。可以说端午药市既是壮乡中草药的大展销，也是壮族民间医药经验自发性的大交流，这对壮医药的发展大有益处，对壮药的发掘、使用起到了促进作用。

第四节　壮医药的发掘整理

壮医药有着悠久的历史和丰富的内容，它在历史上的客观存在也是无可置疑的。然而，由于壮族在历史上未能形成本民族规范化的通行文字，以及种种政治和经济上的原因，有关壮医药的种种资料记载绝大部分散见于以汉文撰写的地方志、博物志、正史、野史和一些中医药著作之中。而壮医的诊疗技法、对药物性味功能的认识及大量的验方秘方则主要在壮族民间流传。至于远古壮医的起源和古代壮医的形成则只能通过有关出土文物资料来证实和推测了，因而发掘整理的任务十分艰巨。

在党的民族政策和民族医药政策指引下，壮医药的发掘整理和研究工作受到了政府有关部门的重视和支持。特别是从 1984 年全国民族医药工作会议之后，壮医药的发掘整理终于在 20 世纪 50 ～ 70 年代民间中草药调查和个人撰写零星文章的基础上，进入了有组织、大规模的调查研究和全面系统整理阶段。

一、民族医药古籍普查与壮医药的发掘整理

1986 年下半年，根据国家民委关于整理少数民族古籍的指示精神，在覃应机、甘苦、张声震、覃波、余达佳、王鉴钧、班秀文等老一辈壮族领导干部和医学专家的倡议下，广西区卫生厅成立了少数民族医药古籍普查整理领导小组，由厅长蓝芳馨同志兼任组长，下设办公室，挂靠在广西民族医药研究所，各有关地市县卫生局也成立了相应的领导小组和办公室。从 1986 年底开始，全区共抽调 200 多人的专业调查队伍，分 3 批，历时 6 年，对全区少数民族人口在 1 万人以上的 70 多个县市进行民族医药的普查工作。这是新中国成立后广西组织的一

NOTE

次规模最大、组织比较严密的民族医药调查活动。其目的在于摸清包括壮医药在内的广西民族医药的历史和现状、特色和优势，民族医、民族药资源的分布情况等，为全区民族医药事业的进一步发展打下基础。

经过艰苦细致的文献搜集和广泛深入的实地调查，科研人员终于从数百种地方志和其他有关汉文资料中汇集了大量记载壮医药的文字资料；收集壮医药验方秘方上万条；发掘整理了多种壮医行之有效的独特诊疗方法；获得了一批壮医药文物和手抄本；造册登记了3000多名较有专长的壮医名医。在此基础上，发表了《靖西县壮族民间医药情况考察报告》《关于壮族医学史的初步探讨》《壮药源流初探》《壮族先民使用微针考》《广西自然地理与壮族医药》《土司制度下的广西民族医药》《壮医理论体系概述》《浅谈壮医三道两路学说的具体运用》等论文，出版了《发掘整理中的壮医》《广西民族医药验方汇编》《壮药选编》《广西壮药新资源》《壮族医学史》《中国壮医学》等壮医药专著。广西中医学院和广西民族医药研究所的科研人员运用传统的和现代的方法手段，对壮医药线点灸疗法和壮医药罐疗法进行了深入发掘整理研究，取得了丰硕的成果，并逐步在临床上推广应用。1995年5月，广西民族医药研究所的科研人员在国家中医药管理局批准召开的“南宁全国民族医药学术交流会”上，发表了《壮医基础理论初探》的长篇论文，在多年调查研究的基础上，比较全面系统地阐述和论证了壮医学的理论体系——“三气同步”“三道”“两路”“毒虚致病”等理论。这标志着壮医药的发掘整理研究已从整体上提高到一个新的水平。

二、壮医药医、教、研机构的建立

在地方志中记载的土司衙署的医药设施如今早已荡然无存。新中国成立以来，党和政府高度重视民族医药发展，尤其是改革开放以来，随着科技的进步和发展，在国家有关部门的关心和支持下，壮医药得到了全面发展。

（一）壮医医疗

1985年4月，经广西区卫生厅批准，我国第一家壮医门诊部在广西中医学院本部正式开诊。著名壮医药线点灸疗法专家龙玉乾、已故著名壮医挑针专家罗家安、著名壮医杂病专家郭庭璋等曾应聘到这个门诊部工作。罗家安老壮医还在这里受到当时的卫生部崔月犁部长的亲切接见。

1986年6月，原广西南宁地区人民医院经自治区人民政府批准，改建为自治区民族医院，并将广西民族医药研究生和广西民族医院列为庆祝广西壮族自治区成立30周年大庆重点建设项目。此后，广西崇左成立了我国第一家壮医医院——左江壮医医院。壮族聚居的大新、龙州、天等、马山等地也相继成立了民族医医院，并开设壮医科。

进入21世纪，一些规模较大、水平较高的壮医医疗机构相继成立。2002年12月20日，我国第一所省级壮医医院——广西壮医医院在南宁正式挂牌成立。2007年10月，崇左市中医院更名为崇左市中医壮医医院。2011年3月，南丹县壮医医院成立。

作为广西壮族自治区成立60周年重大公益性项目的广西国际壮医医院（广西中医药大学附属壮医医院）于2015年8月4日获得广西发改委立项批复，2016年3月正式成立，同时广西壮医医院整建制并入。2018年10月医院正式开业，是一所以“壮瑶医药为特色、中医药为基础、现代诊疗技术为保障”，集“医疗、教学、科研、康复、保健、壮瑶医药推广应用、制

NOTE

剂研发、民族医药文化传承和国际交流”等九大功能于一体的现代化国际化三级甲等民族医医院。截至2021年6月，广西国际壮医医院共有各类人才1671人，共设置55个临床医技药科室、近100个民族医诊室，民族医诊室诊疗服务区达到9000多平方米；拥有国家区域中医诊疗中心（壮医）、国家中医药管理局重点学科（壮药学）、重点专科（壮医经筋推拿科、肿瘤科）；有广西中医药重点学科壮医学、中西医结合临床医学、中医肝胆病学、中医脑病学、中医养生学、壮医外治学、壮医经筋推拿学等。已经建成的广西国际壮医医院将立足广西、面向全国、辐射东盟，为进一步发挥壮医药服务社会、传承民族文化和加强国际交流的作用做出更大的贡献。

（二）壮医教育

由于历史上的原因，壮医药教育和传承长期以来主要靠口耳相传，书面记载极少，古代文献中难以找到系统正规的壮医药教育的线索。老壮医罗家安在其家乡广西德保县带过几十名徒弟，而不少老壮医由于没有好的传承人，一些绝招医技、验方秘方濒于失传，严重制约了壮医药的发展应用。因此，广西在发掘整理壮医药的过程中，十分注意人才培养和名老壮医宝贵学术经验的抢救。自20世纪80年代以来，各种壮医药培训班、学习班应运而生。如广西中医药大学先后举办了30多期壮医药线点灸疗法学习班、函授班，学员除来自国内，还来自法国、澳大利亚、新加坡、泰国等国家。广西民族医药研究所培训部、广西百色地区民族医药研究所先后多次举办壮医培训班，靖西、忻城、宜山、大新等县举办了壮医药学习班、短训班、乡村民族医生学习班等。在壮族聚居的靖西，一位年轻的壮医赵作锦办起了一所培养壮医初级人才的学校——靖西壮医药学校。目前这所学校已有数届毕业生，在边远山村担负起利用壮医药防病治病的工作任务，并受到群众的欢迎。

1. 广西中医药大学 1984年11月，广西中医学院成立了壮族医药研究室，班秀文教授被任命为室主任。1985年该室招收了我国第一批壮医史硕士研究生，并承担广西区卫生厅下达的壮医研究课题。壮医史研究生的培养扩大了壮医队伍的建设，也提高了壮医队伍的素质，有力地促进了壮医药事业的发展。

2002年，广西中医学院开始招收中医学专业壮医方向本科生，壮医药的教育正式进入普通高等教育的轨道，对壮医药的发展、提高和推广普及有很大的促进作用。

2005年4月，广西中医学院在壮医药研究所、壮医药教研室的基础上正式成立壮医药系，并于2005年10月正式更名为壮医药学院；2006年获得民族医学硕士学位点并于2007年正式招生；2008年与成都中医药大学联合培养壮药方向博士研究生；2011年4月，高等教育司批准增设独立的医学类本科专业——壮医学专业，并于2011年9月开始招生；2013年壮医学专业获得广西壮族自治区特色专业建设项目立项，2014年获得自治区、校级高等学校特色专业认定，2020年获得广西一流本科专业认定。

2012年3月，广西中医学院更名为广西中医药大学，广西中医学院壮医药学院也随之更名为广西中医药大学壮医药学院。广西中医药大学壮医药学院是我国唯一一所培养壮医药高级专门人才的高等教育基地，同时也是壮医药理论挖掘整理、传承创新及壮医临床技能和壮药新药研究开发的科研基地。经过多年的壮医药高等教育实践积累，广西中医药大学已经形成本科、研究生教育为主导，继续教育与非学历教育为补充，多层次、多结构培养壮医药高级人才为主的民族医药高等教育体系。

NOTE

2. 广西民族医药研究院　从20世纪80年代起，广西民族医药研究院（前身为广西民族医药研究所）培训部开始举办壮医药培训班。办学近30年来，前后开班80多期，学员遍及全国各地和亚欧国家。自2010年起，研究院获卫生部授权组织壮医执业医师考试，开展了壮医执业医师考前培训和新型农村合作医疗民族医药骨干培训班，是自治区卫生厅的民族医药特色诊疗技术定点培训单位。

（三）壮医科研

1985年5月31日，经广西壮族自治区人民政府和国家科委批准，我国首家省区级民族医药科研机构——广西民族医药研究所在南宁成立，并被列为广西壮族自治区成立30周年重点建设项目。1993年2月，中国中医研究院（现更名为中国中医科学院）决定将该所作为研究院的民族医药研究基地，加挂"中国中医研究院广西民族医药研究所"的牌子。这家研究所的主要研究方向和任务就是对我国南方的壮、瑶等民族医药进行发掘整理和研究提高。所内设有临床部（现改为附属医院）和壮医临床研究室、壮医基础理论研究室、瑶医研究室、民族药研究室等业务科室。研究所承担了国家攻关课题、国家自然科学基金课题等，多项科研成果已通过专家鉴定并获科技进步奖等，产生了较好的社会和经济效益。2016年研究院随着广西壮医医院整建制并入广西国际壮医医院。

1995年4月，广西中医学院在原来壮医研究室、壮医门诊部的基础上扩建升格为广西中医学院壮医研究所，壮医专家黄瑾明教授被任命为所长。该所为壮医药线点灸疗法的发掘整理和推广应用做出了突出贡献。此后，还相继成立了广西中医学院民族医药研究与发展中心、广西柳州地区民族医药研究所、广西百色地区民族医药研究所、壮药研究基地——广西药用植物园等壮医科研机构。这些机构以民族民间医药的发掘、整理为己任，以提高民族医药学术水平、促进民族医药事业发展为宗旨，以使民族医药更好地为全国各族人民乃至世界人民卫生保健服务为目的，做了大量的普查、发掘、整理、研究工作。

第五节　壮医药的发展前景

壮医药不仅在历史上曾经为本民族的生存繁衍发挥了重要作用，而且至今仍是广大人民群众，特别是边远山区人民群众赖以防病治病的有效手段和方法。人民群众的需要和依赖，壮乡漫山遍野的中草药资源，壮医药许多独特的诊疗技法和确凿的治疗效果，以及比较低廉的医疗费用，是壮医药得以在民间继续广泛流传和发展的基础。

生产力的发展和现代科学技术的进步为壮医药的发掘、整理、研究创造了前所未有的便利条件。壮医药的发掘、整理、研究是在20世纪80～90年代进行的，这就意味着我们可以利用现代科学的许多先进成果，利用唯物辩证法的世界观和方法论，对壮医丰富多彩的实践经验进行处理，以加快研究步伐，而不必走科学发展史上的一些老路和弯路，并且比较容易和其他学科进行学术上的交流，利于推广应用。壮医药线点灸疗法的发掘、整理、研究和推广应用就是一个生动的例子。目前在民族传统医药诊疗技法中，壮医药线点灸疗法在全国300多家医疗机构推广使用，并逐步走向世界，这也是我们对壮医药的发掘、整理、研究和推广应用前景充满信心的依据之一。

NOTE

基于自身的特色和优势，依靠广大民族医药工作者的共同努力和各级领导的大力支持，得益于改革开放的良好发展机遇，壮医药今后有望在以下方面取得较快的发展：

1. 壮医的基础理论将进一步得到整理提高，成为独具一格的、相对完整系统的、能够有效指导临床实践的民族传统医药理论。

2. 壮医的许多独特而有效的诊疗技法，通过科学的发掘整理和规范化以后，将得到更深更广的推广应用，造福于我国广大人民群众，并进一步走向世界。

3. 壮医药的大量验方秘方，通过实验研究和临床验证，其中一部分将会成为新药或新制剂，为我国的新药研发拓宽道路，并创造良好的社会效益和经济效益。

4. 壮医药与中西医药及其他民族传统医药的学术交流进一步加强。通过学术交流，取长补短，共同提高，促进壮医药自身的发展。

5. 壮医药的教育方式将逐步转向正规的学校教育，培养出新一代的高级壮医，专业壮医药人员将会逐渐增多。

6. 壮医药的医、教、研机构将会进一步扩充，壮医药相关著作将陆续问世。

7. 田七、肉桂、绞股蓝、蛤蚧等具有地方特色的药材将得到全面、合理、科学的开发利用。

8. 壮医药与傣医药、瑶医药、苗医药、侗医药等民族医药通过适当的方式联合起来，以联合促发展，共建大西南民族医药研究开发中心，实现科研、工业、贸易一体化，争取更好的社会效益和经济效益。

综上所述，壮医药的发展前景主要体现在以下四个方面。

一、在广大农村和城市社区推广应用

由于经济发展水平等原因，“看病难、看病贵”仍是人民群众关心的热点问题。在广大农村和城市社区成立更多的壮医医院，设立更多的壮医科，在卫生人员中开展壮医理论和诊疗技术的培训，将有助于以更低廉、更简单的方法解决基层群众卫生保健的需要。

二、催生壮医药产业，振兴民族经济

在国家实施西部大开发战略、中国－东盟自由贸易区建立和社会主义市场经济的大环境下，壮医药正在发展成为一支新兴的医药产业。民族药生产定点区域、壮医药研究开发基地、中国边城药都的创建方兴未艾。

三、促进壮医药科研临床新突破

在壮医理论的指导下，特别是在壮医关于毒药与解毒药的理论指导下，通过对壮医验方秘方的筛选和临床验证，对某些疑难病症的研究有望取得新进展。

四、扩大壮医药学术交流，提高学术地位

壮医学理论的确立将使壮医药的国内外学术交流和技术合作进入一个新的历史阶段，其学术地位、社会地位将进一步提高，影响将进一步扩大。随着壮学研究和壮医学研究的深入，一些同源民族增强了对于壮医药文化的认同，有利于全国性民族医药学术交流和国际间学术互访。

NOTE

第三章　壮医基础理论

壮医药的形成和发展经历了漫长的历史时期。壮医理论体系的形成是以壮族先民和无数民间壮医千百年的生产生活及临床实践为基础的。

辩证唯物主义认识论告诉我们，人的认识都是从实践和感觉开始的。实践的继续，引起感觉的东西在人们的头脑里反复多次出现，就会在人的头脑中形成概念，并进而上升到对事物本质及其相互联系的规律性认识，这就是理论。而已经形成的理论又必须再回到实践中去检验、修正和补充，才能不断地完善和提高，并随着实践的发展而发展，更好地指导实践。壮医理论是壮医对人体与大自然关系的宏观认识，是对人体自身脏腑器官及其功能的朴实理解，是对各种疾病的病因病机、诊断、防治方法的规律性认识。壮医理论体系的形成是壮医药作为一门相对独立和有特色的民族传统医药学的重要标志，也是壮医药学在学术上趋于成熟的体现。

第一节　壮医的天人自然观

壮族聚居和分布地区处于亚热带，虽然平均气温较高，但四季仍较分明。日月穿梭，昼夜更替，寒暑消长，冬去春来，使壮族先民很早就产生了阴阳的概念。加上与中原汉族文化的交流及受其影响，阴阳概念在生产、生活中的应用就更为广泛，自然也被壮医作为解释大自然和人体生理病理之间种种复杂关系的说理工具。《广西通志·卷十七》称：壮族民间“笃信阴阳”。著名壮医罗家安在其所著《痧症针方图解》一书中就明确以阴盛阳衰、阳盛阴衰、阴盛阳盛对各种痧症进行分类，作为辨证的总纲。总之，壮医学认为大自然的各种变化都是阴阳对立、阴阳互根、阴阳消长、阴阳平衡、阴阳转化的反映和结果。阴盛阳盛的说法较为特殊，其形成可能与壮族地区气温偏高同时雨量也充沛的自然现象，以及某些痧症的特殊症状表现有关。壮医有时也引用中医五行学说作为说理工具，但大都停留在事物属性上，很少涉及五行生克传变之类。因此总的来说，五行学说没有成为壮医理论体系的组成部分。

壮医学认为人生存于自然界，依赖自然条件以生存和发展，同时受其制约，人类所有的生理变化和行为活动必须顺应外界的一切，与气候、环境等同频共振，才能保全生命、繁衍后代，由此衍生了壮医理论的“三气同步”学说。关于天地人三气同步的学说是柳州地区民族医药研究所名老壮医覃保霖先生在《壮医学术体系综论》一文中首先提出的。广西民族医药研究所科研人员在对河池、柳州、南宁、百色地区（均为壮族聚居地区）民间壮医的实地调查中，也证实确有此说。天地人三气同步是根据壮语“人不得逆天地”或“人必须顺天地”意译过来的。其主要内涵如下。

1. 人禀天地之气而生，为万物之灵。

NOTE

2. 人的生长壮老死生命周期受天地之气滋养和制约，人气与天地之气息息相通。

3. 天地之气为人体造就了生存和健康的“常度”，但天地之气又是在不断地变化。日夜小变化，四季大变化，为正常变化；而地震、火山喷发、台风、洪水、陨石雨等则是异常变化，为灾变。人作为万物之灵，对天地之气的变化有一定的主动适应能力，如天黑了会引火照明，天热了会出汗，天冷了会加衣被，洪水来临会登高躲避等，甚至妇女月事也与月亮的盈亏周期有关。对于天地气的这些变化，人如能主动适应，就可维持生存和健康的“常度”；如不能适应，就会受到伤害并导致疾病的发生。

4. 人体也是一个小天地，是一个有限的小宇宙单元。壮医学认为，整个人体可分为三部：上部天（壮语称为“巧”），包括外延；下部地（壮语称为“胴”），包括内景；中部人（壮语称为“廊”）。人体内三部之气也是同步运行、制约化生，才能生生不息。形体与功能相一致，大体上天气主降，地气主升，人气主和。升降适宜，中和滋养，则气血调和，阴阳平衡，脏腑自安，并能适应大宇宙的变化。

5. 人体的结构与功能，先天之气与后天之气，共同形成了人体的适应与防卫能力，从而达到天地人三气同步的健康境界。

第二节　壮医的生理病理观

壮医学认为，内脏、气、血、骨、肉是构成人体的主要物质基础。位于颅内和胸腔、腹腔内相对独立的实体都称之为脏腑，没有明确的“脏”和“腑”的区分观念。颅内容物壮语称为“坞”，含有统筹、思考和主宰精神活动的意思。如出现精神症状，壮医统称为“坞乱”或“巧坞乱”，即总指挥部功能紊乱的意思。壮语称心脏为“咪心头”，有脏腑之首的意思，称肺为“咪钵”，称肝为“咪叠”，称胆为“咪背”，称肾为“咪腰”，称胰为“咪曼”，称脾为“咪隆”（意译为被遗忘的器官），称胃为“咪胴”，称肠为“咪虽”，称膀胱为“咪小肚”，称妇女胞宫为“咪花肠”。这些内脏各有自己的功能，共同维持人体的正常生理状态，没有什么表里之分。当内脏实体受损或功能失调时就会引起疾病。由于壮医没有五行配五脏的理论，因此脏腑疾病也没有什么必然的生克传变模式。

骨（壮语称为“夺”）和肉（壮语称为“诺”）构成人体的框架和形态，并保护人体内的脏器在一般情况下不受伤害。骨肉也是人体的运动器官。人体内的谷道、水道、气道及龙路、火路都往返运行于骨肉之中。骨肉损伤可导致上述通道受阻而引发相关疾病。

壮医学认为，血液（壮语称为“勒”）是营养全身骨肉、脏腑、四肢百骸的极为重要的物质，得天地之气而化生，赖天地之气以运行。血液的颜色、质量和数量有一定的常度。血液的变化可以反映出人体的许多生理和病理变化。刺血、放血、补血是壮医治疗多种疾病的常用方法。查验血液颜色及黏稠度的变化是一些老壮医判断疾病预后的重要依据。

壮医对气（壮语称为“嘘”）极为重视，这里主要指人体之气。气为阳，血为阴。气是动力，是功能，是人体生命活动力的表现。气虽然肉眼看不见，但可以感觉得到。活人气息，一呼一吸，进出的都是气。壮医判断一个患者是否死亡的主要依据有三条：①“巧坞”（即头脑）是否还清醒。人死了“巧坞”就停止活动，再不会清醒和思考了。②“咪心头”（即心脏）是否还在跳动。人死了“咪心头”就会停止跳动。③鼻孔是否还有呼吸，即有无进出气。人死了呼吸就会停止，自然不会有气进出了。可见有气无气是生与死的界限和标志。在这个意义上，可以说人体生命以气为原，以气为要，以气为用，有了疾病则以气为治。气是壮医临床的重要理论基础之一。

壮医学认为，人体内有三条非常重要的结构，分别是谷道、气道、水道。谷道、气道、水道是人体内与自然相通的、维持正常人体代谢所需要的重要通道。壮医理论认为，谷道、水道和气道在人体内相对独立，又有互通，主要功能是与自然界发生物质交换。三道将外界的能量物质消化后，将有用的物质补充人体生长需要，同时还能排出废物。壮族是我国最早种植水稻的民族之一，认为五谷禀天地之气以生长，赖天地之气以收藏，人食五谷则得天地之气以滋养人体。壮医将五谷进入人体得以消化吸收之通道称为“谷道”（壮语称为“条根埃”），主要指食道和胃肠。其化生的枢纽脏腑在肝、胆、胰。水为生命之源，水道是人体吸收水分、排出废液的通路，水道能进水出水，使人体与大自然发生最直接、最密切的联系。水道与谷道同源而分流，在吸取水谷精微营养物质后，谷道排出粪便，水道主要排出汗、尿。水道的调节枢纽为肾与膀胱。气道是人体与大自然之气相互交换的通道，进出于口鼻，其交换枢纽脏腑为肺。壮医三气同步理论主要是通过人体内的谷道、水道和气道及其相关的枢纽脏腑的制化协调作用来实现的。三道畅通，调节有度，人体之气就能与天地之气保持同步协调平衡，即健康状态。三道阻塞或调节失度，则三气不能同步而疾病丛生。

龙路与火路是人体内封闭循环的两条通路。壮医学认为，龙路与火路是人体内虽未直接与大自然相通，但却是维持人体生机和反映疾病动态的两条极为重要的内封闭通路。科研人员从对广西大新县著名女壮医陆爱莲等人的调查访问中，了解到这一带的壮族民间医生大都推崇这一传统理论。壮族传统认为龙是制水的，龙路在人体内即是血液的通道（故有些壮医又称之为血脉、龙脉），其功能主要是为内脏骨肉输送营养。龙路有干线、有网络，遍布全身，循环往来，其中枢在心脏。火为触发之物，其性迅速（“火速”之谓），感之灼热。壮医认为，火路在人体内为传感之道，用现代语言来说也可称为“信息通道”。其中枢在“巧坞”。火路同龙路一样，有干线及网络，遍布全身，使正常人体能在极短的时间内感受外界的各种信息和刺激，并经中枢“巧坞”的处理，迅速做出反应，以此来适应外界的各种变化，实现“三气同步”的生理平衡。火路阻断，则人体失去对外界信息的反应、适应能力，导致疾病甚至死亡。

壮医对脾脏的生理功能认识较晚。因长期弄不清楚其功能作用，认为好像是多余的甚至是被遗忘的器官，故壮语称之为“咪隆”（意为“容易遗忘的器官”）或“咪蒙隆”（意为“不知其作用的器官”）。后来大约在屠宰禽畜及解剖中，一再发现脾脏内藏血较多，加之人生气时叫“发脾气”，慢慢领悟到脾脏可能是人体气血的贮藏调节库。

壮医学认为，人体的生殖繁殖机能也是由天地阴阳之气交感而形成的。男精为阳精，女精为阴精。男精产生于“咪麻”（睾丸），女精产生于“花肠”。人体顺应着生长壮老死的自然规律，到一定年龄就会具有产生繁衍后代的“精”的能力。两精相搏，形成胚胎，然后在胞宫内发育成人。人生易老天难老，但天地授予人以繁衍后代的能力，故人类能与天地并存，保持“三气同步”。

壮医将人的精神活动、语言及思考能力归结为“巧坞”的功能。故凡是精神方面的疾病，在治疗上都要着眼于调整“巧坞”的机能。“巧坞”为上部天，位高权重，全身骨肉气血、内脏器官都要接受“巧坞”的指挥，是名副其实的人体总指挥部。“巧坞乱”或“巧坞坏”就会指挥失灵、失误而导致其他脏腑功能失调，使三气不能同步而引发全身性的疾病甚至死亡。

第三节　壮医的病因病机论

壮族地区位于亚热带，山林茂盛，气候湿热，动植物腐败产生瘴毒，野生有毒的动植物和其他毒物尤多，举凡毒草、毒树、毒虫、毒蛇、毒水、毒矿等。无数中毒致病甚至死亡的实例和教训，使壮族先民对毒有着特别直接和深刻的感受，并总结了丰富多彩的解救治疗方法。据文献记载和实地调查，壮医认识和使用的毒药和解毒药在百种以上。邪毒、毒物进入人体后，是否发病取决于人体对毒的抵抗力和自身解毒功能的强弱，即取决于人体内正气的强弱。中毒后邪毒阻滞通道或损耗正气至虚极衰竭，都会导致死亡。隋·巢元方《诸病源候论》记载了岭南俚人（壮族先民）使用的五种毒药：不强药、蓝药、焦铜药、金药、菌药。历代文献也记载了岭南地区遍生解毒药的情况。唐·陈藏器《本草拾遗》称“岭南多毒物，亦多解物，岂天资乎？”晋·葛洪《肘后备急方》也记载了岭南俚人防治沙虱毒、瘴毒和箭毒、蛇毒的经验方。特别值得一提的是唐·苏敬《新修本草》收载了两种壮族地区著名的解毒药——陈家白药和甘家白药。这些记载都可佐证壮族先民对因毒致病及其治疗解救方法的高度重视，并积累了相当丰富的经验，有可能提高到一定程度的理性认识，在这个基础上形成壮医的病因论——毒虚论。

壮医学认为，所谓毒是以对人体是否构成伤害以及伤害致病的程度为判断依据和标志的。有的毒性猛烈，有的缓慢起毒性作用；有的为有形之毒，有的为无形之毒；有的损伤皮肉，有的伤害脏腑和体内重要通道。毒之所以致病，一是因为毒性本身与人体正气势不两立，正气可以祛邪毒，邪毒也可损伤正气，两者争斗，正不胜邪，则影响三气同步而致病；二是某些邪毒在人体内阻滞“三道”“两路”，使三气不能同步而致病。因各种毒的性质不同，侵犯的主要部位有别，作用的机制各异，以及人体对毒的抗争程度不同，在临床上表现出各种不同的典型症状和体征，成为壮医诊断和鉴别诊断的重要依据。虚即正气虚，或气血虚，虚既是致病的原因，同时也是病态的反映。作为致病的两大因素之一，虚本身可以表现出软弱无力、神色疲劳、形体消瘦、声低息微等临床症状甚至衰竭死亡。而且因为虚，体内的运化能力和防卫能力相应减弱，特别容易招致外界邪毒的侵袭，出现毒虚并存的复杂临床症状。虚的原因，壮医归结为两个方面：一是先天禀赋不足，父母羸弱，孕期营养不良或早产等；二是后天过度劳作，或与邪毒抗争致气血消耗过度而得不到应有的补充，或人体本身运化失常，摄入不足而致虚。总之，毒和虚使人体失去常度而表现为病态。如果这种病态得到适当的治疗，或人体的自我防卫、自我修复能力能够战胜邪毒，则人体常度逐步恢复而疾病趋于好转而痊愈。否则终因三气不能同步，导致人体气脱、气竭而死亡。

NOTE

第四节 壮医的诊断规律

壮族人民在不断与疾病做斗争的过程中，总结出许多行之有效的用以诊察疾病病因、病机、病位、病性或推断预后的技法，主要有望、询、闻、按、探五大类，包括目诊、问诊、望诊、脉诊、腹诊、甲诊、指诊、耳诊等。这些诊法不仅有丰富的内容，而且颇具地方特色、民族特色和实用价值。壮医也根据一定的原则、一定的程序来使用这些方法，从而对疾病进行诊察。壮医诊断疾病的规律归纳起来主要有以下几个方面。

一、突出整体观念，强调数诊合参

由于壮医认识到人类所有的生理变化和行为活动必须顺应自然界的气候、环境的变化，依赖自然条件以生存和发展，同时受其制约，与自然界之间同频共振，才能保全生命、繁衍后代，所以认识人的疾病与健康必须从自然与人的关系开始。同时，人本身也是一个独立的个体，人体的“巧”“廊”“胴”（天、人、地三部）除了要跟自然界交换物质外，还借助“龙路”“火路”的沟通畅达，和“嘘”（气）、“勒”（血）、“夺”（骨）、“诺”（肉）、脏腑等部分组合，最终形成了一个完整的小宇宙。人的气血运行变化是一个复杂而精密的运动过程，任何内部的不足或失衡，或外部的邪气侵害，均使人体内部平衡被打破，或与外界能量交换不协调，最终三气不同步而导致百病丛生。故壮医在反观疾病时遵守的第一个原则就是整体观念，详尽检查、整体考虑，通过完整收集体表病变征象，整理影响气血失衡、骨肉失养的的原因和结果。

壮医除了重视整体诊察疾病外，还强调数诊合参，不可偏废。壮医临床常用的目诊、甲诊、腹诊等诊法，每一种都各有特色和最佳适用指征，故强调要掌握多种诊断手段，临床上合参运用。

二、全面诊查，突出重点

壮医对疾病的全面诊查、突出重点主要有两层含义。壮医强调在全面诊察患者“巧”“廊”“胴”（天、人、地）各部的基础上，首先重点诊察与病变密切相关的部位。如“咪叠”（肝）之病变，需重点观察“勒答”（眼睛）有无发黄，右上腹有无压痛、肿块等；“花肠”（子宫）病变应重点检查中、下腹部，看有无肿物、压痛等。同时，壮医还强调在数诊合参的基础上，根据不同疾病的特点重点采用某一诊法诊察判断疾病。

三、循序诊查，综合判断

壮医诊断的最终目的是为临床治疗提供依据。壮医诊断还十分强调按一定的程序有步骤地进行。有经验的壮医首先询问患者全身情况、感受和重点突出的问题来确定主要症状和典型症状，在此基础上判断病性属“虚”还是“毒”，辨明病邪或毒邪的种类和性质，做出病名和病性的判断。然后，在进一步通过目诊、问诊、脉诊、腹诊、指诊、甲诊等多种诊法所得资料的基础上全面分析，做出病机和病位的判断。最后还会综合患者的全身情况，判断其病的阴阳属

NOTE

性，得出治疗方案和手段，对疾病做出轻重预后判断。

第五节　壮医的治疗原则

壮医的治疗原则是指根据壮医对人体生理、病理和病因病机的认识而提出来的，在壮医阴阳为本、三气同步、三道两路等理论指导下制定的治疗疾病所遵循的基本法则，对于临床各科病证的立法、处方及用药具有普遍的指导意义，是壮医治病的总体方向。实际临床中，疾病的证候表现多种多样，病理变化复杂，而且同一疾病会因为不同的时间、地点，不同的年龄和个体等因素，又有轻重缓急的不同。因此，必须从复杂多变的疾病现象中辨病求因，审因论治，治病求本，采取相应的治则治法，调整机体失调的阴阳，从而达到阴阳平衡的治疗目的。

壮医治则主要有调气、解毒、补虚、祛瘀、疏通、固摄、平衡阴阳、调理气血、病因与症状兼顾（标本兼顾）、三因制宜等。以下重点介绍调气、解毒、补虚三个治疗原则。

一、调气

调气是基于壮医对气的认识而提出来的。调气即通过各种具体的治疗方法，如针灸、拔罐、引舞、气功、药物等，调节、激发或疏理人体气机，使之与天地之气保持三同步。气病在临床上主要表现为疼痛以及其他一些功能障碍性疾病，一般通过针灸、刺血、拔罐或药物调气即可恢复正常。调气主要适用于治疗气滞、气逆、气陷、气闭、气脱、气虚等气机运行紊乱等与“气”相关的疾病。气滞者宜行其气，气逆者宜降其气，气陷者宜升其气，气闭者宜开其气，气脱者宜固其气，气虚者宜补其气，这是调气的总原则。

壮医对调气的运用有很久远的历史，有专家认为，在广西武鸣马头西周古墓出土的青铜针及贵港罗泊湾汉墓出土的银针为古骆越人的针刺用具，调气为其用途之一。

壮医学认为，气病大多表现为疼痛或功能障碍。如头痛、风湿骨痛、跌打等软组织损伤以气伤为主者，治疗上以针灸、刺血、拔罐、气功、导引等调气，使气机通畅，可使功能恢复正常。壮医临床上较常用的调气方法有药线点灸、放血、刮痧、针挑、陶针、药罐拔罐、药棒捶打等。当然，调气并不限于非药物疗法，很多具有调理气机功能的药物也可运用，如《中国壮药学》所列的调气机药就有九里香、山橙、石葫芦、仙人掌、三头水蜈蚣、金盏菊、莎草、黄皮、三叶木通、土沉香、姜黄、砂仁、草豆蔻、广西莪术等，可以根据病情选择使用。

二、解毒

解毒是基于壮医对毒的认识而提出来的治疗法则。解毒即通过药物或其他手段驱除毒邪，以达到治疗目的，主要用于治疗各种中毒以及一些无形之毒引起的毒病。从广义来说，很多疾病都是由毒引起的，因而解毒的治则适用于很多疾病，如痧病宜解痧毒、瘴病宜解瘴毒、湿病宜解湿毒、寒性病宜解寒毒、热性病宜解热毒，等等。而解毒的方法是多种多样的，如毒物从谷道而入，可以采用催吐、导泻、洗胃等方法；毒物从气道吸入可以采用洗鼻、漱口或雾化；毒物从皮肤而入可以挑刮放血；还可以用药物内服、灌肠；中毒急救还可结合静脉给药等。

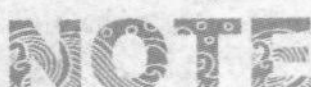

壮医对解毒的应用有悠久的历史。1976年，考古工作者在广西贵县（今贵港市）罗泊湾

汉墓出土的植物叶标本经鉴定为铁冬青，为壮医常用的清热解毒药。壮医关于毒药及解毒药的知识较丰富，也印证了壮医解毒治疗法则的形成是有依据的。

解毒可通过药物的作用来实现，如治疗“毒疮”可用新鲜蒲公英、金银花、芭蕉根、田七、山栀子等捣烂外敷患处，以解毒祛邪、排脓生肌；运用绞股蓝、山豆根、岩黄连、蜈蚣、断肠草、黄藤等外用，治疗毒邪所致的一些疾病。壮医在治疗毒性疾病时，不仅注意祛除毒邪，还注意兼顾正气，运用扶正祛毒邪的药物或食物攻补兼施。

壮医根据毒的性质、特点、毒性大小、种类，采取一系列的解毒方法，并总结了很多临床有效的经验。如用槟榔、鹅不食草、青蒿来预防和解除瘴毒，用芸香、蘘荷预防蛊毒，用甘蔗根治疗金石中毒，用葛花、芭蕉根、樟树皮、萝卜汁来解酒毒，用生大蒜解食物中毒，用鲜芭蕉叶茎解野八角中毒，用生姜解野芋头中毒，用鸡谷根、鲜雷公根解木薯中毒，用南蛇勒、藤黄连、两面针、防风、山芝麻、生姜解痧毒，用地桃花、九层楼、老虎耳、地谷银、白雪花、蛇利草、雄黄等来治疗毒蛇咬伤。

此外，很多非药物疗法也具有一定的解毒作用，如刮痧、放血等可解火热毒，药物竹罐拔罐可解湿毒，催吐可解食物毒等。

三、补虚

补虚，即用有滋补作用的食物、药物或其他疗法治疗虚弱性疾病，以达到补虚的目的。壮医补虚治则主要适用于虚病，包括补气、补血、补精、补津液、补阴、补阳等。必要时可与解毒法则同时运用，以提高治疗效果。

临床运用补虚法则时应注意以下几方面：一是仔细辨别虚证；二是分辨毒正双方在斗争中的地位及盛衰情况，决定运用方式的先后与主次；三是注意补虚不留（助）毒邪，解毒勿伤正。

壮医对食疗补虚的运用较为普遍，认为一些山珍野味因生长于大自然，得天地之气滋养最多，其补虚之力更胜一筹。同时，古时壮医补虚常采用动物药，认为人为灵物，同气相求，以血肉有情之动物来补虚最为有效。例如治疗肺痨久咳、潮热盗汗、痰中带血用黑墨草（墨旱莲）炖猪肺服，治疗宫寒不孕常用羊肉、麻雀肉、鲜嫩益母草等炖服。著名壮医专家、国医大师班秀文教授认为，“扶正补虚，必配用血肉之品”是壮医的特点之一。现代壮医对虚病多是药补与食补同用，此外，针灸、药线点灸、推拿按摩等也是常用的方法。下面以补气、补血、补精为例做简要说明。

补气用于单纯的气虚病证。由于人身之气的生成主要来源于肾化生的先天之精气，以及脾胃和肺化生的后天之气，所以补气的重点是滋补肾、脾胃、肺，激发这些脏腑的生理功能，以加强气的化生，其中尤其重视对脾胃之气的滋补。

补血用于单纯的血虚病证。由于血来源于水谷精气，与脾胃、肾、心、肝等脏腑的功能关系十分密切，因此在补血的治疗过程中要注意滋补这些脏腑的生理功能。由于水谷精气来源于脾胃的化生，所以补血尤其重视对脾胃的补养。

补精主要用于肾精亏虚的病证。肾精亏虚一般表现为生长发育障碍、生殖功能低下，以及不孕、不育、未老先衰等，对于这类病证应该进行添补肾精的治疗。

NOTE

第六节 壮医辨证及辨病

文献记载和实地调查搜集到的壮医病证名称达数百种之多，其中不少病证名称具有浓厚的岭南地方民族特色。就内科病来说，概括起来主要有痧、瘴、蛊、毒、风、湿六大类。六大类下面又可分为许多更为具体的甚至十分形象的病证名称。如痧毒分为热痧、寒痧、蚂蟥痧、标蛇痧、红毛痧、闷痧等。瘴毒分为青草瘴、黄茅瘴、冷瘴、热瘴、哑瘴、烟瘴、岚瘴、毒气瘴等。蛊毒又分为虫蛊、食蛊、水蛊、气蛊等。风毒包括的疾病更为广泛，有36种风和72种风之分。从马山县搜集到的壮医手抄本《此风三十六样烧图》中就列举了中风、肚痛风、急惊风、呕迷风、撒手风、鲫鱼风、马蹄风、慢惊风、天吊风、看地风、挽弓风、蛇风、夜啼风、鸟宿风、鸬鹚风、蚂蟥痧风、疳风、上吐下泻风等。隋·巢元方《诸病源候论》认为岭南的致病因素是一种“恶气”，亦称毒气。由于岭南阳气多宣泄，冬不闭藏，致草木水泉皆禀此“恶气”，“日受其毒，发而为病”。因此临床上以毒命名的病证最为普遍，如痧毒、瘴毒、湿毒、风毒、蛊毒、寒毒、热毒、无名肿毒等。

壮医从长期临床实践中认识到，虽然许多病都会有一些共同的症状，但每一种病都有一两种特征性的临床表现，成为与其他病进行鉴别诊断的依据。这种特征性的表现在临床上相对固有而比较典型，并能在其他患者身上重复出现，称为主症。一般来说，主症与邪毒性质、病机、病位有密切关系。每一种病都有主症和兼症，由辨证而达到辨病，是对壮医临床医生的基本诊断要求。

壮医学也有“证”的概念，但只有两种——阴证和阳证，具体一些为阴盛阳衰证和阳盛阴衰证。证是患者在生病过程中全身状况的综合反映。每一种病，在不同的时期，在不同的患者身上，都可能表现为阴证或者阳证，经治疗后，或由阴证转为阳证，或由阳证转为阴证。这是由于人体内的邪正斗争状态，在不同的患者身上，在同一疾病的不同阶段，有所差别和转变所致。

壮医主张辨病与辨证相结合，以辨病为主。辨病是决定治疗原则和选方用药的主要依据，辨证是处方用药的重要参考，从证的变化可以预测疾病的转归。由阴转阳多为疾病逐渐好转的征象；由阳转阴则提示疾病趋重和恶化，甚至预后不良。隆安县老壮医潘振香诊治体内癌瘤病，主要是从面部望诊中得知疾病由阴转阳或由阳转阴，以此为预后的依据。因为壮医以辨病为主，所以多主张专病专药，即使证变了，也不一定变更治疗原则和方药。

对南宁、柳州地区壮医的调查表明，壮医看病是有一定的程序和规范的，以内科疾病为例。

1. 首先从患者主诉和医生问诊所得资料来确定主要症状和典型症状，在此基础上判断属虚或者属邪毒致病。如属邪毒致病，则应进一步判明邪毒的种类和性质，做出病名和病性的诊断。

2. 从目诊（含望诊）、闻诊、甲诊、腹诊、指诊、脉诊所得资料的分析中，对疾病做出病机和定位的诊断。

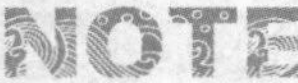

3. 综观患者的全身状况，辨阴证阳证，对疾病做出轻重预后诊断。

4. 在上述诊断的基础上，决定治疗原则和选定主要方药及辅助方药。

5. 根据邪毒性质和病机病位，嘱以饮食宜忌和护理注意事项。

第七节　壮医学的基本特点

壮医学与中医学都是我国传统医学的重要组成部分。但是由于生产力落后等历史原因，壮医学一直没有形成完整而系统的理论体系，直到20世纪后期，壮医学才得到了飞跃性发展。特别是黄汉儒主编的《壮族医史学》和《中国壮医学》等壮医药专著的问世，使壮医学在历史上第一次形成了自己的理论体系，初步成为系统化、规范化、科学化的学术体系，确立了壮医学的学术地位。从文化发展史来看，壮医受中国传统文化的影响，理论中既有明显的儒家文化传统印记，又有典型的中国南方少数民族传统文化特色。这使得壮医学理论体系中既有中医文化的色彩，又具有鲜明的壮族文化特点，在我国少数民族传统医药体系中占有重要地位。壮医学的基本特点可归纳如下。

一、传承方式单一

中医学作为中华民族传统医学的主流，早在秦汉时期就已成书《内经》《难经》《伤寒杂病论》《神农本草经》四大经典，其理论体系相当完善，因而后世医家研究起来有“经典”可循，发展比较迅速。壮医则不同，没有自己的经典著作。由于生产力落后以及受封建王朝压制等历史原因，壮族一直未能形成自己规范和统一的文字，只有流行不广的方块壮字，因而壮医不像中医那样，遗留下较多的医药文献（包括经典）。壮医药资料大都散见于地方志、正史、野史及其他一些汉文史料中，大部分依靠民间口耳相传而流传下来，少部分已搜集整理的资料也大多停留在经验阶段。虽然随着对壮医药挖掘、整理和研究的不断深入，壮医学理论框架已构建，其学术地位也初步得到确立，但壮医学还没有构建其完整系统的理论体系。因此，壮医学要发展，就应该借鉴中医“经典”的作用，加速构建和完善自己的理论体系。最好也能建立壮医自己的“经典”，以此来加快壮医药的传承和发展。

二、强调“三气同步”

壮医学与中医学均重视整体观念，强调天人合一。整体观念是中医理论体系的基本特点，认为人体是一个以心为主宰、以五脏为中心的有机整体，同时认为人和自然以及社会有着密切的联系，是一个不可分割的整体，强调天人合一，天人相应。但整体观念并不是中医学所特有，壮族人民在长期的医疗实践中也形成了独特的天人自然观。壮医学认为，自然界的天、地、人三气是同步运行的，而人体又分为上部天、下部地和中部人，人体的天、地、人三部之气也是同步运行的。在生理上人体的天、地、人三部与自然界（天、地）同步运行，制约化生，生生不息，人体才能达到健康境界；在病理上，若天、地、人三气不能同步运行，则百病丛生。壮医学的天人自然观实际上与中医学的天人合一同属“整体观念”范畴，壮医学更加突出人与自然及人体各部位的平衡关系，而且把“天地人三气不同步论”作为病机的重要方面。

NOTE

三、以“三道两路”为核心

“三道”“两路”学说是壮医学理论体系的核心。气道、谷道、水道、龙路、火路是人体内的五条重要通道。三道两路通畅，调节有度，则人体内天、地、人三部之气以及人体之气与天地之气才能保持同步协调平衡，达到健康状态。道路阻塞或调节失度，则三气不能同步而疾病丛生。壮医学的道路学说类似于中医学的经络学说和气血津液学说，但壮医学的道路学说比较简单，或仅为雏形，没有更好的形式来完善，因而比中医更古朴，有待进一步深入研究。

四、主张毒虚致病论

在病因上，壮医学强调“毒虚致百病”，认为一切疾病都是由于“毒邪”所致。壮族地区自古以来为烟瘴之地，各种毒物尤多，独特的生活环境使壮族先民对毒有着深刻的体验，并积累了相当丰富的经验，故壮医在长期的实践中发展了毒邪致病学说。壮医学认为，所谓毒是以对人体是否构成伤害及伤害致病的程度为依据的。有的毒性猛烈，有的则缓慢起作用；有的为有形之毒，有的为无形之毒；有的损伤皮肉，有的则伤害脏腑和体内重要通道。虚即正气虚，不足以抗毒，壮医学认为虚是致病的两大因素之一，因为虚使体内的运化能力和防卫能力相对减弱，特别容易招致邪毒的侵袭，出现毒虚并存的复杂症状。毒虚构成壮医学的病因论。壮医学认为的毒邪的含义很广，指一切致病因素的总称，几乎囊括了中医学的所有病因。毒虚均通过影响三气同步而致病。随着现代社会生活节奏的加快，人们的心理压力越来越大，精神情志所伤造成的疾病也逐步为壮医所重视，毒虚病因囊括的范围也逐渐加大。

五、重视特色诊法

壮医学虽然也讲多种诊法合参，但更推崇目诊。壮医学目诊具有丰富而系统的内容，比中医学望目更为全面，具有独特的民族特色和地方特色，是壮医诊断学之精华。壮医对目诊极为重视，认为眼睛是天地赋予人体的窗口，是光明的使者，是天地人三气之精华所在。人体三道两路之精气均上注于目，所以眼睛能包含一切、洞察一切和反映百病。壮医学目诊通过观察眼睛血管的分布、走向、大小、颜色、弯曲度、斑点等细微变化来诊断全身疾病，所谓“一目了然”。有经验的壮医目诊专家甚至完全抛开中医的闻诊、问诊和切诊，独尊目诊。在诊断某些癌症时，常常还能测知肿块的个数、扩散范围，甚至肿块的物理形象。除了目诊之外，壮医学还有不少颇具特色的诊断方法，如甲诊、按诊（腹诊）、探病诊法等，在诊断疾病的过程中发挥了独到的作用，显示了壮医学独特的魅力。

六、长于辨病论治

辨证论治是中医学诊疗理论体系最显著的特色。壮医学在疾病发生、发展、分型、演变、预后等分析上，主张辨病与辨证相结合，强调以辨病为主。壮医学认为，辨病是决定治疗原则和选方用药的主要依据，而辨证则是处方用药的重要参考。因此，壮医学多主张专病专方专药，即使证变了，也不一定立即变更治疗原则和原来方药。壮医学也辨证，但一般只辨阴证和阳证，内容远未及中医学的辨证丰富。壮医学的辨病类似于西医学的辨病，有什么病就用什么药。

NOTE

七、擅用内病外治

壮医在治疗方法上更重视外治，且以外治为主。壮医外治法丰富多彩，几乎所有的病证都可采用外治法，即使是用内治法治疗内科疾病，亦多配以外治法。一般的病证仅用外治法即可奏效。有些病情复杂而较重的病证，则多以内治法和外治法并用。如头晕头痛、胸脘胀闷等症，治疗时多用挑法和刮法，使血脉通而毒气尽去。壮医擅用外治法可能与壮族地区多高温湿热、多虫毒外伤，以及壮族人民淳朴、身体健壮等因素有关。

NOTE

第四章　壮医诊断学基础

诊断是疾病诊治过程中极为重要的环节。诊，即探查、诊察，目的是全面收集疾病的病情资料；断，即分析和判断，通过分析疾病的病情资料，判断疾病的病位与病性，进而确定疾病的病名。疾病的正确治疗，首先必须有正确的诊断。数千年来，壮族人民在长期与疾病斗争的过程中，不断总结、发明了许多行之有效的诊断方法，如望诊、询诊、闻诊、按诊、探诊等。这些方法不仅具有十分丰富的内容，而且颇具地方特色和民族特色。如壮医学目诊、甲诊、腹诊等，是理论较为完整的实用特色诊断方法。

第一节　壮医诊断的原则与特色

一、壮医诊断的基本原则

诊断方法需要在一定的原则指导下，按照一定的程序进行，才能从千变万化、错综复杂的临床表现中抓住疾病的本质，对疾病做出正确的诊断。壮医诊断疾病的原则概括起来主要有以下几个方面。

（一）整体诊察原则

整体诊察原则是指壮医临床诊断疾病时，既注重病体病理变化的内在联系，又将病体与其所处的自然环境和社会生活结合起来，综合分析判断病情。

壮医学认为人体是一个有机的整体，各个组成部分是不可分割的。生理上人体的“巧”（天部）、“廊”（人部）、“胴”（地部）三部与自然界同步运行，制约化生，生生不息。人体的三道两路（气道、谷道、水道、龙路、火路）及“夺”（骨）、“诺”（肉）“嘘”（气）、“勒”（血）等均相互联系、协调作用。病理上，若正气不足，痧、瘴、蛊、毒等诸毒邪入侵，天人地三气同步被打破，则百病丛生。

由于三道两路的沟通相连，内部脏腑、巧坞病变可反映于体表，体表病变亦可影响内脏，故壮医强调在诊察疾病时，首先应把疾病看成是患者整体的病变，进行详尽的检查，尽可能全面地收集病变征象，为正确诊断提供足够的依据。同时，要结合病体所处自然环境和社会生活状况，从整体上综合分析其病理变化，才能做出正确的诊断。

（二）诸诊参用原则

诸诊参用原则是指壮医临床诊治疾病时应诸诊并重，多法参用，突出重点，综合收集病情资料。

NOTE

壮医主要有望、询、闻、按、探五大类诊法。每一种诊法都具有自身特点和最佳适用指征，如“勒答”（眼睛）之状况，须望而知之；患者是否有疼痛，所苦何在，须询而知之；谷道水道废物之气味如何，须闻而知之；肌肤、手足、胸腹或其他病变部位有无冷热、硬块、压痛、瘀块或其他异常变化，须按而知之；经筋系统是否有“筋结”病灶体，须探而知之。诊病时应从不同的角度来收集临床资料，不能互相取代。倘若医生特别精通某种诊法，以至于过于偏重某种诊法而忽视其他诊法，甚至以单一的诊法代替诸诊的话，则是不可取的。这样不能全面了解病情，也难以做出正确的诊断。

实际上，壮医临床上各种诊断方法的运用是难以截然分开的。如谷道水道废物的诊察，往往是既要望其色、状，又要闻其气，还要问其感觉。又如患者是否有疼痛，所痛何在，须询而知之，并要按其部位，察其喜按、拒按等。临床往往是通过询诊而提示检查的内容，在进一步诊察过程中，望时有询、有按。壮医诊病，有时是望色在先，有时是闻声在先，有时是询病在先，并不都是按照望、询、闻、按、探的顺序进行。所以必须掌握多种诊察手段，在临床上合理运用，从而全面地收集病情资料。

（三）辨病求本原则

辨病求本原则是指壮医在临床诊断疾病时，需结合病体所处自然环境和社会生活状况，综合分析病体表现的主症和兼症的特点，从而判断疾病的病位与病性，做出病名诊断，从而认识疾病的本质。

壮医诊断的最终目的是为临床治疗提供依据。在临床工作中，首先从患者主诉及询诊所得资料来确定主要症状和典型症状，在此基础上初步判断其病位。其次是对诸种诊法所得资料进行全面分析，判断其病是邪毒，还是正虚为患。若有邪毒，则进一步判明毒邪的种类；若属正虚，则明辨是“嘘”（气）虚还是“勒”（血）虚。最后是综合患者的全身情况，判别其属阴证还是阳证，对疾病做出轻重及预后的判断。通过综合判断，从而明确疾病的病性，并进一步确定其病位，揭示疾病的本质，最终做出疾病的正确诊断，为确定治疗原则和治疗方法提供依据。

二、壮医诊断的特色

壮族称眼睛为“勒答”。壮医对眼睛极为重视，认为这是天地赋予人体的窗口，是光明的使者，是天地人三气的精华所在。人体脏腑之精上注于目，所以眼睛能包含一切、洞察一切，也能反映百病。眼睛长在“巧坞”上，直接受“巧坞”指挥，因此在疾病诊断上，壮医把目诊提到十分重要的地位。目诊可以确诊疾病，可以推测预后，可以确定生死。人体内的脏腑气血和“三道”“两路”“巧坞”功能等，都可以通过目诊而获得相对准确的信息。

壮医目诊的要义：医生的眼睛可以洞察百病，患者的眼睛可以反映百病。两者配合，就可以诊断疾病。老一辈壮医主要是通过肉眼观察患者眼睛的神采色泽、灵活度、干涩、视力、脉络等诊断疾病。至后代有总结发展和提高，并受牛、马等兽医目诊的启发，形成了现在的一套比较规范的壮医目诊法。

壮医重视目诊，但并不排斥其他诊断方法。如问诊、闻诊、脉诊、甲诊、指诊、腹诊等，都具有一定的特色。特别是问诊主诉，是症状诊断的主要依据。那些造诣较深的老壮医往往掌握多种诊断手段和方法，在临床上合参运用，得心应手。壮医基于天地人三气同步和人体也是小天地的认识，对人体与外界相通的一些器官，如眼、耳、鼻、口、舌等，认为又可作为人体各部分的缩影或反映，在疾病诊断上具有特殊的定性、定位和预后价值。验之临床，往往也颇为准确，值得进一步深入研究。壮医对“三道”排泄物（尿、粪、泪、涕、汗、呕吐物等）的观察也比较重视，以其颜色、形态、气味、数量的异常变化作为临床诊断的重要参考。

第二节 壮医诊断的基本方法

壮医的诊断方法极具壮民族特色，大体可分为望诊、询诊、闻诊、按诊、探诊（经筋病灶检查法）五大类诊法。

一、望诊

壮医望诊是医生通过眼睛对患者的全身情况和局部状况进行系统、全面而有目的的观察，以收集病情资料，从而推测病变，找出诊断依据。

壮医望诊具有十分丰富的内容，包括望神、望面、望目、望指、望甲、望耳、望舌以及望谷道、气道、水道的排泄物等。其中望目（目诊）、望甲（甲诊）等已自成体系，在临床中广为应用。

望诊应在白天自然光线充足时进行，应避开有色光线，并注意诊室内温度是否适宜。诊察时需充分暴露受检部位，以便能清楚地进行观察。医生须熟悉人体各部位、组织的正常表现和生理特点，将病理征象与生理体征相比较。医生还要熟悉人体各部位、组织与内在“三道两路”的联系，必要时还需要结合动态观察，从病情发展变化的角度判断病理征象所提示的临床意义。同时医生还要注意将望诊与其他诊法密切结合，诸诊合参，进行综合分析和判断，方能全面把握病情。

（一）望巧坞（大脑）

望巧坞（大脑）是通过观察巧坞（大脑）的功能，即精神意识、神志活动来判断病情的诊察方法。壮医认为人的精神情志方面的活动属“巧坞”的功能，赖“嘘”（气）、“勒”（血）、精等物质以养。“巧坞”（大脑）在上属天，位高而权重，是人的精神意识、神志活动的主宰，为人体各部的总指挥部，人体三道两路、内脏和四肢百骸靠“巧坞”（大脑）统筹、调节，才能发挥正常的功能。神志清楚、精力充沛、反应灵敏、目光炯炯、呼吸平稳、思路清晰、面色荣润、肌肉不削、动作自如、反应灵敏，表示“嘘”（气）、“勒”（血）充足，“巧坞”得养，机体功能正常，或虽病而病轻毒浅、正气未伤。而神志异常多为“巧坞”本身病变或其他疾病引起“巧坞”乱、“巧坞”坏。若萎靡不振、反应迟钝、目光呆滞、气息微弱、面色少华、肌肉松软、倦怠乏力、少气懒言、动作迟缓，多为“巧坞”失养，虚甚毒重。若患者久病重病本已失神，突然格外精神，神志清醒，目光转亮而浮光外露，言语不休，语声清亮，欲进饮食，想见亲人，两颧如妆，提示“嘘”（气）、“勒”（血）极度衰竭，阴阳即将离决，“巧坞”将崩，生命将止，属病危，常是重病患者临终前的表现。若神志昏迷，伴壮热、烦躁、谵语，多为热毒内盛，扰乱“巧坞”（大脑）所致。若伴口眼㖞斜、半身不遂，多为“嘘”（气）、“勒”（血）逆乱，上冲“巧坞”（大脑）所致。

NOTE

（二）望面色

壮医认为，面部分布着许多龙路、火路的网络，人体正气之盛衰、邪毒之轻重皆可从面部反映出来。望面就是通过观察患者面部皮肤颜色与光泽的变化来诊断疾病的方法。面色可分为白、黄、红、青、黑五种，分别提示不同性质的病变。

1. 白色　主“勒”（血）不足、“嘘”（气）虚、寒毒。面色白而无华者，多属“勒”（血）虚；面色淡白而虚浮者，为“嘘”（气）虚或阴盛阳衰、水湿毒邪内停；面色白中透青者，多属寒毒内盛。

2. 黄色　主虚、湿毒、黄疸病。面色淡黄而晦暗不泽者称为“萎黄”，多属咪胴（胃）虚，嘘（气）勒（血）不足；面色淡黄而兼虚浮者称为“黄胖”，属湿毒内盛；面、目、尿俱黄者称为黄标（黄疸），若黄色鲜明如橘皮者为阳证，乃湿热毒邪熏蒸为患，黄色晦暗如烟熏者为阴证，乃寒湿毒邪郁阻所致。

3. 红色　主热毒、暑毒所致病证。满面通红者，多属外感发热，或热毒内盛；午后两颧潮红者，多属阳盛阴衰证，亦可见于虚阳浮越。

4. 青色　主寒毒、瘀血、痛证、风证及龙路、火路病。面色淡青或青黑者，多为寒毒内盛、剧痛；面色青灰、口唇青紫者，多属咪心头（心）阳虚阴盛兼血行瘀阻；若小儿高热而见眉间、鼻柱、唇周色青者，多属狠风（惊风）先兆。

5. 黑色　主水毒内泛、瘀血阻滞龙路、火路之病及“咪腰”（肾）功能低下。面黑暗淡者，多属咪腰（肾）阴盛阳衰；面黑焦干者，多属咪腰（肾）阳盛阴衰；眼眶周围色黑者，多属咪腰（肾）阴盛阳衰、寒水毒邪内盛或寒湿毒邪之带下；面色黑而晦暗者称为“黧黑”，常伴有肌肤甲错，多为血滞龙路日久所致。

凡患者额部及眉心（印堂）部位色暗黑或色灰无华者，提示体内可能有“阴疮”（包括某些恶性肿瘤）存在；若暗黑灰色自上而下延伸，为“阴疮”由轻变重，若暗灰色延伸至两颧，多属不治。

（三）望耳

壮医学认为，耳居天部，附于“巧坞”两侧，通连“勒答”，通过龙路、火路网络与全身脏腑骨肉相通。耳朵配合两眼（勒答）构成巧坞的左丞右相，起巧坞的“耳目”作用。勒答藏于巧坞内，而耳朵露于巧坞外，伸向两侧，察耳朵可诊知某些疾病。壮医耳诊主要观察耳部色泽、形态及分泌物的情况。

1. 耳色　耳轮色白，为暴受寒毒，直中脏腑，或“嘘”（气）“勒”（血）亏虚，而使耳失血荣所致。耳轮青黑，为体内龙路瘀闭而有剧痛。耳轮焦黑，多为“咪腰”（肾）阴亏极的象征，可见于温病后期、“咪腰”（肾）阴久耗及消渴病之下消证。耳轮红肿，多属胆火毒邪上攻，或为肝胆湿热火毒上蒸。小儿耳背见有红络，伴耳根发凉，多为麻疹先兆。

2. 耳形　耳薄而小，是先天亏损，“咪腰”（肾）“嘘”（气）不足，耳窍失充。耳瘦干枯，多属“咪腰”（肾）精或“咪腰”（肾）阴不足，耳窍失养。耳轮甲错，耳轮皮肤干枯粗糙，状如鱼鳞，为血滞日久。耳轮萎缩，是“咪腰”（肾）竭绝，多属死证。

3. 耳道分泌物　耵聍过多，结成硬块，阻塞耳道，可影响听力。耳内流脓为“脓耳”，为“咪叠”（肝）“咪背”（胆）有湿毒、热毒内蕴所致。

NOTE

（四）望鼻

鼻为“咪钵”（肺）窍，为“气道”之门户，易为外来毒邪入侵。望鼻可诊察“咪钵”（肺）和“咪胴”（胃）的病变、“咪胴”（胃）“嘘”（气）的盛衰，以及病情的轻重和预后。望鼻应注意观察鼻的色泽、形态及鼻内分泌物的变化。

1. 鼻色 鼻头明润是“咪胴”（胃）“嘘”（气）未伤或病后“咪胴”（胃）“嘘”（气）来复的表现，为无病或病轻。鼻头枯槁是“咪胴”（胃）“嘘”（气）虚衰，不能上荣之候，多属病重。鼻头色青是腹中寒毒致痛，乃寒凝“勒”（血）滞所致。鼻头色黄为内有湿热毒邪。鼻头色白是“嘘”（气）“勒”（血）亏虚，鼻头失荣。鼻头色赤是“咪钵”（肺）有热毒。鼻色微黑是“咪腰”（肾）阳虚，寒水毒邪内停之象。鼻孔干黑，多为热毒深重伤阴之表现。

2. 鼻形 鼻头红肿生疮多属“咪胴”（胃）有热毒或“勒”（血）有热毒。鼻头色红生疹称为酒渣鼻，多因“咪钵”（肺）“咪胴”（胃）有热毒所致。

3. 鼻态 新病见鼻翼扇动者，多是痰热毒邪壅“咪钵”（肺），气道不利所致；久病鼻扇，喘而汗出，有可能是“咪钵”（肺）“咪腰”（肾）之“嘘”（气）衰败之征。

4. 鼻内分泌物 鼻流清涕多属外感风寒。鼻流浊涕多属外感风热。鼻流脓涕、其气味腥臭称为鼻渊，多为外感风热毒邪或胆有热毒上攻于鼻所致。鼻腔出血称为鼻衄，多因“咪钵”（肺）“咪胴”（胃）热毒灼伤鼻络所致。

（五）望口唇

口为谷道之始，唇为“嘘”（气）“勒”（血）之外华，故望口唇可诊谷道“嘘”（气）“勒”（血）的病变。望口唇要注意观察其形态、色泽、润燥的变化。

1. 唇色 正常口唇多为淡红色，为“嘘”（气）“勒”（血）调匀的表现。唇色淡白为“勒”（血）虚。唇色深红为热毒。若伴唇干，是热毒伤阴。唇干赤肿，则为热毒极盛。唇色青紫多属“勒”（血）滞。唇色青黑多属寒毒、痛极。唇色如樱桃红常见于煤气中毒。

2. 唇形 口唇干裂为阴液损伤，不能滋润口唇。口角流涎多属湿毒内盛，或胃中有热毒，或成人因中风口歪，不能收摄所致。口唇糜烂是胃积热毒，热邪灼伤所致。口疮、口糜，局部灼痛，称为口疮，多由热毒炽盛熏蒸或阴衰阳盛而成。

3. 口态 口开不合主正虚：口开如鱼口，不能合者为“咪胴”（胃）气将绝；口开而气直，但出不还者是“咪钵”（肺）“嘘”（气）将绝。牙关紧急，口闭而难开属毒盛。新生儿唇口收缩，变窄变小不能吸吮，为毒邪与正气交争所致，常见于小儿脐风。口角向一侧歪斜多为风痰毒邪阻络。战栗鼓颔、口唇哆嗦多为阳衰阴盛或毒邪与正气剧争所致，可见于寒毒侵袭欲作战汗或疟疾发作时。口开频繁、不能自禁为“咪胴”（胃）“嘘”（气）虚弱之象。若口角掣动不止，则属热毒极盛而生风毒之象。

（六）望咽喉

咽喉为谷道、气道之门户，是呼吸、进食之要冲，为龙路和火路所络，故许多脏腑的病变可从咽喉的异常变化反映出来。

1. 肿胀溃烂 咽部一侧或两侧喉核红肿高起，甚则溃烂或有黄白色脓点，脓汁易拭去，此为乳蛾，多因“咪钵”（肺）“咪胴”（胃）热毒壅盛所致。咽部红肿，疼痛明显，为“咪钵”（肺）“咪胴”（胃）有热。咽红娇嫩，肿痛不甚，反复发作，多为阴盛阳衰所致。咽喉漫肿、色淡红者，多为痰毒凝聚。咽喉腐烂、分散浅表者，为“咪钵”（肺）“咪胴”（胃）之热毒尚轻；腐烂成片或凹陷者，为热毒壅盛。溃腐日久，周围淡红或苍白者，多属正虚。

2. 伪膜　咽部溃烂处上覆黄白色或灰白色膜，称为伪膜（或假膜）。伪膜松厚，容易拭去，去后不复生，此乃乳蛾的黄白色脓性分泌物，属“咪钵”（肺）“咪胴”（胃）热毒聚于咽喉所致。伪膜坚韧，不易剥离，重剥出血，随即复生，此乃白喉（又称“疫喉”）假膜，为疫毒攻喉所致，多见于儿童，属烈性传染病，病情险重。

（七）望皮肤

皮肤为人体一身之表，邪毒入侵，皮肤首当其冲。皮肤上密布龙路、火路网络，故人体正气之盛衰、毒之轻重都可从皮肤上反映出来。望皮肤应重点注意色泽、形态的变化。

1. 色泽　皮肤变红，色如涂丹，热如火灼，伴见恶寒发热者，称为“丹毒”，发于上部者多为风热火毒所致，发于下部者多因湿热毒邪化为火毒而成，也有外伤染毒引起的，在小儿则有些与胎毒有关。皮肤发黄者为黄疸，多因湿热毒邪熏蒸，或寒湿毒邪阻遏，胆汁外溢肌肤所致。皮生白斑或遍身粉红斑中有白点，边界清楚，不痛不痒，病程缓慢，称为“白癜风”，多因“嘘”（气）“勒”（血）失和、“勒”（血）不养肤所致。

2. 外形　皮肤干枯无弹性为阴液已伤，“勒”（血）亏日久，肌肤失养所致。肌肤甲错，状如鱼鳞，多由“勒”（血）虚、水枯，或“勒”（血）滞日久，肌肤失养所致。皮肤肿胀、按之凹陷者为水毒外泛之水肿。

3. 皮损　斑疹红紫、分布均匀者，多为风热毒盛；斑疹塌陷不起，散漫不收者多为正虚。对于痈、疽、疔、疮，凡红热肿痛者，多属热毒为患，属阳证；漫肿无头、部位较深、皮色不变者多为阴证。

（八）望“三道”排泄物

1.“气道”排泄物　痰涎黄稠者为风热之毒内犯“咪钵”；痰涎清稀者为寒毒为患。痰中带血者为“咪钵”龙路受损，常见于痨病之“老咳嗽”。咯吐脓血腥臭痰，或脓痰如米粥者，属“咪钵”（肺）生痈，因热毒犯“咪钵”（肺），热毒久蓄，“诺”（肉）腐成脓所致。鼻流清涕是外感风寒毒邪；鼻流浊涕为外感风热毒邪。流涕似脓，腥臭难闻，或流黄水，长湿不干，称“鼻渊”，是湿热毒邪蕴阻所致。

2.“谷道”排泄物　呕吐物酸腐，腥臭不可闻，常为“咪胴”有热，或食伤“咪胴”。若呕吐物见红，常为谷道受伤，胃溃烂穿孔。呕吐黄绿苦水，多属湿热毒邪犯于“咪叠”（肝）“咪背”（胆），热毒迫胆汁上溢，“咪胴”（胃）失于和降所致。谷道大便干结，硬如羊屎，多为谷道热毒伤阴，谷道失润。大便清稀，甚或如水下注，多属虚或寒毒内侵，“咪隆”“咪胴”受损。大便黄褐，臭不可闻，多为湿毒热毒顺谷道下注。大便带红带白，常为屙痢。白多红少为白痢，红多白少为红痢。便中见血，色鲜红者，多为痔疮；色黑如柏油者，多为溃烂出血，顺谷道下渗。

3.“水道”排泄物　小便清长者为寒毒证；色短赤者为热毒证，或湿毒热毒下注水道。小便黄如浓茶，伴目黄身黄者，多为黄疸。小便见红，排时疼痛，多为血淋，或水道内有结石，排时不痛者为尿血。

（九）望舌（舌诊）

舌诊分望舌苔、察舌质两大部分。壮医认为，舌位于口腔之内，雄居谷道门户，与气道相通，上面布满龙路、火路脉络。舌与“咪胴”同居谷道。通过谷道纳入之食物，经“咪胴”“咪曼”“咪叠”化生变为“嘘”“勒”物质，与经气道纳入之气相合，顺龙路网络上注于舌，故舌可反映人体“嘘”“勒”及正气之盈亏。另一方面，气道、谷道常为痧、瘴、风、湿等诸毒入侵之通道，犹如中医学所称之“病从口入”，而舌扼气道、谷道要塞，故毒之轻重亦可从舌上反映出来。由此，望舌即可测知正气之盈亏、毒之轻重，这是壮医望舌诊病的依据。

壮医舌诊还重视舌下络脉。舌下络脉是位于舌系带两侧纵行的舌龙路脉络，管径小于2.7mm，长度不超过舌下肉阜至舌尖的2/3，颜色为淡紫色。舌下络脉的变化有时会较舌色变化更为明显，因此，舌下络脉是分析“嘘”（气）“勒”（血）运行情况的重要依据。望舌下络脉主要观察其长度、形态、颜色、粗细、舌下小血络等变化。

（十）望甲（甲诊）

甲诊通过观察指甲的变化来诊断疾病，为壮医特色诊断方法之一，在壮族地区应用较广，有较大的实用价值。按照传统壮医理论，龙路、火路在人体内组成一个庞大的网络系统，“嘘”“勒”精微在其内转输，灌注全身，如此人体得养，正常的生命活动得以维持。另一方面，邪毒内侵，亦假龙路、火路作为通道。而手部指甲上下密布龙路、火路末梢的网络分支，整个指甲犹如一个“屏膜”，毒之轻重、“嘘”“勒”之盈亏、脏腑骨肉之功能状态皆可从指甲上反映出来。壮医学认为，在龙路、火路道路系统中，其网络分支在手足爪甲上的分布尤为密集，因而手足爪甲部位的嘘（气）、勒（血）运行非常丰富，而手部网络是与躯肢百节、脏腑气血密切联系的。因此，整个爪甲犹如反映人体内在状况的一面镜子，是人体健康状况的窗口。人体疾病过程中，凡脏腑虚实，毒之轻重，嘘（气）、勒（血）之盛衰，邪正进退，内脏和夺（骨）诺（肉）之功能状态，均能引起爪甲色泽、形态、斑点、光滑度、纹理等方面的变化，都可能从爪甲上反映出来。

壮医望甲，主要观察指甲的颜色、质地、月痕和甲襞。首先是观察甲色。正常指甲淡红润泽。其颜色应以各指甲平均色度为底色。甲色过深或过浅均提示一定的病变。异常颜色为白、黄、红、紫、青、黑、灰等。其次是观察指甲质地。正常指甲表面光滑、厚薄均匀、质地坚韧而有弹性，侧面观察有一定的弧度。壮医称之本色甲。若指甲的质地形态异常，指甲过大或过小、过宽或过窄、上翘或下弯，甲身有坑沟凹痕等，都可以反映指甲所络属脏腑的病变。第三是月痕，即甲根基底部呈淡白色的半月形弧影。正常的月痕边缘整齐、清晰，中部凸出显得饱满，提示嘘（气）勒（血）中和，天、地、人三气同步，脏腑阴阳平衡，多见于身体健康者。健康男性拇指月痕约3mm，健康女性月痕略小，自食指、中指、无名指依次递减。在临床中，如果出现月痕颜色异常，还要注意：蓝色提示咪心头病（心脏病）或风湿性关节炎；淡红色或淡白色则多提示勒（血）亏虚（贫血）。第四是甲襞，即甲体周围的组织。甲襞颜色异常，呈苍白、紫绛、乌黑、黄浊和杂色斑驳等，或甲襞形质改变，呈干瘪、枯涩、起刺等，与毒邪内盛，或嘘（气）勒（血）荣枯有关，须仔细分辨。

壮医甲诊是通过仔细观察甲体、甲床、月痕、甲襞等部位的形状、颜色和质地等的变化来诊察病情。壮医一般将常见甲象分为30种：本色甲、葱管甲、蒜头甲、竹笋甲、鱼鳞甲、瘪螺甲、鹰爪甲、羹匙甲、扭曲甲、嵴棱甲、横沟甲、纵沟甲、软薄甲、粗厚甲、脆裂甲、胬肉甲、萎缩甲、暴脱甲、白色甲、红紫甲、紫绀甲、青紫甲、蓝色甲、黄色甲、黑色甲、斑点甲、疰蚀甲、啃缺甲、癥瘕甲、透关甲。在临证诊病时，除本色甲象外，其他每种甲象都有特定病理所属，多提示一种或多种病证的存在及轻重缓急情况，有一定的诊断参考价值。

NOTE

（十一）望指（指诊）

指诊是壮医望诊的重要内容。壮医学认为，手指亦为人体的缩影之一，正气之盛衰、毒之轻重、“三道”“两路”的功能状态皆能从手指反映出来，故根据手指部位的异常征象可以诊断疾病。指诊主要通过观察手各指之颜色、形状、运动状态等来推断疾病。

1. 颜色 拇指色淡白，为“咪胴”（胃）阳衰阴盛；色青为“咪胴”（胃）寒毒疼痛。食指色白，为谷道有寒湿毒邪。中指第一节色白，为热毒内盛；第一节有白色斑点，为“咪胴”（胃）有湿热毒邪；第二、三节有紫色纹，为“咪心头”（心）之龙路和火路阻塞的征兆；中指呈现红条纹不散，为“咪心头”（心）有热毒之证；中指青紫为龙路疾病。无名指色黄，为“咪叠”（肝）“咪背”（胆）有湿热毒邪。小指第二、三节色黑，为“咪腰”（肾）病或恶性病。

2. 形态 手指关节呈梭状畸形，活动受限，多由风湿毒邪久蕴所致。手指尖膨大呈杵状，或如鼓槌，多为“咪心头”（心）“咪钵”（肺）不足，痰浊之毒内阻，或“咪钵”（肺）“咪腰”（肾）“嘘”（气）虚所致。

二、询诊

壮医询诊即问诊。医生通过有目的、有步骤地询问患者或陪诊者，了解患者的病史、发病和治疗等情况，以分析病情、判断病位，从而对患者做出初步诊断，并确定治疗方案。询诊是壮医诊断疾病常用的重要方法之一。

询诊的内容包括主症（壮医称为自然）、近症（现病史）、远事（远病史）、自身事（个人生活史）、家病史。在临诊时一般先问自然，主要让患者陈述自体感觉，即身体各部位何处不自然，全身状况是否良好等。医生通常可以通过患者所陈述的自体感觉对疾病做出大致的判断。次问近症，即直接引起的现在症、伴随症及发病过程和治疗经过，这可以帮助进一步确定疾病的病位及病性。再问远事，即回顾既往身体的健康状况（既往史）。再问自身事（个人生活史），即患者平素的起居饮食、烟酒嗜好、工作情况、婚育状况等。最后问家病史，即家族史，以了解其所患疾病是否与传染及遗传有关。询诊范围，凡寒热、饮食、二便、睡眠、三部、内外、痛舒、汗液、视听、行止等均须诊询，方能明确诊断。

三、闻诊

壮医闻诊主要指通过听声息和嗅气味来诊断疾病。声息和气味的变化是内脏生理活动和病理变化的表现。因此，壮医十分重视闻诊在临床中的作用。

（一）听声息

听声息是指听辨患者的发声、语言、呼吸、奔唉（咳嗽）、奔鹿（呕吐）、沙呃（打嗝）、嗳气、叹息、喷嚏、呵欠、肠鸣等各种声响，以收集病情资料的诊察方法。

声音的发出主要是嘘（气）的活动通过空腔、管道、器官产生振动而形成。语言声音的发出不仅是喉、会厌、舌、齿、唇、鼻等器官直接作用的结果，而且与气道、咪钵（肺）、巧坞（大脑）、咪腰（肾）等内脏的功能有着密切的关系。而其他内脏病变时，除可出现特异的声响外，亦可通过火路和龙路影响语言声音。因此，临床根据声音的变化，不仅能诊察发音器官的病变，而且可进一步推断内脏和整体的变化。呼吸的诊察包括患者呼吸的快慢是否均匀通畅、气息的强弱粗细及呼吸音的清浊等。一般来说，患者呼吸正常，是形病气未病；呼吸异常，是

NOTE

形气俱病。病态呼吸包括喘、哮等。

病变声音指疾病反映于发声、语言上的变化，以及因疾病产生的异常声音。声音的辨别要注意病变声音的高低、强弱、清浊等。一般而言，语声高亢响亮，发音连续不断，多属阳证、热毒，是正气未虚、毒盛邪实的表现；语声低微细弱，少气懒言，声音断续，前重后轻，是正气虚损的表现。

（二）嗅排泄物气味

人体气道、谷道、水道之排泄物，如痰涎、呕吐物、大便、小便、汗液以及脓液、白带等，凡腥臭异常，甚则臭不可闻者，多为热毒为患，或湿热之毒内阻。臭味不甚者，多为寒毒，或为阳虚。若见排泄物中夹血，为气道、谷道或水道由龙路、火路脉络损伤，须详细察之。

通过嗅患者身上发出的某些气味可察知某些疾病，尤其是对“巧坞”坏，神明已乱而昏不知人者，嗅体气可帮助诊断。

若患者口气臭秽，多为谷道内有宿食，或伤食，“咪胴”内热或牙疳。若口出腐臭之气，应考虑是否有内痈。鼻臭者多为鼻渊，身臭者应考虑是否有烂疮。患者有尿臊味为水道不用，见于水肿晚期，有烂苹果味见于消渴，均属危重征候。

四、按诊

壮医按诊是对患者的肌肤、手足、胸腹或其他病变部位进行触摸按压，以测知局部有无冷热、硬块、压痛、瘀块或其他异常变化，以推断疾病的病位和病性的一种诊断方法。具体操作包括按肌肤、按胸腹、按手足、按脉络、按穴位。

医生在运用壮医按诊法诊察疾病时，应充分考虑患者感受，手法切忌粗暴，天冷时要先暖手而后检查，并嘱患者主动配合，随时如实反映自己的感觉，按诊时注意患者表情变化，以察其痛苦之所在。壮医按诊运用的手法主要有触、摸、按三种。触即以手指或手掌轻触检查部位，以了解皮肤凉热、润燥等情况。摸即以手摸被检查部位，以察局部感觉及肿物形态、大小等。按即以手加力按压局部，如胸腹部、包块部位，以诊察局部有无压痛，肿块的形态、质地、大小，肿胀、压痛的程度及性质等。临床上各种手法往往综合运用，常常是先触后摸再压，由轻到重、由浅入深地进行按诊。

（一）按肌肤

按肌肤主要察肌肤之寒热、荣枯、润燥及有无肿胀等。一般而言，按之肌肤热，多为热毒为患，属阳证；初按之烫手，久按之稍轻，为热毒在表；愈按其热愈甚者，为热毒在里。凡患处喜揉喜按者，多属虚属阴；硬痛拒按者，多属实属阳。若按之肌肤干燥，甚或甲错，为阴血（勒）大亏，或龙路、火路内有瘀毒。对于四肢肿胀、按之凹陷、复原较慢者，为水肿，为水毒内聚，水道、谷道功能失调之兆；若肿胀肌肤压之下凹、举手即起，则为气肿。

对于壮医外科按诊，若毒疮按之肿硬不热、根盘散而不收、平塌漫肿者，多属痰毒寒湿内聚，为阴证。若根盘紧束，按之灼手，稍按之则疼痛、拒按，甚则手不可近者，多为热毒火毒内炽，属阳证。若毒疮按之不坚、推之不移、按而不烫手者，为未成脓；若按之边硬而顶软、有波动感，或疮部皮肤灼手者，为已成脓。轻按之即痛，甚则不可近者，为毒疮在表；若重按方痛，表面肌肤不红不热，为毒疮在里。

NOTE

（二）按胸腹

人体“咪心头”“咪钵”等重要脏器均位于胸部。按胸部可测知“咪心头”“咪钵”“嘘”“勒”功能之盛衰。

壮医学所称的“咪心头”位于左乳下，搏动应手而有力，动而不紧，缓而不急。若按左乳下“咪心头”搏动微弱无力，为“咪心头”气虚；若搏动应手过大，为精气外泄；若搏动洪大弹手，主危候，对孕妇及痨病者尤应注意。对“巧坞”神明已昏者，有时按左乳下已无搏动，但仍应积极抢救。若左乳下按之久不应手，鼻无气息，多为死候。若按之胸部饱满隆起，气短难续，多为喘证（肺气肿）之候。

无论在腹部何处按及包块，多为腹内有癥块之兆。右上腹胁下按及凹凸不平硬块，多为肝之积块（肝癌），很多肝脏病变均可在此有压痛。心窝部压痛为“咪胴”病变。按之腹部胀满，叩之如鼓，小便自利，为谷道胀气；若叩之如囊裹水，小便不利，为谷道水聚之水臌病。若腹内按及包块碍手，按之坚硬，甚则如石，推之不移，痛有定处而拒按，多为癥积，属瘀毒内阻；若包块时聚时散，或按之无形，痛无定处，多为瘕聚，属腹内气结。若腹内结聚，绕脐而痛，按之形如筋结，指下有如蚯蚓蠕动，腹壁索状凸起，散聚无常，按之移动，多为谷道虫毒内积。右下腹按之疼痛，松手后尤甚者，多为肠痈。

（三）按手足

若手足按之烫手，多为热证，属阳。若手足冰凉，冷汗淋漓，多为寒毒内盛，阳不外达。若手足冰冷，气短息微，为阳衰阴盛、阴阳离决之危候。

（四）按穴位

壮医学认为，穴位为龙路、火路网络在人体体表之网结。人体内之脏腑、骨肉，发病后都可以通过龙路、火路的沟通而影响这些网结，并引起这些网结的某种变化，如出现结节、索状物、压痛、过敏反应等。如“咪钵”有疾，有时在肺俞摸到结节，中府可有压痛；肝（咪叠）有疾，可有肝俞或期门压痛；谷道“咪胴”有疾，可在胃俞和足三里有压痛；毒瘀内聚，结为肠痈，可在上巨虚有压痛。

（五）按脉络（脉诊）

壮医脉诊是通过按脉络以诊察疾病的一种方法。对于脉诊的原理，壮医主要用龙路、火路的理论进行解释。壮医学认为：龙路、火路网络沟通人体天、人、地三部，为“嘘”“勒”运行的通路，也是毒邪内侵的途径。而壮医脉诊所选用的部位正是龙路、火路较浅表的分支，故通过脉诊，可以测知人体正气之亏盈、毒之轻重。下面以三指四肢脉诊法为例作一介绍。

三指四肢脉诊法指以手三指布成品字形，分别按四肢一定部位脉搏，从而诊断疾病。据调查，该诊法主要流传于广西柳州、河池等壮族地区。经初步临床验证，该法对诊断风湿痹证腰痛、胸痛，谷道“咪叠”“咪胴”炎症，水道淋证、妇科痛经、花肠疾患等意义较大。

1. 脉诊部位　三指四肢脉诊法采用的部位较繁杂，根据初步总结，下列部位均有人采用，且各有主候。

上肢均选用屈侧脉搏。

上臂内侧上段脉：一般候天部（头、项、咽）疾病。

上臂内侧下段脉（近肘窝处）：一般候胸部、咪心头病变。

前臂内侧上段脉：尺侧脉候谷道咪叠、咪背病变；桡侧脉候腰部疾病。

NOTE

前臂内侧下段脉：桡侧脉候上肢肩背；尺侧脉候下肢腿、膝；中线脉候谷道“咪隆”“咪胴”。

手掌心部：候“嘘”“勒”亏盈。

下肢脉诊部位取腘窝脉。

外侧脉：候腰、腿疾病。

内侧脉：候水道及咪小肚病、谷道小肠及女子花肠、男子睾丸疾病。

中部脉：候谷道“咪胴”、大肠病变。

2. 脉诊方法 壮医三指脉诊的布指与中医脉诊的寸关尺成线布指明显不同。壮医诊脉时，将右手食指、中指、无名指布成品字形，各指相互间距约 3cm 取脉。先以食指布在左下角，继以中指布在上角，再以无名指布于右下角。部位取准，布好指后，三指以均等力量，切其脉有无异常。若有异常，则采用单按法。以中指、食指、无名指在病脉部位反复导按，细辨脉候。健康脉不急不缓，往来流利，应指有力。

3. 病脉主病

急脉：每分钟 90 次以上，主热毒、火毒、痛证。

慢脉：每分钟 60 次以下，主寒毒、湿毒、痛证。

大脉：主热毒、实证、阳证。

小脉：主寒毒、虚证、阴证。

上脉：主毒邪较浅之外感证。

下脉：主毒邪较深之里证。

五、探诊

（一）壮医经筋病灶检查法

壮医经筋病灶检查法是壮医最为常用的探诊方法。本法是民间壮医黄敬伟教授发明的经筋疗法中特有的检查方法。经筋疗法是在《灵枢·经筋》的基础上，以传统经筋理论为导向，以传统经筋医术为主体，揭示人体经筋系统发生慢性积累性劳伤形成的“筋结”病灶体，用经筋手法－针刺－拔罐－辅助治疗等综合手段，从而达到“查灶诊病、消灶治病”的一种独特的诊疗方法。本检查法主要是通过双手密切配合的物理触诊为主，查明经筋病灶所在部位、形态特征及其连锁反应规律，为临床施治提供依据。

检查时两手密切配合，左手着重协助固定诊察部位及提供诊察之方便，右手根据所检查部位的生理情况，如肌筋的厚薄及层次、正常组织的张力、结构的形状等，分别运用握力、腕力、臂力及肘力协调配合，对检查区域分浅、中、深层次，由浅入深、由轻而重地，以循、触、摸、按、切、拿、弹拨、推按、拨刮、拑掐、揉捏等手法行检。通过正常与异常触觉的对比，结合患者对检查的反应，识别阳性病灶是否存在、表现的特征、所在的部位、与周围组织的关系等。对于一时难以确认的病灶需反复检查，或行会诊检查及特殊检查。对可疑菌性感染、恶性病变等病灶，要及时作相应特定检查。

（二）探病诊法

壮医探病诊法是在病情错综复杂，一时难以做出明确诊断，或患者“巧坞”已乱、昏不知人、无法询问的情况下，所采用的一些特殊诊断方法，类似于西医学的诊断性治疗。壮医有时

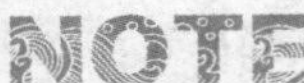

还借助探病法判断预后吉凶。探病诊法古代壮医用得较多。

1. 痧病探病法　若于患者体表见红色或紫红色痧点，或于肘窝、腘窝、舌下见青蓝色痧筋，或于患者胸背、上臂等部位刮出痕如蛇状隆起，或患者伴全身不自然，疑为痧病欲明确诊断时，可试用下述方法探病：①以生芋头一片给患者嚼，其不觉刺舌、喉痒，反觉甘甜者多为痧病。②以炒茶籽粉（即茶麸），予患者嚼，若患者觉味甘香甜者多属痧病。③嘱患者嚼生黄豆，若其觉味甘而不腥者多为痧病。④嘱患者尝水烟筒之烟油水，若患者不觉味涩苦而难入口者为痧病。⑤以辣椒或生野芋头擦患者掌心，若其不知瘙痒热辣者为痧病。⑥将石灰浸泡于开水中，令患者喝其上清液，若不觉苦涩反觉甘甜者为痧病。

2. 跌打探病法　壮医认为，若患者因跌打内伤，昏不知人，外表未见伤痕而又无人知晓其为如何跌伤时，在给予必要的检查及救护措施时，用下面方法探病，可帮助诊断。取酸橙叶适量，捣烂后搽患者全身，可使受伤部位现出瘀斑。需要注意的是，若未见瘀斑，也不能排除患者有跌打损伤的可能，应全面诊察。

3. 预后探病法　古代壮医认为：用剪刀剪下患者的一把头发，并将之投掷于地，若头发成团、聚而不散者，预后尚好；若头发散乱而不聚者，则预后较差，多为不治之症。现代壮医经验：刺患者中指尖取血数滴，医生肉眼观察并以手指擦拭，色红活而质黏稠者，预后较好；色淡或暗黑而黏性差者，预后不良。

第三节　壮医特色诊断方法

一、壮医目诊

壮医目诊（“勒答”诊）即“观目诊病”，是壮医最具特色的诊断方法之一，属壮医望诊的内容。壮医借助放大镜，通过观察白睛上龙路的脉络和斑点的形色及位置来判断疾病的病位与病性。

壮族称眼睛为“勒答”，壮医在诊察疾病上，把“勒答”诊放在极为重要的位置。壮医学认为“勒答”是天地人三气精华之所系，为天地赋予人体的窗口，为光明的使者。人体三道两路之精气皆上注于目，目得天地人三气之养而能视。人体的龙路和火路上通于“勒答”（目），内脏之精“嘘”（气）、“勒”（血）皆亦上注于“勒答”（目），且“勒答”（目）生长在“巧坞”（大脑）之前，直接受“巧坞”（大脑）指挥，所以“勒答”（目）能反映人体内脏、“嘘”（气）、“勒”（血）、谷道、气道、水道、龙路、火路和“巧坞”（大脑）的生理和病理状况。目能包涵一切、洞察一切，病理状态下，目也能反映百病，故许多疾病都可以通过目诊诊断出来。目诊可以早期诊察疾病的病位与病性，推测疾病的轻重和预后。

（一）目诊的操作规范

可以根据病情让患者采取坐位、卧位或站位。先嘱患者双目往前平视，并缓缓地左右转动眼珠以方便观察。医生一手持放大镜（无放大镜者不用亦可），另一手持手电筒照射患者“勒答”（眼睛），以看得清楚为度。然后医生用食指和拇指分开患者的上下眼皮，瞩患者将视线集中于其脚尖，以充分暴露白睛（巩膜）区域。

NOTE

（二）目诊的定位方法

1. 白睛时钟十二等分标记法 将每一侧眼睛的白睛分为 12 个部位。在瞳孔正中做垂线和横线，交叉于瞳孔正中，以球结膜缘为边，上缘为 12 点，下缘为 6 点，左侧为 3 点，右侧为 9 点，以此类推分为 12 个区点。

2. 白睛投影区标记法 壮医目诊认为，人体的各个部位有规律地投影在眼球结膜上。身体上部在瞳孔水平线之上，下部在水平线以下，左侧在瞳孔垂线左边，右侧在瞳孔垂线右边。

3. 黑睛投影区标记法 壮医目诊认为，黑膜（虹膜）分为 7 个环，每个环代表一个部位、器官和功能。在第六环即器官的投影节段中有规律地排列着各个器官部位的投影。壮医制定了操作的规范和定位的规范，根据定位区上的各种征象，就可以推断相关脏腑的病变。

（三）目诊的临床意义

"勒答"（目）之白睛出现的龙路脉络及斑点的形态和颜色是壮医判断疾病的病理变化性质的重要依据。

1. 白睛龙路脉络的形色

（1）*龙路脉络的形态* 龙路脉络弯曲较多、弯度较大，为重病、势急；弯曲较少、弯度较小，为轻病、势缓。龙路脉络边界浸润混浊、模糊不清，为体内有湿毒为患；龙路脉络多而散乱，分布毫无规则，为风毒作祟；龙路脉络多而集中，靠近瞳仁，为火毒热毒作怪；龙路脉络分散，远离瞳仁，乃寒湿之毒或风寒之毒为患；而龙路脉络呈穗状、扫帚状或荷花状，多为恶性病变。

（2）*龙路脉络的颜色* 龙路脉络的颜色过深，呈深红色或绛红色，表示该反应区对应的内脏有宿疾；龙路脉络的颜色较浅，呈鲜红色或粉红色，表示该反应区对应的内脏新病不久，或病较轻。

2. 白睛斑点的形色 白睛上有黑斑、黑点，为体内有血滞，常见于龙路、火路不通的疾病。若黑斑、黑点的边缘浸润，则多为恶性病变。白睛上有蓝点、蓝斑，为谷道虫毒内积。

3. 临证分型 壮医根据异常变化出现在巩膜上的位置和形象，测知病变的器官、部位及性质，然后根据患者巩膜上的脉络形态、颜色及有无斑点等情况进行分型。一般来说，脉络着色深（绛红色、深红色）提示久病；脉络着色浅（鲜红色、粉红色）提示新病。脉络弯曲频率密集提示重病、急病；脉络弯曲频率缓提示病情轻缓。此外，还要分辨不同的兼症，临证常见的情况如下。

（1）*夹湿型* 脉络边缘浸润混浊、界限不清为夹有湿气。

（2）*夹风型* 脉络散乱多为有风。

（3）*夹火型* 脉络多且集中、靠近瞳孔者为多火。

（4）*夹寒型* 脉络散、靠眼球边缘为有寒。

（5）*夹瘀型* 巩膜上有黑斑为夹有瘀血，有蓝斑为虫积。

4. 六步积分法 通过目诊的检查，壮医根据患者眼睛的白睛和黑睛相应的反应区所获得的阳性眼征，尤其是白睛上脉络的走向、大小、颜色、弯曲度及末端瘀点瘀斑大小，以及黑睛的改变等进行评判积分，以利于分析和诊断。分值越高，准确率越高。积分超过 13 分者，结合临床表现可确诊；积分 10 ～ 13 分者为疑似，须结合临床表现进一步确诊。具体方法见表 4–1。

NOTE

表 4–1　六步积分法

项目步骤	积分		
	3	2	1
第一步：脉络走向	伸向瞳孔或离断	伸向其他	杂乱无章
第二步：脉络大小	根部粗大或整体粗大	一般粗大	细小
第三步：脉络颜色	深红、绛紫色	鲜红色	淡红色
第四步：脉络弯曲度	螺旋状或弯曲度大	蛇形	较直或不规则
第五步：脉络末端斑点	斑块或大斑点	小斑点	无斑点
第六步：黑睛的变化	凹陷、穹隆、代谢环变化、瞳孔异常	代谢环变化 黑线或黑点	瞳孔异常

5. 目诊规律总结　着色深浅判新久，弯曲频率别轻重，脉络混浊有湿毒，脉络散乱为风毒，脉络近瞳属于火，脉络靠边属于寒，黑斑瘀来蓝斑虫，目诊仔细辨分明。

6. 部分病证的壮医目诊指征

（1）谷道常见疾病目诊指征

肝硬化：眼睛白睛上肝区脉络增粗，弯曲多、弯度大，脉络多而集中，靠近瞳仁，色深红，脉络边界浸润混浊、模糊不清，末端可见瘀点，黑睛肝区有凹陷、穹隆、消化环残缺不全。

消化性溃疡：巩膜胃肠区有以 12 点或 6 点为中线的大 U 或倒 U、Y 状脉络分布，根部增粗、曲张、色鲜红，且近虹膜端有顶部带瘀点的脉络分支，或该区巩膜、虹膜交界处兼有瘀点。黑睛消化环纹理不均匀，时粗时细，时疏时密。

糖尿病：白睛上常有小红点出现，这是毛细血管末端扩张所致，黑睛上双眼虹膜卷缩轮有典型念珠刻痕，状如蔷薇疹或蔷薇花瓣。

（2）气道常见疾病目诊指征

咳痰：眼睛白睛上脉络颜色呈深红色，脉络弯曲多而散乱如蜘蛛网，并且脉络边界浸润浑浊、模糊不清。

咽痛：眼睛白睛上鼻咽反应区脉络弯曲多，弯度大而集中，靠近瞳仁。

风病：目诊见脉络多而散乱，分布毫无规则，色绛红。

（3）水道常见疾病目诊指征

淋病：定位为左眼白睛 6 ～ 7 点处，右眼巩膜 5 ～ 6 点处，表现为左眼或右眼或双眼反应区有增粗、弯曲多、弯度大、赤红或淡蓝血管向瞳孔方向延伸。急性感染则见血管赤红，突出明显。

风湿病：眼睛上脉络边界浑浊、模糊不清，色绛红。

（4）龙路常见疾病目诊指征

子宫肌瘤：定位为左右眼巩膜约 6 点处，表现为左眼或右眼或双眼反应区有增粗、弯曲且靠近瞳孔方向、带圆形瘀点的血管，类蝌蚪状。黑睛生殖器反应区颜色浓厚、变暗。

输卵管堵塞：白睛上约 6 点处可见脉络弯曲、增粗或螺旋状，在白睛某处突然出现脉络中断，末端可见瘀点。部分患者在白睛约 12 点亦出现脉络增粗、弯曲、中断，末端见瘀点。少

NOTE

部分患者仅见白睛 6 点处脉络增多、散乱、色鲜红表现。

（5）火路常见疾病目诊指征

中毒：上脉络弯曲多、弯度大，色青紫或青黑。

腰椎间盘突出：白睛 12 点处血管弯曲如蛇形，向下延伸，近瞳孔处可见大小不一的瘀点。如有下肢麻木疼痛症状，则白睛 6 点处见脉络增粗，呈螺旋状延伸。

高血压：双眼白睛 11 ～ 12 点，即“头部”反应区脉络增粗、扩张、弯曲或呈螺旋状，部分脉络末端见深色斑点，病程长者脉络颜色深暗，病程短者脉络颜色鲜红。双眼黑睛周围出现一色彩浓厚的乳白色环，周围纤维紊乱、模糊不清，尤其在上部脑区，乳白色雾状影明显增厚。

二、壮医甲诊

壮医甲诊又叫察甲诊病，是壮医常用的一种简便易行的诊断方法。本法主要是通过对患者爪甲的形状、质地、色泽和斑痕等变化进行观察，来辨别疾病所在的脏腑区域、寒热虚实、邪正盛衰和预后转归等情况。壮医甲诊是壮医自成体系和独具特色的诊病方法，也是壮医望诊的内容之一，是临床初步诊断和辅助诊断以及预测疾病的重要方法之一。通过甲诊收集到的临床资料能在一定程度上反映病程进展、预后及转归。壮医甲诊方便易行，具有简单、独特、快捷的特点，在壮族地区应用较广，有较大的临床实用价值。

壮医认为，人体主要由脏腑、骨肉、气血构造而成。在正常情况下，营养物质和气血精微通过龙路、火路输布，使人体的正常生命活动得以维持。在疾病过程中，毒邪内侵，亦以龙路、火路作为通道。正气内虚，可导致龙路、火路及其通达的人体各组织器官失于荣养。而手部指甲上下密布龙路、火路网络分支的末梢，整个指甲犹如反映人体内在状况的一面镜子。人体疾病过程中，毒之轻重、“嘘”（气）“勒”（血）之盈亏、内脏和“夺”（骨）“诺”（肉）之功能状态，都可从指甲上反映出来。

（一）壮医临床，甲诊为先

壮医学认为，人体气血网络以指甲部位最为密集，而手部网络是与躯肢百节、脏腑气血密切联系的。凡人体脏腑虚实、气血盛衰、邪正进退等均能引起甲象变化，都能从指甲反映出来。当脏腑发生病变时，就会在指甲相应的部位出现异常征象，故可通过甲诊探知脏腑的有关病证。所以在临床中，壮医对各种错综复杂的病证，都要症状与甲象合参，遇到疑难杂症时，有的要舍症从甲；在甲脉合参时，有的还要舍脉从甲。察甲诊病在壮医临床中具有重要的地位。

（二）与脏腑的络属关系

壮医根据各指甲所络属脏腑的不同，通过观察各指甲的色泽、形态、斑点、光滑度、纹理等，作为脏腑气血生理病理变化的诊断依据，从而可探知人体脏腑不同的病理反应和寒热虚实。初步研究表明：人体五脏六腑与指甲的络属关系是：拇指甲内络“咪隆”和“咪胴”（即脾、胃），故脾、胃和消化系的疾病大都可以在拇指甲上反映出来；食指甲内络“咪钵”和“咪虽”（即肺和大肠），故呼吸系统的疾病和肠道的疾病大都可以在食指甲上反映出来；中指甲内络“咪心头”和“咪虽”（即心和小肠），故心脏或肠道的疾病大都可以在中指甲上反映出来；无名指甲内络“咪叠”和“咪背”（即肝和胆），故肝胆的疾病大都可以在无名指甲上反映

NOTE

出来；小指甲内络“咪腰”“咪小肚”和“咪花肠”（即肾、膀胱和胞宫），故肾及生殖系统疾病大多可以反映在小指甲上。壮医认为，人体脏腑的疾病都可以在其所络属的指甲上反映出来。而“咪胴”和“咪虽”（即胃、十二指肠、大肠、小肠等）胃肠疾病分布较分散，可以在拇指甲、食指甲、中指甲上留下痕迹，所以在临床诊断时须结合其他诊断方法加以确诊。

（三）甲诊观察方法

检查时，在自然光线下，让患者俯掌，各指自然伸直，向前平伸，充分暴露爪甲，医生于相距约 33cm 处以目直接观察。医生先将十指甲整体审视一遍，然后再逐个指甲仔细诊视。具体还可以用对手拇食指夹持患者手指末节两侧，固定指端，再以另一手拇食指持于该指甲两侧缘的前 1/3 处，通过仔细查看，或以捏、推、挤、压等动作，逐一检查各指指甲体、甲床、月痕、皱襞等，分辨其形状、质地、颜色、光泽度、动态等情况。一般诊视时，应两手指甲互相对比，必要时亦可诊察两足趾甲。临证时如遇目视不清楚时，还可用 5 ～ 10 倍放大镜进行辅助诊察。

（四）壮医甲象的种类

壮医学认为，除本色甲象外，每一种甲象都各有其特定的临床意义，可提示一种或多种疾病的存在及轻重缓急和预后等情况。初步研究表明，壮医的甲象辨证要点主要有本色甲、白色甲、红色甲、斑点甲、半黑半白甲、黑色甲、青紫甲、红紫甲、蓝色甲、葱管甲、蒜头甲、鱼鳞甲、瘪螺甲、羹匙甲、扭曲甲、嵴棱甲、萎缩甲、软薄甲、癥瘕甲、胬肉甲、啃缺甲、粗厚甲、横沟甲、纵沟甲、横纹甲、纵纹甲、脆裂甲、透关甲等。

（五）甲诊的内容

1. 观指甲颜色　淡红有光泽为正常甲色，其色过深过浅均为有疾（天气变化等影响除外）。压按甲尖后，指甲由红润变为白色，但放开后马上恢复原色。观察指甲的颜色，实际上主要是透过透明的甲体察看甲床的颜色。一般可分为自然观察和按甲观察两种观察指甲颜色的方法。

（1）自然察色　在自然俯掌平放的情况下，直接地观察指甲的颜色，来诊察病情。其内容分述如下。

甲色鲜明多为新病、轻较病；甲色晦暗多为宿疾、较重病。

甲色鲜红或深红为热毒为患，甲色绛红，为热毒深重。

甲色青紫或紫黑为寒毒血滞或热毒血壅，龙路、火路瘀阻。

甲色黄多为黄病。

甲色淡白为“勒”（血）虚之征兆。

甲色苍白多为“嘘”（气）“勒”（血）不足之象，或为寒毒。

甲中央自甲根至甲床远端呈现有模糊之黑滞者，为阳衰阴盛之征兆。

甲呈现滞暗，压之不易散开者，为“夹色”病的征兆，心阳虚阴盛亦可见之。

甲有絮状白点或白斑，为谷道功能不足或有虫毒。

甲有芝麻状的黑点（大于头发丝），表示患者曾有外伤病史（黑点在右手为左侧身躯受伤）。

甲远端靠近甲缘处呈现弧形且背弓向末端的红线，为患者有腰胀、失眠及多梦之征象。

（2）按甲察色　在自然俯掌平放的情况下，配以拇指用适当的力度按压甲尖，或以拇指和食指用适中的力度按压指甲两侧，再观察指甲的颜色和颜色形成的形状及其变化情况来诊察病

NOTE

情。其内容分述如下。

按压甲尖然后放开，甲色不恢复或久久未恢复为红润色，表示“嘘”（气）“勒”（血）不足，龙路和火路网络不得充盈，或内有寒毒，龙路不畅。

按压左手食指的指甲两侧，指甲根部出现红润的三角形如山，是无病；如果红色归于指甲尖，是“咪心头”（心）有疼痛；红色上升变黄，为“咪心头”（心）有热毒。

按压右手食指的指甲两侧，红色散，为呼吸不利，声嘶哑；红色归根，为“咪钵”（肺）有病。

按压左手中指的指甲两侧，凡红色在指甲根如山形，为无病；如红色归于下，为人不舒畅；红色归指尖，为经常出现头晕、头痛。

按压右手中指的指甲两侧，红色散变丝状，为四肢无力；红色升有黄色，为消化不良；红色归于两边，中间出现白色，为手足尖必有麻木感；若无红色或呈灰色，为全身软弱无力。

按压左手无名指的指甲两侧，红色散开，为有腰痛现象；红色归根部，为有手足麻木；指甲双外侧有红色，中间无红色，定是耳鸣或耳聋；红色沿手指甲两边散开、有黄色者，属月事不调；其血色出现半圆形者，必是妊娠。

按压右手无名指的指甲两侧，红色向上升者，为有身骨酸累；出现灰紫色，有脊骨两边到头部均有疼痛；指甲两旁有红色、中间无红色，为有关节疼痛；上端无红色，为有夜尿多；全部无红色或呈灰紫色，为膀胱痛或淋病。

以上按压甲以察甲色的甲诊方法乃口耳相传下来，有待深入研究。

此外，观甲之颜色，还应注意染甲情况，以免误诊。

2. 观甲质　正常指甲表面光滑、厚薄均匀、质地坚韧。

甲体呈细小竖条纹路，或甲软而不坚，为“嘘”（气）“勒”（血）不足，指甲失养。

甲薄而脆，色鲜红，为阴衰阳盛；色淡白或苍白，甚至易断裂，主“勒”（血）不足，常见于久病体弱、营养不良者。

若指甲增厚，凹凸不平，为湿热痰饮诸毒内阻，尤以水湿之毒多见。

甲体中间凸起，两边凹陷，呈明显弓形，表示有痰毒阴邪内聚，甚或有癥积肿块。

3. 观月痕　月痕在指甲根部，呈一弯新月的形状。健康男性的拇指月痕约3mm，自食指、中指、无名指依次递减，女性的月痕略小。

月痕暴露太多，为内脏“嘘”（气）“勒”（血）亏虚，阴精外泄。月痕暴露太少，甚或全无，为阳衰而寒毒内盛，主寒毒阴证。

4. 观甲襞　正常甲襞边缘平滑呈弧线形，与甲体结合紧密，保护甲沟不致显露，其颜色淡红润泽。

甲襞颜色异常，呈苍白、紫绛、乌黑、黄浊和杂色斑驳等，或甲襞形质改变，呈干瘪、枯涩和起刺等，概与毒邪内盛，或“嘘”（气）“勒”（血）荣枯有关，须仔细分辨。

5. 主要甲象及临床意义

（1）本色甲　指甲与手指长短宽窄相称，一般长四宽三。甲体微曲，从侧面观察略弯曲有一定的弧度，厚薄均匀，质地坚韧而有弹性，表面平滑光洁。正常颜色以各指甲平均色度为底色，颜色淡红而鲜明，光泽而润活。月痕清晰。指甲轻按变白，放手即变红色。甲床无斑纹瘀点。这是健康甲象，壮医亦称常甲。

（2）白色甲　指甲枯萎，甲板部分或全部变白，色白无华，质地疏松。月痕枯涩如白粉状。此多为寒毒内盛，或气血亏虚，“勒”亏（贫血）症，或“咪隆”“咪腰”阳衰。

（3）红色甲　红甲主热证，可见于甲亢患者或感冒发热患者。鲜红为血热，暗红为血瘀，暗甚则瘀重。色淡为血虚，色淡有斑点浮现多提示“咪胴”（胃）“咪虽”（肠）疾病。

（4）斑点甲　甲板或甲床上出现各色斑点。白斑常见于嘘（气）积、胸满、肿胀、咳喘，或提示缺钙、虫积等症；黄赤为湿毒、热毒内蕴；青斑为寒毒、痛证；紫赤斑为热毒化火，风毒内动，瘀毒内阻龙路、火路之络，多为“咪心头”疾病，常见于心胸痹痛等症；而点彩状甲则可见于银屑病。

（5）半黑半白甲　半黑半白指甲是一个具有特异性的体征，多提示“咪叠”（肝）、“咪腰”（肾）功能低下，主危症、重症。

（6）黑色甲　甲根黑如炭，甲床有黯黑斑，月痕呈棕灰色，主寒毒、瘀毒极盛，或热毒极盛、阴伤津涸。甲黑提示曾有脏器功能低下、气血运行不畅、经络不通、瘀血内阻、寒毒内盛或一些急性病证或疼痛性疾病等。黑色且甲中有斑点或斑块则提示有瘀血、虚劳、癌症或“咪心头”疾病、“巧坞”病（如脑梗死）等。久病见黑甲，多为“咪心头”“咪叠”“咪腰”不用，主危症、重症。

（7）青紫甲　甲呈青紫色，以指压甲根，甲床泛现青紫色，无光泽，主火毒极重，痰毒极盛，风毒内动。临床可见于系统性红斑狼疮、冻疮、硬皮病等疾病，亦可见于惊风及其他病证。壮医学认为，若久病或虚证见青紫甲者，为恶候，多提示“巧坞”已乱，为危象。

（8）红紫甲　甲体呈红紫色，以指压甲体，甲床呈红紫或深紫色，松开后复原，主热毒证、火毒证、痧病、暑毒等，多为风热毒盛，毒邪侵犯“巧坞”，或历节风、痹证等。

（9）蓝色甲　全甲呈蓝色，压之难褪色，复原慢，月痕混浊无光，多为“嘘”“勒”虚衰，血瘀毒滞，三道两路受阻，“咪心头”“咪叠”为毒邪中伤，主毒蕴脏腑，病情重笃。本甲象临床也可见于误吃发芽土豆或误吃烂白菜引起的中毒等病证。

（10）葱管甲　甲体过度卷曲如葱管状，甲根枯槁，甲面无华，压之则甲根白，复原慢，主久病体质虚损，“嘘”“勒”亏虚，精枯不荣。本甲象临床也可见于过度安逸不劳作者。

（11）蒜头甲　甲板增宽并向指尖弯曲，指端末节异常粗大如蒜头，甲面粗糙，透明度差，主瘀毒内阻之证。多为咪心头、咪钵受壅阻塞，常见于咳、喘、劳瘵、痰饮、胸痹、积聚等病证，也可见于气虚血瘀、毒结脏腑而致的肿瘤、癌症等病证。

（12）鱼鳞甲　甲板粗糙干涩，状如枯鱼之鳞，有散在凹点，甲床深层晦暗有瘀斑，月痕萎缩，甲襞边缘不整。提示“咪隆”“咪胴”“咪腰”诸脏虚损，功能低下，精华不布，而致水毒湿毒内留。

（13）瘪螺甲　指甲瘪缩，甲体塌缩，甲床苍白，甲板干涩无光泽，月痕白如铅粉，甲襞皱缩灰枯。常见于痧、瘴、风、湿、毒等时邪侵袭，致谷道失常，“咪隆”“咪胴”不运，暴吐暴泻之瘪螺痧、绞肠痧、霍乱等。由于暴病脱水，失津枯涸，诸脏失养，为重笃之症。

（14）羹匙甲　甲体反卷，甲面干枯，甲床淡白，中间凹陷，周边翘起，其状如勺似匙，能容水珠，故又称反甲。多为谷道不畅，“咪隆”“咪胴”功能失调，诸脏失养，“嘘”“勒”亏虚，以致身体虚弱。常见于重病久病、小儿疳积、五软五迟、肿瘤或癌症后期等。本甲象还可见于一些长期接触酸、碱、水泥职业工作的人，临床可结合周身皮损及症状变化，采取相应预

NOTE

防和治疗措施。

（15）扭曲甲　整个甲体畸形扭曲，甲面纵线呈多向不规则反曲线，弯曲甲沿纵轴弯曲呈羊角状，弯曲甲沿横甲伸入侧沟，甲床有斑、暗点，月痕不显。主“咪叠”郁滞，积聚日久，临床一些肿瘤、银屑病、脊髓病变也可见这一甲象。

（16）嵴棱甲　甲体棱线呈脊状凸起，由甲根向远端起纵行嵴棱，数目多少不等，往往平行，甲板不透明，甲床夹杂斑纹瘀点，不同层次交错，月痕粗涩。多为“咪腰”亏虚不足，“嘘”“勒”虚弱，“咪叠”之气横逆或上亢，甚则郁而化火之病证；亦有因甲床甲板损伤而致嵴棱者。

（17）萎缩甲　表现为甲体萎缩，甲板变小变薄，形如枯叶，甲床干枯，显露部粗涩，甲根处如初生之虫翅，乃至消失，但全身症状多不明显，称为甲萎缩。多为“咪心头”不足，精“勒”亏虚，爪甲不荣。本甲征临床可见于先天性甲发育不良症，而其他如外伤、麻风、硬皮病、扁平苔藓、毛囊角化病等，亦可以伴有甲萎缩。临床应结合其皮损进行鉴别，以治疗原发病为主。

（18）软薄甲　甲体萎缩变薄，质软畸形，甲床淡白，时现瘀点，月痕苍白、变小，甲襞苍白，皮屑剥落，有时甲板破损，甚或脱落，故又称软化甲。主虚，多因“嘘”“勒”虚弱，“咪腰”精虚不足，“咪叠”阴“勒”不足，筋脉失养，龙路网络血气不和甚或不通，精华不布，发育迟滞所致。常见于正常儿童及虚劳诸不足之疾。

（19）癥瘕甲　甲面凹凸不平，甲下积聚赘疣，软者为血瘀，坚者为骨疣，甲层粗涩，月痕畸形。多为“嘘”“勒”运行不畅，龙路、火路瘀毒内阻，致瘕积之疾。

（20）胬肉甲　甲襞臃肿增厚，皱襞贯入甲床，甲体混浊不明，胬肉盘根，层次交错，甲板缺损，胬肉遮蔽月痕。多为谷道受阻，嘘滞不顺，“咪隆”“咪胴”功能紊乱，湿热毒邪内阻，临床常见于谷道病证。

（21）啃缺甲　患者常自咬甲缘，甲体残缺不整，呈锯齿状，甲面无光泽，疏松软化，甲沟发红或甲体凹陷，甲板出现轻重不同损伤，如甲下出血等。多为谷道嘘滞，临床常见于小儿疳积、食积、肠道寄生虫等疾病。

（22）粗厚甲　甲板明显增厚，甚至数倍于常人，质粗糙易脆裂，甲体混浊或畸形，色发黄或灰白无华，或见点状凹凸，甲床枯涩，月痕苍枯。多为“嘘”“勒”亏损，风盛燥劫所致。常见于各种皮肤病，如先天性厚甲病、掌跖角化病、毛周角化病、甲癣、梅毒等。

（23）横沟甲　甲根部或中部出现一条或数条横行凹陷的沟纹，甲板各层次疏松，表面灰白无华，甲体凹陷状如横沟或波浪，逐渐前移至甲缘，月痕干涩如积垢，边缘不清，甲襞与甲根结合不齐。多为“嘘”“勒”不足，“咪叠”“咪钵”（肝肺）郁热化火，热毒伤阴，爪甲失荣而致。常见于热病（如麻疹、肺炎、猩红热等）之后，肌肤风燥病证，多提示为急症、重症。

（24）纵沟甲　表现为甲板中央出现显著的纵行沟纹，甲板远端可伴有裂隙或分层，而全身症状常不明显，多为“嘘”“勒”亏虚，“咪叠”阴勒不足，“咪钵”阴虚，嘘津不布所致。临床常见于“咪钵”（呼吸系统）疾病，或甲床损伤、毛囊角化；也可见于外伤、扁平苔藓等。

（25）纵纹甲　甲体出现一条或数条纵行轮纹，颜色变深，甲层粗涩。多为谷道受阻不畅，“咪隆”“咪胴”功能失调，诸脏失养所致。

NOTE

（26）横纹甲　指甲纵横轮纹异常，甲板出现显著的形态多种的横形轮纹，颜色变深，甲层粗涩。属指甲营养不良症，多为“嘘”“勒”亏虚，“咪叠”阴勒不足，“咪钵”阴虚，嘘津不布所致。常见于“咪叠”（肝）病、“巧坞”病（心肌梗死）前兆。

（27）脆裂甲　甲板薄，甲体不坚且失韧度，易碎易裂，指尖断面可见层状分离，或甲板自游离缘起，向甲根部发展裂隙，甲床枯涩有斑点，月痕苍白混浊。多为“勒”亏精损，“咪叠”之气横逆，热毒伤阴，风燥之毒偏盛，“嘘”“勒”运行障碍所致。本甲象临床多见于甲亢患者。

（28）透关甲　指小儿指纹的显现部分，从第一指节经第二、第三指节一直延伸到指甲端处，提示病情严重，微循环障碍。

三、壮医腹诊

壮医腹诊为壮医按诊内容之一，但部分腹诊法如农氏腹诊法独具特色，故单独予以介绍。从位置结构看，腹内为谷道、水道要塞。谷道脏器“咪叠”“咪背”“咪隆”“咪曼”“咪胴”“咪虽”，水道脏器“咪腰”“咪小肚”，妇人之“咪花肠”等皆位于腹内，谷道、水道为人体精华化生、废物外排之所，而这正是维持人体正常生命活动的基础。故全身正气之盛衰，特别是谷道、水道各脏器病变，皆可通过腹诊察而得之。

（一）一般腹诊法

1. 目测腹诊　正常情况下，成年人仰卧放松时，腹部平坦，小儿、胖人腹部可微隆起，特别是孕妇腹部隆起更高。瘦者腹部略低凹，在腹部皮肤上看不到青筋，脐微微内凹。腹诊时，要注意观察腹部有无隆起或凹陷，皮肤颜色有无异常，腹部脉络有无怒张，能否看到腹内谷道器官如“咪胴”“咪虽”等蠕动的波形等。对小儿，尤其是新生儿，更应观察脐部有无脓血。腹部脉络暴露、纵横交错，全腹膨隆如孕妇，多为水毒、瘀毒内聚之臌疾。全腹鼓胀，但无脉络显露，得矢气稍舒者，多为谷道不通甚或完全闭塞之胀气。腹部隆起、触及肿块者，多为虫毒内积或癥瘕积聚之证，多为气、血、毒、瘀内阻所致。全腹下陷如舟，多见于谷道失约、吐泻不止者及久病、重病精血严重亏耗者。若腹凹如舟，腹肌僵硬如板，应考虑为“咪胴”（胃）溃烂穿孔。

2. 触按腹诊　通过触按腹部，了解局部的凉热、软硬、胀满、肿块、压痛等情况，以此来推测有关内脏的病变及其性质。

（二）农氏腹诊法

农氏腹诊法是广西马山县名老壮医农秀香祖传的主要用于诊断妇科疾病的方法。农氏从16岁开始运用此法诊病。农氏腹诊法由农秀香之祖父所传，至今已有100多年的历史。

1. 理论依据　农氏腹诊法主要通过检查脐部及腹部血脉的跳动情况来诊断疾病。农氏认为其理论依据是：人体胚胎的形成，最初是通过花肠（系指输卵管）。连接母体的脐带，是婴儿吸取营养的唯一通路，是血脉的汇集点，而脐部则是花肠所在之处，其正常与否影响到人体生理功能。全身的病理变化都可以在脐周血脉上反映出来，故检查脐部及脐周血脉变化可以诊察疾病。从壮医“嘘”、“勒”、精、龙路、火路理论来看，龙路、火路网络沟通人体内外，毒邪假此道以内侵，“嘘”、“勒”、精、津诸营养物质假此道以布。脐周血脉为龙路、火路的网络分支，位较浅而露于外，而脐部为龙路、火路的一个特殊网结，先天时连通花肠、连接母胎（儿），后天时连通谷道，连接脾胃（咪隆、咪胴）。由此，人体精气之盛衰、入侵毒邪之轻重，

NOTE

皆可通过脐部及脐周血脉察而得之。

2. 检查方法　操作时，医生以右手中指按压脐部，仔细观察脐部血脉跳动的节律、强弱及浮沉，以左手手背或四指依次按压脐部周围相应的反映点，观察血脉的流动情况及其相互关系。具体操作：医生以右手中指按压患者脐部，分别走（意为检查）中（人）、上（天）、下（地）部及左右各部血脉跳动情况。天部主巧坞、面、胸、咪心头、咪钵等器官疾病，地部主花肠等下方疾病，左侧为血（勒）路，右侧为黄水通道。以左手中指先走下腹中点（子宫点），接着中指、无名指定双侧膀胱线（咪小肚及附件），再依次走上方两条火线，心窝（心点）、双侧肾（咪腰）点及肝（咪叠）部、锁骨上窝、肺（咪钵）点等部位。

NOTE

第五章 壮药学基础

第一节 壮药学概述

壮药是指在壮医理论和经验指导下，用于防病治病的天然药物。壮药具有民族性、地域性和传统性。壮药根据其来源不同，可分为植物药、动物药和矿物药三大类。壮医是中国传统医学的重要组成部分，壮药是壮族人民长期同疾病斗争的经验结晶，具有悠久的历史。行之有效的大量单方、复方、验方及秘方，千百年来为壮族人民的健康与繁衍生息做出了重要贡献，至今仍是壮族人民赖以防病治病的有力武器。

一、壮药的起源

壮族聚居的亚热带地区常年气候温和，雨量充沛，山高林茂，动植物及矿藏资源十分丰富，是天然药物的宝库。据统计，目前发掘使用的壮药有2000余种。《山海经》中就有对壮药的记载。《神农本草经》收载有壮族地区盛产的菌桂、牡桂、薏苡仁、丹砂、钟乳石等壮药，所记载的125味“下药”中，大部分品种出产于壮族地区。《新修本草》也收载有众多壮药。唐代陈藏器所著《本草拾遗》中收载有著名的壮医解毒药——陈家白药和甘家白药。毒药与解毒药的应用是壮医用药的一大特色。到了明代，许多壮药通过李时珍的《本草纲目》传播，成了至今常用的中药。此外，壮医将丹砂烧炼成水银，将田七推介到全国各地使用，使人们逐渐认识了壮药。如今中医使用的许多名贵中药，其基础首先是壮药，如田七、肉桂、薏苡仁、蛤蚧、罗汉果、铁冬青等。就田七而言，因产于广西壮族地区的靖西、那坡、田东、田阳一带，商贾于田州交易而得名。《本草纲目》云：田七“生广西南丹诸州番峒深山中。”明以前，中原医家尚不知田七为何物，而壮族人民早已对它的应用了如指掌。除了历代的本草著作对壮药有所记载外，相关史籍也对壮药和壮医的用药经验有着比较详细的记载。如清代的广西和云南的地方志，对壮药的形态、产地、生长环境、功效、性味等众多方面都有较为详细的记述。尤其对于壮药治疗毒蛇咬伤、跌打损伤、风湿骨痛、中毒、痧、瘴、风、蛊、杂病的治疗记述比较全面，对毒药与解毒药的应用和制作也具有独到之处，对动物药及矿物药的使用、对药酒的炮制以及药膳的烹制更为见长。壮医用药的特点是专病专方、专病专药、简便廉验、就地取材，或自种，或自采。因此，具有较为独到的加工炮制方法，对药物的临床应用研究也颇有见地。

二、壮药学的发展

20世纪50～60年代，广西就开始开展对中草药资源的普查和发掘整理工作。1974年5月出版的《广西本草选编》所收载的常用民族药、中草药达1000多种。1978～1979年开展的少数民族医药普查工作，所编写的《广西民族药简编》收载了民族药1021种，其中壮族民

NOTE

间常用药为600多种。广西药用植物园编写的《药用植物名录》收录的药用植物品种为1855种。广西中医药研究所编写的《广西药用植物名录》收录的药用植物达3623种，其中含有大量的壮药。广西中医学院（现为广西中医药大学）林吕何编著的《广西药用动物》收载的广西特有动物药种类达125种。方鼎等编著的《壮族民间用药选编》收载的壮族民间常用药500多种。1987年第三次全国中草药资源普查结果显示，广西的中草药资源品种为4623种。1993年，陈秀香等主编的《广西壮药简编》收载药物1986种，每种药物分别记载壮语药名、汉文名、别名、药物来源、生境分布、药用部位、效用、用量和成分等。1993年，黄汉儒等主编的《广西民族医药验方汇编》收集包括壮药方在内的民族民间验方6000多条。壮医的阴阳为本、三气同步、脏腑气血骨肉、三道两路、毒虚致病学说和调气解毒补虚治疗原则的确定，表明壮医理论体系已基本形成。

2003年出版的由朱华等编著的《中国壮药原色图谱》，全书内文有壮、汉、英文三种文字，记载常用壮药219种，按药物的功效进行编目，每种壮药均按汉文名称、壮文名、英文名、来源、形态、分布、采集加工、性能、主治、用法用量等项编写，并配有形态真实的彩色照片。

2003年出版的由朱华、韦松基主编的《常用壮药生药学质量标准研究》是我国第一本关于壮药生药学的专著，记载常用壮药226种，按药物来源进行排列，依次为根及根状茎类、茎类、叶类、花类、果实及种子类、全草类。每种壮药按汉文名称、壮文名、别名、来源、生境分布、性状鉴别、显微鉴别（组织结构、粉末特征）、理化鉴别、化学成分、功效主治顺序描述，每味药物附有植物形态（或药材形态）、组织结构及粉末特征图。

2003年出版的由朱华主编的《中国壮药志》（第一卷）收录了大量的壮药研究资料，共收载壮药201种，每味药记载了药物的来源、形状、药性、功能、制剂、显微鉴定、化学成分、药理等方面的内容。

2005年出版的由梁启成等主编的《中国壮药学》是我国第一本全面介绍壮药知识的专书。全书分为总论和各论两大部分。总论介绍了壮药的基本理论，包括壮药的命名原则、鉴定、栽培与采集、性味与功用、加工炮制以及壮药应用的基本规律。各论按照壮药的功效和应用分为11章。全书收载壮药500种，每种药物分别记载壮语药名、汉文名、别名、药物来源、生境分布、植物形态、采集加工、性能主治和用量等内容。该书提出的壮药理论和应用规律确立了壮药的理论体系。

2008年、2011年、2017年广西壮族自治区食品药品监督管理局分别颁布了《广西壮族自治区壮药质量标准》第一卷、第二卷、第三卷，所收载的壮药标准为375种，是壮药发展史上的一个新的里程碑，为壮医药发展带来了明媚的春天。

如今的壮药学已发展成为一门独立的学科，为壮药的临床应用、研究、生产和教学等提供了重要的理论依据。

NOTE

第二节 壮药学基本内容

一、壮药命名原则

壮药是根据产地、生长环境、生长特性、药用部位、药材特征及颜色、气味、功效、用量和动物的叫声等方面进行命名。以产地命名的有广金钱草、南方菟丝、广西莪术、云南松（长毛松）、广东地构叶等；以环境命名的有夏枯草、岩黄连、石菖蒲、海蛇等；以生长特点命名的有两面针、刺天茄、倒生根、不出林等；以药用部位命名的有龙脷叶、金银花、广豆根、草果等；以形态特征命名的有山乌龟、鹰不扑、八角莲、海带等；以颜色命名的有鸡血藤、五色梅、黄根、紫苏等；以汁液命名的有鸭血、蓝靛、酸咪咪、奶浆藤等；以药材独特气味命名的有豆豉姜、香菜、小茴香、花椒、九里香等；以性味命名的有鱼腥草、苦丁茶、苦瓜、甜茶等；以功效命名的如丢了棒、杠板归、马连鞍、益母草、大驳骨等；以动物声音命名的有蛤蚧等；以药材用量命名的有三钱三等；以纪念前人名字命名的有何首乌、徐长卿等；还有以药物贮存期限、加工炮制命名等。

二、壮药分类方法

壮医对药物的分类方法颇多，有按药物性味分类的，如寒药、热药、有毒药、无毒药；有按临床科目分类的，如妇产科药、皮肤科药、小儿科药；有按功用分类的，如解毒药、补益药、调气机药、通三道药、通两路药、治“巧坞”药、止血药、打虫药、收涩药、治湿药、外用药等；有按病证分类的，如治跌打损伤药、治黄疸药、治毒蛇咬伤药、治疮疖药；有按药物颜色分类的，如红药、黑药、白药、黄药等。目前，一般按照功用分类法来整理、学习和使用壮药，如《中国壮药志》就是按照壮药功效内容编写的。总而言之，壮药可分为解毒和补虚两大类。以毒药和解毒药来说，壮医基于一个极其朴实的真理：有什么样的邪毒致病，必然有相应的解毒药治病，即所谓一物降一物。而且毒药本身在一定的剂量范围内，还是具有重要治疗作用的良药，即所谓以毒攻毒。正如考察过岭南瘴区的明代医家张景岳所说：“药以治病，因毒为能。所谓毒药，是以气味之有偏也……所以去人之邪气。”

三、壮药应用理论

（一）毒药应用理论

壮医学认为，毒是致病的主要因素，以毒攻毒可收到显著的疗效。壮族地区毒药多，解毒药亦多，为壮医使用毒药提供了条件。许多药物都有一定毒性，关键在于掌握用量。在治疗量内起治疗作用，超过治疗量会引起中毒。据黄燮才等编著的《广西民族药简编》和方鼎等编著的《壮族民间用药选编》统计，目前壮医用于治病的毒药就有 99 种，占常用壮药的 14%，对于治疗内科、外科、妇科、儿科、五官科、皮肤科多种疾病疗效显著。

（二）解毒药应用理论

壮医学认为，毒是人体主要的致病因素。针对不同的致病毒因采取不同的解毒药治疗，可

NOTE

使机体尽快康复。解毒药主要用于痧、瘴、蛊、毒、风、湿、热、寒及食物中毒和里虚夹毒等致病毒因。

（三）鲜药应用理论

鲜药因未经干燥，药效成分未受破坏或丢失，作用一般优于干药。如鲜旱莲草、鲜青蒿、鲜蛤蚧、鲜文殊兰、仙人掌、番鬼莲等。内服、外用都有，以单味外用居多。

（四）动物药应用理论

壮医学认为，人为万物之灵，血肉有情之物可以补虚。如飞禽走兽补气血，介甲类调阴阳、定惊，虫类祛风等。

（五）干药应用理论

干药利于储存、运输，便于调配，在临床应用中以干药为主。

（六）公母药应用理论

壮医学认为，人体患病常会出现阴证和阳证两种病理状态，设公药与母药予以治疗可收到明显效果。

四、壮药性味及功用

壮医学认为，药物的治疗作用在于其性味之偏性。不同的药物有不同的偏性，从而可以纠正人体在病理状态下产生的阴阳偏胜及三气不同步状态。壮药的偏性即壮药的性与味。药性是指药物作用于机体后所表现的不同性质。药味是指通过人的味觉尝试而直接感觉出来的药物味道，或者根据临床使用经验而推测出来的药物味道。

壮医在实践中通过眼、鼻、舌等感官来识别植物、动物和矿物的形、色、气味，判断其药用与毒性等，从而逐步形成了对“药”的感性认识。壮医既有对药物性味与功效的独特认识，又有对其他传统医药的吸取，形成了较为全面的指导临床用药的理论。

壮医学将药物分为寒、热、温、凉、平五性。寒凉药多用于热证，如金果榄、地胆草、苦参、功劳木、岩黄连等，用来清热毒、解痧瘴毒等；温热药多用于寒证，如肉桂、荆芥、紫苏、高良姜等，用于解寒毒、祛风毒、除湿毒等；平性药多用于调和药物或补益身体，如土人参、五指毛桃、黄花倒水莲等。

壮药有辛、甘、酸、苦、咸、麻、淡、涩八味。不同的药味，其药理作用不同。壮医在实践中，将药物与功用的关系编成歌诀。“酸主固涩能收敛，涩精固脱止汗涟；甜味调气又补虚，三气同步可延年……”对药物的形态与功用的关系也编成歌诀。“茎叶有毛善祛风，枝叶有浆可拔脓；圆茎中空能利水，叶香方枝解痧用……”这些朗朗上口的歌诀极大地丰富了壮药学的基本内涵，更便于初学者掌握与应用。壮医学认为，每种药物都有其特有的性与味，但又不是孤立存在的。药性相同，药味不同，则功用不同；药味相同，药性不同，其功用也不一样。

五、壮药的使用方法

1. 煎煮法 为壮医最常用的方法，将药物用水煎煮后内服，用于治疗各种疾病。

2. 炖蒸法 多用于体弱多病者，用药物配以营养较高的鸡、鸡蛋、甲鱼等清蒸后内服，如田七炖鸡。

NOTE

3. 磨汁法 药物用酒或水磨汁，将药汁内服或外搽以治疗慢性疾病的方法，如醋磨铁灯台用于治疗疮、疱等皮肤病。

4. 酒泡法　将药物直接用酒泡后，内服药酒或用药酒外搽的方法，一般用白酒或黄酒浸泡 5 ～ 7 天后备用。

5. 研末法　将药物晒干后研末，用温开水冲服，如用鸡内金焙干研末，用温开水冲服，用于治疗小儿隔食。

6. 蜜丸法　将药物研成细粉，与经提炼之蜜混合搅拌揉搓，用手捻为丸剂备用。

7. 外敷法　将药物煎膏外敷，或将鲜药捣烂直接外用，多用于治疗痈肿、外伤、虫蛇咬伤。如用夏枯草煎膏外敷，或用无名草 20g 研末，加适量桐油，煎膏外用，治颈部疮疡溃烂；用四块瓦叶捣烂外敷眼部，治白眼翳子，具有祛火败毒、消肿散结等功效。

8. 挤汁法　药物用酒或水浸泡后取汁，或鲜药捣烂后绞汁，将药汁内服或外搽治疗疾病的方法。如活螃蟹、田七热水浸泡后取汁内服治疗跌打内伤；小叶紫珠鲜品捣烂绞汁内服治疗外伤出血；用路边黄挤汁内服用于治疗白喉；用水麻叶捣烂挤汁外涂患处用于治疗疱疹。

9. 熏蒸法　通过燃烧药物的烟火或煮药的蒸气熏蒸患处，从而达到治疗目的方法。

10. 熏洗法　煎药的同时令患者坐于围布棚中，趁热以药液蒸气熏蒸患处，等药液温度适宜后，再行沐浴的一种治疗方法。

11. 外洗法　将药物煎水外洗患处，多用于皮肤病、冻伤、蜈蚣咬伤、毒蛇咬伤等。

12. 冲服法　多用于预防疾病。如用新鲜鱼腥草洗净，捣烂加红糖，冲开水当茶饮，有通淋利尿的作用，预防尿积病。

13. 包吞法　将某些有异味或在煎药时易于被破坏药性的药物，用米饭或豆皮等包裹后吞服。如半截烂用米饭包裹吞服，对腹部疼痛有较好的止痛效果。

14. 塞鼻法　用具有止血作用的药物捣烂直接填塞于鼻腔内止血。如用仙鹤草叶捣烂，塞于出血的鼻腔内 1 ～ 3 分钟即可止血。

15. 调搽法　将药物与鸡蛋清、茶油、黄酒汁、米泔水等拌匀调和，涂搽患处，以治疗皮肤病。如用木姜子树根洗净切碎，焙干研末后以茶油调和，涂搽患处，用于治疗癞子头（头癣）。

16. 佩挂法　选用一些药物佩挂于人体一定部位，利用药物的特殊气味以达到治疗疾病的一种方法。

17. 浴足法　浴足是壮医治疗疾病的常用方法之一，具有悠久的历史。把药物加水煮后过滤，待温度降至 40 ～ 50℃时，用来洗足或泡足。

18. 药物热熨疗法　借助热力，或热力配合药力，熨烫人体的一定部位，以疏通龙路、火路气血，调节天、人、地三气同步运行，从而治疗疾病的一种外治法。

19. 药锤疗法　使用时用药锤直接捶打在病变部位或穴位上，其强度以患者能忍受为度，用于治疗风湿腰腿痛、肩周炎等。

六、壮药应用特色

壮族地区草树繁茂，四季常青，使壮医形成了喜欢使用鲜药的习惯，并提供了使用新鲜药物的环境和条件。鲜药因未经干燥，药效成分损失少，故疗效优于干药。壮医常用鲜药有上百种，如仙人掌、蒲公英、鲜生地、鲜芦根、鲜茅根、鲜石斛、鲜藿香等，可用于内服、外敷。

NOTE

一般来说，内服鲜药多用其滋阴清热之功，外敷鲜药多取其清热解毒之效。如用鲜蛤蚧、鲜金钱白花蛇这些“血肉有情”之品，配以其他中草药对恶性肿瘤的治疗效果很好。特别是治疗毒蛇咬伤的草药，一般都是以鲜用为佳。广西靖西每年端午节都举行规模盛大的药市，上市的生草药达数百种之多，赶药市者上万人。可以说这是交流药材知识和防治经验的良好机会，也是壮族人民崇尚医药的体现。不少民间壮医从生草药的形态性味就能大抵推测出其功能作用，并将这些用药经验编成歌诀，便于吟诵和传授。举例如下。

（一）解毒消炎药歌诀

南方天气热，瘴痧病也多，解毒消炎药百余种，任君去选用。

穿心莲苦寒，解毒消炎人人赞。

一点红，抗菌又排脓。金银花清热解毒人人夸。

十大功劳又叫木黄连，解毒又消炎。

山豆根真苦呀！咽喉肿痛用它好。

黄藤味苦，退黄消炎有用处。

（二）调气理气药歌诀

罗勒佛手九里香，治疗腹痛和肚胀。

小茴香和水田七，胃痛服了真有益。

花椒和干姜，胃寒是良方。

茉莉花根和香附，跌打扭伤痛即除。

（三）补虚药歌诀

土人参、土党参，补气力量增。

绞股蓝，滋补又抗癌。

黄精、龙眼、玉竹、何首乌，补阴补血有好处。

千斤拔、倒水莲，滋补真值钱。

蜂蜜味甘甜，常服可延年。

（四）通三道药歌诀

不出林用水煎，专治咳嗽气管炎。

百部治久咳、杷叶止咳为首选。

龙脷叶和洋金花，止咳也不差。

桑白皮半夏千日红，咳嗽是常用。

（五）消肿止痛药歌诀

苏木莪术和姜黄，活血化瘀消肿胀。

刘寄奴月季花，活血祛瘀也不差。

跌打扭伤白花丹，再加风艾和泽兰。

隔山香和灵香草，跌打肿痛少不了。

（六）接骨续筋药歌诀

驳骨和小驳骨，加上罗伞接骨折。

陆英五加接骨好，加上榕叶更加妙。

宽筋藤和七叶莲，跌打接骨也值钱。

接骨续筋药百种，根据情况任挑选。

（七）抗风湿药歌诀

枫皮和麻骨风，治疗风湿用得通。
半枫荷和龙骨，腰痛加上藤杜仲。
威灵仙和八角枫，腰痛也用过江龙。
桑寄生和豨莶草，治疗风湿也很好。

（八）血药歌诀

大蓟小蓟仙鹤草，各种血证疗效好。
白及田七侧柏叶，水煎服用能止血。
血余炭和黑墨草，出血开方少不了。
血断流出血停，扶芳藤止血灵。

（九）利尿通淋药歌诀

车前金钱海金沙，利尿通淋效不差。
通草又加粪箕笃，尿路感染加萹蓄。
石韦木通三白草，利尿通路铁线草。
玉米须和透骨草，利尿通淋也很妙。

（十）蛇咬伤药歌诀

一枝黄花半边莲，不怕毒蛇在面前。
半枝莲和八角莲，毒蛇咬伤真值钱。
家种七叶一枝花，毒蛇咬伤也不怕。
杠板归和寮刁竹，也是蛇药之一族。

（十一）涩药歌诀

莲子味甘涩，益脾又固精。
金樱子涩酸，入肾固精良。
芡实甘涩平，久泻和遗精。
朝天罐酸涩，肠炎外出血。
石榴皮涩温，涩肠止血能。

（十二）打虫药歌诀

楝皮味苦寒，驱蛔杀虫又止痒。
鸦胆子性寒味苦，杀虫治痢有好处。
槟榔、君子、石榴皮，绦蛔驱除效果奇。
南瓜子气味香，驱除蛔虫效果良。

（十三）其他常用壮药歌诀

1. 山豆根汤方歌

山豆根生石缝中，苦寒清热又消肿。
结核蛇伤癌肿痛，咽痛癣疥痢疾用。

2. 蛇不过草汤方歌

蛇不过草疗效好，清热解毒治天泡。

收敛去腐利血尿，渣敷水洗功效高。

3. 凤尾草汤方歌

凤尾草性味寒凉，腹泻肝炎可帮忙。

烧伤肾炎均可治，水煎内服全好光。

4. 姜黄汤方歌

姜黄性汤行郁气，止痛通经又破瘀。

胃痛肝炎扭挫伤，风湿腰痛及闭经。

5. 连钱草汤方歌

连钱草即透骨消，跌打扭伤敷之消。

风湿结石胆囊炎，经疼腰痛均可疗。

6. 矮陀陀汤方歌

壮族山乡矮陀陀，广西百色有最多。

跌打风湿均能治，配合罗伞成方歌。

7. 岩黄连汤方歌

深山岩洞岩黄连，清热解毒又消炎。

实热炎症均能治，常用咽炎及肝炎。

8. 苍耳草汤方歌

村边生长苍耳草，味苦性温能解表。

眩晕湿疹皆能治，皮肤诸疾不可少。

9. 大风艾汤方歌

大风艾生山脚下，专治风湿与跌打。

外敷煎洗均可以，其根浸酒服和搽。

10. 土黄岑汤方歌

土黄岑又称虎杖，消炎解毒退热良。

烧伤肝炎均可用，此药相传在壮乡。

11. 薏苡仁汤方歌

禾本珍珠薏苡仁，消暑去湿乃功臣。

肾炎白带脚气病，化湿固带效如神。

12. 金钱草汤方歌

金钱利尿排石良，海金车前配成方。

透骨内金加滑石，尿路结石此方良。

13. 大小罗伞汤方歌

大罗伞与小罗伞，家住壮乡人常赞。

跌打扭伤均可治，疗伤接骨鬼神叹。

14. 八角莲汤方歌

身带八角莲，岂怕伴蛇眠。

更治痈疖毒，胃痛效亦玄。

NOTE

15. 七叶一枝花汤方歌

七叶一枝花，深山是它家。
蛇虫痈疽毒，遇彼势必垮。

16. 救必应汤方歌

味苦性寒救必应，消炎解毒效堪庆。
肝炎胃炎咽喉炎，外感高烧也很灵。

17. 蛇莓汤方歌

蛇莓疗病有奇功，调经治痢作前锋。
诸般疮疖与痈疽，砒磷中毒效亦宏。

18. 穿破石汤方歌

无坚不摧穿破石，性平无毒味苦甘。
咳痰黄疸与内伤，闭经风湿效可斟。

19. 闹洋花汤方歌

麻沸散中闹洋花，流芳千古效可嘉。
止咳定喘疗疳积，伤湿蛇咬效亦佳。

20. 酢浆草汤方歌

莫谓酢浆为野草，解毒消肿功效好。
跌打蛇伤和扭伤，内服汁来外敷包。

21. 犁头草汤方歌

误服断肠草，快吃犁头草。
疮毒各炎症，功效奇又好。

22. 百部汤方歌

百部甘苦性微寒，润肺止咳杀虫强。
慢支久咳均可治，诸种癣疥效果良。

23. 半枝莲汤方歌

味苦性凉半枝莲，主治癌肿与肝炎。
蛇伤痈疖和肾炎，急找此药水来煎。

24. 山芝麻汤方歌

味苦性寒山芝麻，清热解毒疗效佳。
痧麻腹痛不可少，外感风热也用它。

25. 金银花汤方歌

清热解毒金银花，诸疮温毒皆怕它。
日炎似火品一盅，暑消心清神气佳。

26. 牡丹皮汤方歌

和营调经事先期，一味丹皮功效奇。
跌打扭伤均可用，肠痈疮毒亦可依。

27. 榕须汤方歌

风湿跌打痛，榕须汤一盅。

NOTE

跌仆身损伤，酒服有奇功。

28. 益母草汤方歌

味苦性温益母草，妇科痛症少不了。

咳喘红眼可使用，肾炎水肿也能消。

29. 狗肝菜汤方歌

狗肝菜即假红蓝，无毒苦甘性微寒。

肝炎痧症皆可治，清热解毒疗效强。

30. 臭茉莉花汤方歌

臭茉莉有红白花，风湿痛证可用它。

用根煎服疗效好，其叶外敷效亦佳。

31. 石菖蒲汤方歌

石菖蒲气味芳香，健胃开窍精神爽。

耳鸣胃疾皆可用，腹胀用它能安康。

32. 马鞭草汤方歌

村边生长马鞭草，清热利湿功效高。

跌打感冒和肠炎，闭经肾炎可医好。

33. 芙蓉解毒散方歌

芙蓉作药用叶花，乳痈烫伤用着它。

捣烂外敷患痛处，解毒消炎效不差。

34. 仙鹤草汤方歌

仙鹤草收敛止血，咳血吐血和便血。

胃痛肠炎和痢疾，水煎内服效确切。

35. 小叶榕汤方歌

村头小叶榕树浆，世传主治跌打伤。

如配冰糖和虎杖，肺热咳喘效甚良。

36. 黑墨草汤方歌

旱莲草名黑墨草，咳血便血少不了。

补阴崩漏均可用，配用仙鹤效更高。

37. 干姜肉桂汤方歌

寒泻一来如倒水，哪能离开姜和桂。

热泻此方不宜用，不信请你试一回。

38. 路边菊汤方歌

防治感冒路边菊，解毒消炎水煎服。

银花黄连共配用，一般炎症及眼目。

39. 葫芦茶汤方歌

消热利尿葫芦茶，肾炎肝炎要用它。

夏日炎热能解暑，口舌生疮也不怕。

40. 蛇床子汤方歌

杀虫止痒用蛇床，阴道滴虫效力强。
各种皮炎皆能治，伟绩丰功传四方。

41. 火炭母汤方歌

清热解毒火炭母，其味酸涩毒性无。
去腐生肌止痒好，下痢腹泻服病除。

42. 石韦车前汤

利水通淋石韦草，海金车前利尿道。
滑石加上金钱草，结石淋症服之消。

43. 元宝草汤方歌

止血凉血元宝草，鼻衄吐血最可靠。
调经止咳亦有效，此药还可治蛇咬。

44. 豨莶草汤方歌

如果血压高，请用豨莶草。
风湿骨痛了，服之也见效。

45. 田基黄汤方歌

患了肝炎皮肤黄，田边采来田基黄。
每天煎服二三两，解毒退黄得安康。

46. 樟树汤方歌

行气止痛樟树皮，心胃气痛用最宜。
风湿骨痛水煎洗，芳香走串痛证需。

47. 虾钳草汤方歌

虾钳草叫儿针草，清热解毒服了好。
蛇咬肝炎均可用，感冒发热少不了。

48. 泻痢汤方歌

大便稀长，请用大飞扬。
红白痢疾，朱砂莲最宜。

49. 定喘汤方歌

七叶一枝花，多年咳喘要用它。
仙桃不出林，咳喘服了就好啦。

50. 鼻炎汤方歌

路边生长苍耳草，再配上鹅不食草。
水煎内服治疗用，连服数天病好了。

51. 止血汤方歌

旱莲草和仙鹤草，扶芳藤加茅根草。
便血尿血和鼻血，此方煎服非常好。

52. 地龙汤方歌

活蚯蚓又叫地龙，水火烫伤它有用。

NOTE

遇到此种患者时，快找数只活地龙。

洗净放入白碗内，一匙白糖拌其中。

待其白糖溶解后，药棉浸药外搽用。

此为民间医疗法，数天伤愈不化脓。

53. 木瓜树皮汤方歌

木瓜树皮用处多，加醋水煎来调和。

主治头发脱落者，洗头数次真好啊!

54. 红薯汤方歌

家中红薯用处多，烧伤急把薯浆磨。

上吐下泻干薯叶，煎汤用作茶水喝。

七、壮药的采收、加工炮制和鉴定

（一）采收

壮药的采收依据其来源而各有特点，分述如下。

1. 根及根茎类壮药 秋季地上部分枯萎或初春未长苗时采挖，如田七、桂党参等。

2. 茎木类壮药 通常在秋冬时节或植物生长最旺盛时采收，如钩藤、桂枝等。

3. 叶类壮药 花前或果实未成熟时采收，如枇杷叶、龙脷叶等。

4. 花类壮药 花蕾初期（含苞待放）采收，如金银花、野菊花。

5. 花粉类壮药 鲜花盛开时采收，如蒲黄、松花粉等。

6. 果实类壮药 果实初熟或完全成熟时采收，如罗汉果、薜荔果等。

7. 种子、种仁类壮药 果实完全成熟时采收，如荔枝核、桃仁等。

8. 皮类壮药 春末夏初或秋冬时采收，如肉桂、五味藤等。

9. 全草类壮药 植物生长充分时采收，如仙鹤草、旱莲草等。

10. 藻菌、地衣类壮药 真菌休眠期采收，如茯苓、猪苓；海藻、昆布夏秋二季采收；地衣类全年各季节均可采收，如回心草。

11. 昆虫类壮药 成虫在活动期捕捉，如斑蝥；虫卵在孵化期前采收，如桑螵蛸。

12. 动物类壮药 夏秋季节采收，如蛤蚧、吹风蛇。

13. 矿物类壮药 全年可采。

对于植物类壮药，民间概括为歌诀:“根薯宜在冬，茎叶宜夏天，花采寒露中，果实应初熟，种子老熟用。”植物类壮药多是野生，采集时应该注意保护药源，不能竭泽而渔，一扫而光，应采大留小，留种繁殖，按需而采。

（二）加工和炮制

壮药的加工炮制是根据临床、调剂、制剂的需求，对药材进行各种技术处理。壮药炮制的目的主要如下。

1. 降低或消除药材的毒性或副作用。

2. 增强药物的作用，以提高临床疗效。

3. 改变药物的性味功能，使其更能适应病情的需求。

4. 除去杂质和非药用部位，使药材纯净，便于调剂和服用。

NOTE

5. 便于制剂和贮藏。

炮制的方法主要有修治法、水制、火制、水火共制、制霜、发酵等。

（三）鉴定

壮药历史悠久，来源广泛，品种繁多。为避免以假乱真、以劣充优，提高药物质量，保证临床用药准确、安全、有效，必须做好壮药的鉴定工作。同时，通过鉴定可以发现新药，扩大药源，发展壮药生产，保障医疗用药。壮药的鉴定方法主要有基源鉴定、性状鉴定、显微鉴定、理化鉴定等。

第三节　壮医对毒药和解毒药的认识和使用

壮医受到社会、历史、地理环境、风俗习惯等因素的影响，对毒药和解毒药有较为深刻的认识，也积累了丰富的使用经验。在一些古医籍、地方志等文献中，如《诸病源候论》《南方草木状》等均有关于壮族先民使用毒药及解毒药的记载。这充分说明壮医对毒药和解毒药的认识和使用历史悠久，显示了其明显的民族性、地域性和传统性。

一、壮医对毒药和解毒药认识的历史渊源

从晋代开始出现了岭南俚人使用毒药和解毒药的文献记载。到了唐宋时期，品种大量增加，使用范围进一步扩大，出现了诸多著名的解毒药，如陈家白药、玳瑁血、甘蔗根、曼陀罗花等，标志着壮族先民使用毒药和解毒药进入了飞跃时期。明清时期，不仅本草书继续收载壮族地区的毒药和解毒药，而且一些地方志，尤其广西地方志亦大量介绍了壮族使用毒药和解毒药的经验，这一时期是发展时期。到了现代，壮族使用毒药和解毒药已达到相当高的水平。善用毒药和解毒药成了壮族医药的优势和特点之一，不仅充实了祖国医学中毒学的内容，而且为保障壮族人民的健康和繁衍做出了巨大贡献。

早在晋代，岭南俚人就会从有毒植物、动物、矿物中提取毒素制作毒药。如晋代巢元方《诸病源候论》中记载了壮族先民制造的 5 种毒药：不强药（尚待考证）、蓝药（用蓝蛇头制成）、焦铜药（用焦铜制成）、金药（用生金制成）、菌药（用毒菌制成）。晋代嵇含的《南方草木状》中亦有关于岭南人使用毒药和解毒药的记载。晋代葛洪《肘后备急方》专门列出解岭南俚人毒箭的方药。

唐宋时期，壮民对毒药和解毒药的使用积累了相当丰富的经验，在认识上也有了飞跃性的发展。如唐代陈藏器《本草拾遗》载："陈家白药……主解诸药毒。"

宋代范成大《桂海虞衡志》载："龙荔……不可生啖，令人发痫，或见鬼物。"宋代周去非在《岭外代答》中记载："广西蛊毒有二种，有急杀人者，有慢杀人者，急者顷刻死，慢者半年死。"说明在这一时期，壮民对毒有急性、慢性之分已有所认识。《岭外代答》又载："广西妖淫之地，多产恶草。"说明在宋代，人们已经认识到广西盛产毒药与当地的地理环境密切相关。

明清时期，壮民对毒药和解毒药的认识向前迈进了一步。如明代张介宾《景岳全书》载："岭南人取毒蛇杀之，以草覆之，以水洒之，数日菌生，取菌为末，酒调以毒人。"又载："两

NOTE

广山谷间有草曰胡蔓草，又名断肠草，或人以急水吞之则急死，以缓水吞之则缓死。今见荆楚之地有曰鼠莽昌者，人食之则毒死，意即胡蔓草也。”明代李时珍《本草纲目》对马兜铃记载：“岭南人用治蛊……”清代刘以贵《苍梧县志》载：“羊角扭，其叶茎寸而厚，结子如羊角相对，高不过二尺，多生路旁，人食之则死，中有絮，食少头晕，多则杀人。”

清代吴九龄《梧州府志·毒物》载：“苦刎、羊角扭、断肠草，食之立死。”“容县又有毒草二种，曰苦蒲药，曰熊胆汁，亦能杀人，比断肠草稍迟。岑溪又有篱根草，土名钱凿，草状，似车前而叶稍尖，根有毒。虫青色，长二寸许，六足无头尾，人误食之立死。”谢启昆《广西通志》载：“野芋，州县俱出，芋种至三年者，人误食之，烦闷而死。”王锦《柳州府志·毒物篇》载：“蛇其类甚多毒性。”共记载有两头蛇、蝮蛇、蜈蚣、斑蝥、毒蜂等有毒的动物。可见在这一时期，壮民对一些植物、动物的毒性已有所认识。

二、壮医善用毒药和解毒药的原因

（一）受地理环境的影响

壮族聚居地为亚热带地区，气候炎热，多雨潮湿，山高林密，草木茂盛，盛产毒药、毒虫、毒蛇、毒矿等。从大量的文献记载及实地考察可知，壮族聚居区的自然条件适宜有毒植物的生长及有毒动物的繁殖，矿藏也非常丰富。在《南方主要有毒植物》一书中收载的有毒植物，大部分在壮族地区均有分布，仅壮族地区用于治病的毒药就有99种之多。壮族先民生活在这样一个多毒的环境中，经常接触这些毒物，极易发生误服中毒或被毒蛇、毒虫咬伤中毒等紧急情况，这就自然而然地促使人们积极地去探索、思考、总结、实践，找出哪些动物、植物、矿物是有毒的，哪些是无毒的，哪些可以解毒、解什么毒，中毒后如何抢救，有些毒药、解毒药如何配制等。在长期的生活和医疗实践中，壮医逐渐对毒药和解毒药有所认识，并积累了相当丰富的经验。因此，壮族地区多毒的地理生态环境是促使壮医善用毒药和解毒药的客观因素。正如《本草拾遗》所载：“岭南多毒物，亦多解物，岂天资乎？”

（二）中毒是壮族地区的常见病和多发病

在壮族聚居区内，“中毒”是常见病和多发病，主要表现在以下几个方面。

1. 金属毒　古医书称为金石药或金石毒，其中的水银及其制剂（如丹砂，即硫化汞）与雄黄、雌黄（砷的硫化物）等在古代炼丹史上占有重要的地位，并长期用作长生不老之药。历代的统治者及达官显宦为求长生不老，误服汞、砷之剂而死者难以计数。古代壮族地区出产的金石药质量较好。《岭外代答》记载的金缠砂及真汞（天然汞）是稀有的矿物药。在宋代，壮族地区的人们也已认识到纯金及纯银无毒，含有杂质者有毒，称为“生金”“生银”，以示区别，而金银中毒亦时有发生。目前这类中毒常见于工业生产中的职业中毒。

2. 植物毒　药物中毒的发生与毒药出产地有关。在壮乡有毒的植物很多，日常生活中稍有不慎极易发生中毒。常见的植物中毒有钩吻中毒、乌头中毒、曼陀罗中毒、野芋中毒、马钱子中毒等。

3. 食物中毒　河豚中毒、毒蕈中毒、木薯中毒在壮乡较常见，特别是木薯中毒的发生率较高，因为木薯是广西的主要农作物之一。在壮乡，细菌性食物中毒的发生大多因为误食腐败变质的食物导致。此外，“并食毒”的发生也常见到，是指有些食物不能合食，合食则会中毒。

NOTE

4. 酒精中毒　壮族有饮酒的嗜好，特别是在高寒山区，有些村寨几乎人人会喝酒，家家会酿酒，出街入市，红白喜事必定喝酒。因此，在壮乡恣饮过度以致中毒时有发生。

5. 蛇毒、虫毒　由于地理环境的特点，壮族地区毒蛇、毒虫特别多。因此，毒虫、毒蛇咬伤是对壮族人民危害较大的外伤病。目前常见的毒虫有蜈蚣、毒蜂，常见的毒蛇有银环蛇、眼镜蛇、金环蛇、竹叶青、眼镜王蛇、白唇竹叶青等。

6. 箭毒　毒箭是古代壮族常用的狩猎和作战武器。当村寨间发生争斗或与外族作战时，常以毒箭为武器。因此，毒箭中毒是古代壮族地区的常见病之一。

7. 瘴毒　瘴毒又称瘴气中毒，是古代壮族地区的常见病。壮族地区素有“瘴乡”之称，正如《桂海虞衡志》所载：“瘴，二广惟桂林无之，自是而南，皆瘴乡矣。”壮族地区气候炎热，多雨潮湿，是导致瘴气的主要原因。如《诸病源候论》指出，岭南瘴气的发病是“杂毒因暖而生”和“皆由山溪源岭瘴湿毒气故也”;《岭表录异》记载的“瘴母”发病的原因是岭南雷雨时节所特有的球形雷爆破后，形成的大气污染所致;《岭外代答》指出，昭州（今平乐县）的瘴是由于地产毒药，污染水源所致;《桂海虞衡志》也指出，邕州之瘴是水土恶毒所致。这些记载说明，壮族地区的水土环境与瘴气的发病有密切关系。壮族先民认为人触及秽浊之气，突然起病，出现腹痛、呕吐、神志昏厥等症状，称为“瘴气”。

8. 蛊毒　壮族认为蛊是将许多虫蛇之类置于一个器皿中，任其互相啖食，直到只剩下一虫或蛇，这虫或蛇就叫蛊。古代壮族地区有“蛊毒之乡”的称号，说明蛊为多发病。人为地将蛊置于食物或其他器物里，使人发生中毒，就叫“中蛊”。其症状为“归或数日，或经年，心腹绞痛而死”，“或腹中搅痛，或吐逆不定，面目青黄，甚者指甲紫黑”。现在蛊毒已基本绝迹，因而难以考究蛊毒为何物，但从发病症状看属于中毒的一种。《广西地方志》《岭外代答》《桂海虞衡志》《赤雅》等对壮族地区的蛊毒均有记载，可以说蛊毒是当时壮族地区的一种地方病。

（三）受社会环境的影响

1. 与阶级压迫有关　在封建社会，壮族人民受封建王朝和土官的双重压迫，被驱赶、排挤到深山老林和偏远荒漠地带居住的不计其数。由于交通不便，生活困苦，中毒生病之时，只能求助于当地的壮医，使壮医有了大量的实践机会，客观上也促使了壮医积极地去寻找解毒的药物和方法，日积月累，使壮医在应用毒药和解毒药方面显示出了自己的优势。

2. 与当时的国家制度有关　在古代，壮族地区盛产毒药，壮医善于制造毒药和使用毒药，除了与壮族地区的地理环境有关外，尚与当时的制度法令未能在壮族地区全面实施有关。早在唐代和元代，对于买卖毒药国家都有明确的法律规定，凡是以毒药害人的都要给予严厉的制裁，甚或处以极刑。因此，在中原一带买卖毒药是非法的。但在偏僻的壮乡，由于交通不便，统治阶级鞭长莫及，土司各自为政，这些法令难以生效。《景岳全书》记载的岭南人制作的毒药及《太平圣惠方》提及的“俚人药毒”等，都充分说明了壮族地区出产的毒药在当时已通过买卖进入了中原。由此可见，不受国家法律约束也是壮族地区毒药得以流通的一个原因，因而也就促使了壮医善用毒药和解毒药。

（四）受壮族先民勇于探索和实践精神的影响

毒药的发现和解毒药的应用是壮族先民在劳动生产和医疗实践中与中毒做斗争而形成的，是与物质生活联系在一起的，是凭借人类的“本能”而选择必要的物质来医治各种中毒而产生的。中毒是壮乡的常见病和多发病，严重威胁着人们的生命安全。人们为了生存，必定积极寻找和这些中毒做斗争的方法。壮族是一个勤劳勇敢而又富于实践精神的民族，有着聪明的才

NOTE

智，人们绝不会在毒药、毒蛇和其他中毒威胁的面前坐以待毙，而是在探索和实践中与“毒”做斗争以求生存。壮医善用毒药与解毒药的宝贵经验，正是在长期的实践中积累起来的，而且在大量实践的基础上认识到防重于治，积极寻找预防中毒的方法，如用甘草、黄藤来预防食物中毒，用钗子股预防各种中毒。如今在壮乡，除了专职的壮医外，大部分群众都掌握一些常用的毒药和解毒药，充分显示了壮族民间在防治中毒方面的普遍性，这与壮族医药的口耳相传形式及壮族勇于探索和实践的精神是分不开的。

（五）其他方面

从民俗学的角度来考察，壮医善用毒药和解毒药的原因还与壮族的风俗和饮食习惯有一定的关系。如有毒的动物以及具有解毒作用的动物药的发现就与壮族喜食动物这一饮食习惯有关。广西的石山面积约占全区面积的1/4，这些石山区是各种动物生存的良好自然环境，动物资源十分丰富。壮族长期以来依山傍水而居，靠山吃山，靠水吃水，正如《桂海虞衡志》载：“僚，在江溪峒之外，俗谓之山僚，依山林而居，无酋长版籍，蛮之荒忽无常者也。以射生食动物为活，虫豸能蠕者，皆取食。”这种射生的生活必须依靠毒箭，因此促使人们寻找毒药来制作毒箭。同时，天长日久，壮族民间也形成了喜吃各种山禽野兽的习俗，因此，很容易在生活中发现哪些动物是有毒的，哪些是无毒的，哪些可以做药。生饮玳瑁血、龟血、猪血、羊血、鹅血、鸭血以解毒的经验就是在生活中积累起来的，至今在壮族民间尚有生饮蛇血、鸡血、猪血等动物血液的习俗。此外，酒精中毒的发生与壮族的饮酒习惯有关。槟榔、圣齑的解毒作用的发现，又与壮族喜吃槟榔、圣齑有关。

在壮族聚集地，每年端午节都有举办药市的风俗。这实际上是自发的民族医药经验交流会，如靖西的端午药市。因此，壮医善用毒药与解毒药的经验也通过药市得以相互交流，并得到进一步提高，同时也促进了壮医对中毒学的深入研究。

三、壮医使用毒药和解毒药的一般规律

（一）根据长期积累下来的经验指导用药

毒物何以为毒？汉代王充在《论衡·言毒篇》作了朴素的唯物主义的说明：“夫毒，太阳之热气也。天下万物含太阳气而生者皆有毒……在虫则为蝮蛇、蜂虿，在草则为巴豆、野葛。”这可能是毒物的最古朴的含义。毒性在古代的医书中常指药性的偏颇，认为药物各有偏性。壮医在长期实践中认识到毒物的概念是相对的，没有任何情况下都可以导致中毒的毒物。同一物质在某些条件下可以引起中毒，而在另一条件下却是无毒的。例如食盐少量服食是有益无毒的，但如果大量吃则会引起中毒；箭毒直接进入血液才引起中毒；钩吻和野芋少量内服可以治病，但大量服用则引起中毒死亡。由于壮医在实践中正确认识了毒药，所以敢于应用壮族地区出产的毒药来治病，并逐渐积累了丰富的经验。

（二）按毒药与解毒药的分类用药

壮医根据毒药的不同毒性分为大毒和小毒两大类。临床应用时，区别是大毒和小毒而分别用于不同的疾病，并采用不同的服法和用量。如杜仲藤、上莲下柳等属于小毒类，使用时可以内服，用量也可以大些；而羊角扭、斑蝥等有大毒，使用时以外用为主，用量宜小，谨防发生中毒。

NOTE

对于解毒药，壮医大部分是按其功效进行分类的，即根据其解救中毒的功效分为解箭毒、

解药毒、解蛇虫毒、解蛊毒、解食物中毒、解酒毒、解金属毒、解瘴毒以及解多种毒的解诸毒九大类，临床中根据不同原因的中毒使用相应的解毒药。

（三）辨病为主，辨病与辨证相结合用药

壮医在使用毒药和解毒药时是讲究辨病与辨证的。如在使用解毒药前，首先根据患者的中毒症状来诊断属于什么中毒，然后再辨别这一中毒属于什么性质，依此指导用药。如被蛇咬伤，出现头晕头痛、寒战发热、四肢无力、恶心呕吐、全身肌肉酸痛、瞳孔缩小、肝大、黄疸、脉迟或数，甚至心功能衰竭、呼吸停止等症状，就是蛇毒中毒。如果时间不长、症状较轻，则属初期；如果进一步发展就是中期；若病情深入血分、脏腑，导致阴阳离决则属晚期。据《壮族民间用药选编》介绍，壮医在治疗吹风蛇咬伤时，初期用无患子，加田基黄、乌桕叶，水煎服。如病情进一步发展，出现伤口溃烂时，用无患子叶加杠板归全草、红乌桕适量水煎外洗。总之，壮医在抢救中毒病例时，使用催吐、导泻、解毒、扶正、对症治疗等，以辨病为主，辨病与辨证相结合用药。

四、壮医使用毒药和解毒药的法则

（一）单味鲜品外用居多

壮医在使用毒药治病时以单味鲜品外用占的比例较大，这满足了壮族民间的要求，具有简、便、廉、验、安全的优点，因而使用毒药时大多采用此法。具体方法有捣烂外敷、绞汁外搽、煎水外洗、佩药带药等，主要治疗疮痈肿毒、风湿痹痛、毒蛇咬伤等疾病。例如，用樗叶花椒煎水外洗治乳腺炎初起；白花丹捣烂用布包好，吊挂额上治疗结膜炎等。

（二）严格掌握用量

由于毒药有大毒和小毒之分，病情有深浅、缓急之别，患者体质有强弱、年纪有老少不同等情况，壮医在使用毒药和解毒药的用量上，根据这些不同情况加以分析和全面考虑。药物的用量适当与否直接影响疗效。药量过轻，则药力不足，往往贻误病情；药量过大，则易发生中毒。因此，壮医应用毒药治病时是严格掌握用量的，特别是大毒之药更是谨慎小心。例如，用麻风树树皮捣烂冲开水服治尿路感染，每次用量仅 3 ～ 6g；乌头、水田七、犁头尖的常用量分别是 1g、6g、3g。壮医使用内服毒药时大多从小量开始，把握病情，递增药量，一旦病势减轻就减量或停药，这是十分科学的给药方法。

（三）讲究炮制

有毒药物的炮制主要是减少其毒性，消除其副作用。壮医在使用毒药时是讲究炮制的。如疣柄魔芋、狗爪半夏、天南星、乌头用姜汁制过才使用；野芋头的炮制是去外皮切片，加食盐共炒焦；乐业县壮医用假洋芋治夹色伤寒时，加糯米 30g，生铁钉 2 ～ 3 颗，共炒至米黑为度，然后水煎服。

（四）注意剂型

不同的药性，宜入不同剂型，否则会发生不良反应。壮医在使用毒药时十分注意剂型，有汤剂、酒剂、膏剂等。如乌头、八角枫、野芋、山芝麻、白果、乌桕入药以汤剂为主；治疗骨折及风湿骨痛的毒药入药以酒剂为主；某些治疗胃脘痛的毒药以散剂冲服为主；治疗鸡眼等皮肤病的毒药以膏剂外敷为主。

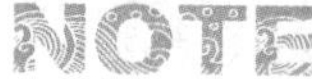

（五）合理配伍

壮医在用毒药治病时也注意药物的合理配伍，以发挥药物之间的协同作用及制约药性之偏，以适应复杂的病情，监制药物的毒性，消除副作用，确保用药安全。例如，扶绥县壮医用万年青治疗偏头痛时，加瘦猪肉共炖服；来宾市壮医治疗支气管哮喘时，用三十六荡加豆腐共煎服；武鸣壮医使用天南星治疗破伤风时，加半夏、川芎、白芷、白茅根、白糖共煎服。

五、壮医对毒药和解毒药的使用及对中毒防治的特色

（一）壮医对毒药和解毒药的使用

1. 对毒药的使用　由于得天独厚的自然条件，壮族地区的毒药较多，在长期同疾病做斗争的实践中，壮医积累了不少使用毒药的宝贵经验。

壮族先民很早以前就懂得利用本地出产的毒药制作毒箭，用于狩猎和战争。其主要使用的毒药如下。

（1）焦铜　晋代张华《博物志》曰："交州夷名曰俚子，俚子弓长数尺，箭长尺余，以焦铜为镝，涂毒药于镝锋，中人即死。""交州俚子"是壮族的古称。隋代巢元方《诸病源候论》也说："毒箭有三种，岭南夷俚用焦铜作箭镞。"

（2）毒蛇草　宋代范成大《桂海虞衡志》曰："药箭，化外诸蛮所用，弩虽小弱，而以毒药濡箭锋，中者立死，药以毒蛇草为之。""化外诸蛮"是旧时统治者贬称政令教化所不及的地方的少数民族，在这里主要是指壮族。

（3）毒虺　"虺"是古书上说的一种毒蛇。宋代周去非《岭外代答》曰："溪峒弩箭皆有药，唯南丹为最酷。南丹地方毒虺，其种不一，人乃合集酝酿以成药，以之傅矢，藏之竹筒，矢镞皆重缩，是矢也，度必中而后发，苟中血缕必死。"《桂海虞衡志》曰："庆远、南丹溪峒之民呼为僮。""僮"就是今天所说的壮，即壮族。"苟中血缕必死"说明壮族已认识到毒箭致死的条件是毒药必须进入血液，因为箭毒口服是不发生中毒的，就像人们吃被毒箭射死的动物而不中毒一样。

（4）鸩　鸩是一种毒鸟。曾在广西生活过的明代邝露所著《赤雅》曰："射鸩捕蛇以合百草，练时日，作毒矢，仰射飞走，透肌及骨，百不失一。"

（5）鸡母　明代方喻《南宁府志·物产》曰："鸡母，涂箭射禽兽立死。"

壮族在制作毒箭的实践中不断积累经验，并寻找新的毒药。如晋代用来制作毒箭的毒药以焦铜为主，宋代增加了毒蛇草和毒虺，明代又增加了鸩和鸡母，这些都是剧毒药物，中人即死。从其善于制作毒箭的历史事实进行分析，充分说明古代壮族是一个善于使用毒药的民族。壮族优秀文化遗产——花山崖壁画也有腰间佩箭的人物画像。壮族民间至今还流传着黑旗军带领群众使用泡过毒药的"飞箭"抗击法军的故事。清代编撰的广西地方志中也提到壮族的毒箭。这些都从不同方面说明了壮族使用毒药具有悠久的历史。

壮族先民不仅善于使用毒药，而且善于制造毒药。《诸病源候论》记载有岭南俚人制造的5种毒药：①不强药（不详何物）。②蓝药，是用蓝蛇头制成的毒药，宋代沈括《梦溪笔谈》中曾提到邕州进贡蓝药，说明蓝药确实产自壮族地区。③焦铜药，是用焦铜制成的毒药。④金药，是用生金制成的毒药。生金产自壮族地区。"生金有大毒，药人至死，生岭南夷獠洞穴山中"。⑤菌药，是用毒菌制成的毒药。其制作过程："取毒蛇杀之，以草覆蛇，汲水洒草，数日

NOTE

菌生，采取为末，入酒毒人”，或“南夷以胡蔓草毒人至死，悬尸于树，汁滴地上，生菌子收之，名菌药，毒人至烈”。由于当时岭南俚人制造的5种毒药传入中原，并对人们产生了危害，因此《肘后备急方》和《太平圣惠方》专门列出了解岭南俚人毒药的诸方。

《岭外代答》详细记载壮族民间烧炼水银的方法。“邕人炼丹砂为水银，以铁为上釜、下釜，上釜盛砂，隔以细眼铁板，下釜盛水埋诸地，合二釜之口于地面封固之，灼以炽火，丹砂得水化为霏雾，得水配合，转而下坠，遂成水银”。这种符合科学原理的密封蒸馏法，在自然科学史上也是较早的记载。

2. 对解毒药的使用　壮族人民不仅善于制作毒药，而且对于中毒的治疗也有自己的一套方法，所使用的药物主要如下。

（1）解药物毒

①解钩吻中毒：钩吻在壮族地区普遍有分布，日常生活中稍不注意极易误服，而且有的人还用钩吻来毒人或自杀。解救钩吻中毒，壮族有自己的独特经验，流传于民间的方法很多，用蕹菜汁解救是最早的记载。据晋代嵇含《南方草木状》和唐代陈藏器《本草拾遗》介绍，蕹菜是岭南的一种常吃蔬菜，当地人用来解钩吻中毒。从唐代开始，壮族先民就使用催吐法及猪血、羊血、鹅血、鸭血解救钩吻中毒。此外，广西一些清代县志还记载有解救钩吻中毒的许多方法，如用松毛煮汁，粪水、红薯叶加黄糖，猪油、蛇胆、熊胆、垂鞭草捣烂取汁，糯米水等灌服催吐，这些方法至今仍在壮族民间应用。

②陈家白药、甘家白药：据《本草拾遗》记载，陈家白药出自苍梧，甘家白药出自龚州已南（即今平南县），因陈姓和甘姓家族常用，故冠以“陈家”和“甘家”之名。壮族姓氏包括陈、甘二姓，故陈家白药、甘家白药极有可能为壮药。陈家白药和甘家白药均性味苦寒，但前者无毒，后者有小毒，两者均具有解诸药毒的功效。

③山豆根：据《本草图经》记载，山豆根主要分布于宜州、果州（今平果县）一带，并附有宜州山豆根图。《开宝本草》云：“山豆根，主解诸药毒。”现在壮族民间仍经常使用山豆根治病。

④玳瑁血：壮族地区出产玳瑁。早在《逸周书·王会篇》曾提到华南各族向商王朝进贡过玳瑁等地方特产。在唐代，壮族先民已知生饮玳瑁血解救药物中毒。《本草拾遗》云：“玳瑁，寒，无毒，主解岭南百药毒，俚人刺其血饮，以解诸药毒。”除了解药物中毒外，据《岭表录异》介绍，粤西人养玳瑁，因为当地人认为佩戴玳瑁可以避蛊，还可以用活玳瑁来测试食物中是否有毒，壮族使用玳瑁的经验在祖国医学中是独特的。

（2）解蛇虫毒

①续随子：据清代赵学敏《本草纲目拾遗》记载，南方盛产续随子，当地土人称之为“半枝莲”，用来治疗蛇虺蝎螯咬伤“立有奇验”。现在壮族民间仍广泛使用续随子治疗毒蛇咬伤。

②苦荬菜：据方喻《南宁府志》记载，苦荬菜是当地出产的药物，“可除蛇虫之毒”。《中药大辞典》也指出苦荬菜有解毒的功效。

③蓝蛇尾：据《本草拾遗》记载，蓝蛇出产于苍梧县。《梦溪笔谈》载蓝蛇在邕州有分布。这两本书记载有当地人认识到蓝蛇头有毒，用来制造蓝药，但蓝蛇的尾却可用来解蓝蛇头毒。查《中药大辞典》无蓝蛇，可能此药已失传。

④鬼臼：鬼臼又名独脚莲。据清代陆祚蕃《粤西偶记》记载，独脚莲能治疗一切毒蛇咬

NOTE

伤，并指出："草如黄连，根极大，持入药肆，则诸香气尽消，为真，三脚五脚次之。"谢启昆《广西通志》也收入了独脚莲治蛇伤的经验。目前壮族民间仍广泛使用鬼臼治疗各种毒蛇咬伤。

（3）解食物毒

①圣齑：据《岭表录异》记载，圣齑"乃牛肠胃中未化草也"。广西人爱吃水牛肉，若食后腹胀或发生中毒，用圣齑调入姜、桂、盐、醋内服解之。如今在广西部分山区的壮族和苗族还有人吃圣齑，称为"不乃羹"或"青羹"。

②橄榄：《本草纲目》指出，橄榄"出广西两江峒中"，当地土人采取为药。据《本草图经》记载，邕州有一种橄榄，其汁可解河豚鱼肝中毒。此外，据清代苏士俊《南宁府志》记载，橄榄尚可以解酒毒。

③金荆：据清代刘斯誉《融县志》记载，当地出产一种金荆，人们用来做筷子吃饭，能解饮食毒。

④黄藤：据明代李时珍《本草纲目》载："俚人常服此藤，纵饮食有毒，亦自然不发。"

（4）解酒毒

①白萝卜：据刘斯誉《融县志》记载，当地出产的白萝卜味甘，能解酒毒。这种方法至今壮族民间仍在使用。

②白豆蔻：据《本草图经》记载，宜州出产的白豆蔻"能解酒毒"，因为白豆蔻具有行气宽中、消食的作用。

（5）解金属毒

①金蛇：金蛇为蛇蜥科动物。壮族向来有食蛇的嗜好，如清代吴震方《岭南杂记》云："岭南人喜食蛇，易其名曰茅鳝。"壮民在长期的生活实践中发现了不少蛇类药，金蛇就是其中之一。在唐宋时期，金蛇是壮族地区出产的著名的解毒药。如《本草拾遗》云："岭南多毒，可解毒之药，金蛇、白药是矣。"《开宝本草》进一步指出，金蛇主产于宾州、澄州（宾州即今广西宾阳县一带，澄州即今广西上林县一带），并说金蛇"解生金毒，人中金药者，取金蛇四寸，炙令黄，煮汁饮，频服之，以瘥为度，银蛇解银药毒"。

②甘蔗根：早在《南方草木状》中就有壮区的甘蕉（即芭蕉）介绍。据《桂海虞衡志》记载，广西的芭蕉有牛蕉子、芭蕉子、鸡蕉子、芽蕉子，说明广西历来是芭蕉产地。特别是《本草图经》明确指出："二广俚医"用甘蔗根汁内服治疗金石药中毒。

（6）解蛊毒

①吉利草：晋代嵇含《南方草木状》云："吉利草，其茎如金钗股，形类石斛，根类芍药，交广俚俗多畜蛊毒，惟此草能解之，极验，吴黄武中，江夏李侯以罪徒合浦，始入境，遇毒，其奴吉利者，偶得是草，与侯服，遂解，吉利即循去，不知所之，侯因此济人，不知其数。"这是用吉利草解蛊毒的最早病例记载，实际上这正是广西合浦县土著民族治疗蛊毒的经验，而且是以壮族为主，因为《后汉书·南蛮西南夷列传》中有"合浦蛮俚皆应之"的记载，说明合浦曾是俚人活动的地方。到了清代，谢启昆的《广西通志》中尚有吉利草产于上林县的记载。

②菱香草：根据清道光元年（1821年）谢沄《义宁县志》记载，当地出产的菱香草晒干后香气经年不散，"能辟蛊"。现在壮族民间仍有人用菱香草来预防蚊虫、蛀虫等，现又称为"灵香草"。

NOTE

③芸香：据清代杨家珍《天河县乡土志》记载，当地出产的芸香"可辟蛊毒"。

④陈家白药：唐代刘恂《岭表异录》曰："陈家白药……善解蛊毒。"

⑤其他：《太平御览》记载有治蛊毒之草药："广之属郡及乡里之间多畜蛊。彼主人悉能验之，以草药治之，十得其七八。药则金钗股，形如石斛；古漏子、人肝藤……"

（7）解瘴毒　据清代温之诚《全州志》记载，乾隆年间，全州"疠疫大作，药肆皆虚，居人掘土药售者，无不大获，而实者愈疾"。又曰："其实市中所货，其阴购于土人者十七八。"说明过去人们大多依靠当地的土药土方治疗瘴气，见于文献记载的壮药如下。

①槟榔：早在东汉杨孚《异物志》中就有关于岭南人嚼槟榔的记载。《岭外代答》曰："询之于人，何以酷嗜如此？"答曰："辟瘴，下气，消食，食之顷刻不可无之，无则口舌无味，气乃秽浊。"说明壮族人民已认识到槟榔主治诸气，可辟瘴气，助消化，防虫齿而大量嚼吃，因为其俗云："南方地湿，不食此无以祛瘴疠。"

②山柰：据《本草纲目》记载，山柰主产于广西，广中土人吃山柰像吃姜一样，用来辟瘴疠恶气。

③蒜：蒜在今天是常用的配料菜，但在古代，壮族先民常用它来解毒。《新修本草》云："此蒜与胡葱相得，主恶毒，山溪中沙虱水毒大效，山人、俚、獠时用之。"现在壮族民间仍有吃蒜解毒辟瘴的习惯。

④蒟酱：据《本草纲目》记载，蒟酱产于广西一带，当地人食槟榔时往往与蒟酱叶同时嚼食，因为蒟酱叶也能够辟瘴疠。

⑤杜茎山：据《本草图经》记载，杜茎山产自宜州，味苦，性寒，主治温瘴寒热发歇不定，并附有宜州杜茎山图。服用方法是用杜茎山叶捣烂浸酒取汁服。

⑥高良姜：高良姜在古代是壮族地区的上贡品。据《本草图经》和《本草纲目》记载，高良姜在壮族地区到处都有生长，具有"除瘴"的功效。

⑦辣椒：壮族民间日常生活中经常吃辣椒。据清代王锦《柳州府志》记载，当地人生吃辣椒，可以消水气、解瘴毒。

⑧薏苡仁：《后汉书》云："马援在交趾，尝饵薏苡实，云能轻身省欲，以利瘴气也。"现在壮医仍用薏苡仁防治瘴气。

⑨蟒蛇：蟒蛇又称蚺蛇。《本草图经》指出蚺蛇在岭南各个州郡都有分布，尤其是桂广以南，高、贺等州，并说："彼土人多食其肉，取其胆及膏为药。"《岭外代答》有广西人捕食蚺蛇过程的详细记载。壮族吃蚺蛇的目的之一是预防瘴气，如《本草纲目》指出："横州山中多蚺蛇……度岭南，食蚺蛇，瘴毒不发。"

（8）解箭毒

①甘蔗：早在宋代壮族就知道"甘能和毒"。据《岭外代答》记载，在打仗时，南丹土人总是随身携带一节甘蔗，一旦被毒箭射中，立即吃甘蔗能缓和毒箭的毒性发作。这一独特的经验，周去非赞扬说："唯其土人自有解药。""土人"正是指包括壮族在内的广西土著民族。

②猪腰子：据《本草纲目》记载，猪腰子产于柳州，当人被毒箭射伤时，以猪腰子3～6g研末，用酒送服，同时将药粉涂于伤口即愈。猪腰子是《本草纲目》的新增药物。清代程可则《桂林府志》也将猪腰子收入药属条下，说明在明清时代，壮族地区曾出产猪腰子。《中药大辞典》称猪腰子为豆科植物苦檀子的异名，此异名首见于《贵州民间药物》，可见《本草纲目》收载的猪腰子解毒是明清时期壮族民间的独特经验。

（9）解诸毒　具有解两种及以上毒物中毒的药物称为解诸毒药。文献有记载的举例如下。

①甘草：据《肘后备急方》记载，壮族先民早就知道甘草能解各种中毒，甘草是壮族地区常用的解毒药。书中曰："岭南俚人，解毒药，并是常用药。"又如《外台秘要》记载："岭南俚人毒药，多因饮食得之……俚人有解疗者……余住久，与首领亲狎，知其药且是常用……其方如后，生姜四两，甘草三两炙。"说明王焘曾在壮族地区居住过，并收集了当地居民用甘草解毒的经验。目前壮医还在使用甘草治疗各种中毒。

②天仙藤：天仙藤又名都淋藤、兜铃苗。据《太平圣惠方》记载，都淋藤遍生岭南，当地土人都认识这个药，并指出此药可解草蛊毒。而《肘方备急后》指出，壮族先民有用天仙藤解救药物中毒的经验。"席辨刺史言：岭南俚人，多于食中毒，人渐不能吃，胸背渐胀，先寒似瘴，用都淋藤十两，水一斗，酒二升，煮三升，分三服，毒逐小便出，十日慎毒物，不瘥更服"。

③锦地罗：锦地罗是《本草纲目》的新增药物，据该书记载，锦地罗产于广西的河池地区和靖西、德保、柳州一带，当地群众十分宠爱此物，用来治疗山岚瘴毒、疮毒及解诸毒。

④钗子股：钗子股又名金钗股。壮族先民早在唐代就广泛用其解救各种中毒，如《岭表录异》云："广中多蛊毒，彼人以草药金钗股治之，十救八九。"五代李珣《海药本草》也指出："岭南多毒，家家贮之。"说明当时人们已使用金钗股来预防各种中毒。《本草图经》记载了岭南人用金钗股催吐以解救药物中毒的经验。

⑤黄藤：《太平圣惠方》记载有岭南土人用黄藤防治药物中毒的经验。《本草纲目》亦指出黄藤主产于岭南，俚人用来防治食中毒。可知黄藤既能防治药物中毒，又能防治食物中毒。

⑥阳桃：据《本草纲目拾遗》及《岭南杂记》记载，岭南土人用阳桃作蔬菜或"蜜渍盐腌以致远"，主要用来解肉食之毒、蛊毒及辟岚瘴之毒。

综上所述，壮医用于治病的毒药不仅品种繁多、方法多样，而且治病范围广泛、疗效显著，是壮族医药的优势和特点之一。

（二）壮医对中毒防治的特色

现代壮医对中毒防治也很有特色，主要表现在如下几个方面。

1. 药物中毒　前面提到壮医使用毒药治病源远流长，有自己的独特经验，一旦在使用这些毒药不慎发生中毒或误服中毒，也有一套解救中毒的办法。如解救曼陀罗中毒的方法：①多食黄糖、含服米醋。②用湿布冷敷额头或用冷水洗浴。③用绿豆皮 150g，连翘 30g，甘草 15g，清水 1000mL，煎至 200mL，每小时服 1 次。④黄泥水 60 ～ 100mL 内服。解野芋中毒的方法：①醋加生姜汁共煮，内服或含漱。②白点秤根煎服。乌头中毒，靖西壮医用细叶十大功劳 30g，水牛角 15g 水煎服。此外，壮族民间尚有解救飞机草、大飞扬、了哥王、七叶一枝花、闭鞘姜、白花丹、疣柄魔芋、半夏、白薯莨、丁公藤等中毒的有效方法。壮医常用的解救药物中毒的药物是姜、醋、绿豆、防风、白点秤、金银花、甘草、糖等，特别是甘草、绿豆和糖，在壮族民间有"通用解毒剂"之称。此外，对于某些急性药物中毒，在壮族民间立即给服鸡蛋、牛奶、羊奶或大量的豆浆、黏稠的米汤或面糊，往往也能起到解毒的作用。这些含有丰富蛋白质的食物能与某些未吸收的毒物结合成沉淀物，然后再用催吐的办法排空胃而达到解毒的目的。

NOTE

2. 食物中毒　随着人们生活水平的提高，食物中毒的发生也在减少。在壮族地区，目前以木薯中毒为多见，壮医在解救木薯中毒方面积累了不少经验。如南宁市壮医将 1 ～ 2 个煮熟的鸡蛋加入葱 60 ～ 90g，生油 30 ～ 60g，盐少许，顿服；扶绥县壮医则用鲜雷公根 250g 加蕹菜根 250g 捣烂取汁开水冲服治疗。壮医常用的解救木薯中毒的药物为生萝卜汁、地荖、鸭脚艾、雷公根、油菜、蕹菜、白花草、黄皮、蕹菜、香附、糖、白点秤等。此外，壮医治疗食物中毒的经验：南宁市壮医常用白点秤 60g 加鲜雷公根 60g 煎服；河池地区壮医用黑豆 15g，甘草 6g，雷公根 30g 煎服，治中毒性消化不良；武鸣壮医用绿豆 60g，甘草 15g 水煎服，解救误吃毒蕈中毒；还有用八角枫捣汁治凤梨中毒腹痛等经验。

3. 毒蛇咬伤　壮族民间治疗毒蛇咬伤的药物很多，经验特别丰富，几乎每个村寨都有“蛇医”，有些疗法还是几代祖传的秘方。有的患者被毒蛇咬伤已到奄奄一息的地步，经壮医抢救仍能救活，在壮乡这样的例子不胜枚举。广西的“蛇医”和“蛇药”在当地乃至全国都享有盛名。壮医常用的治疗毒蛇咬伤的药物：金不换、无患子、九里香、八角莲、酢浆草、蓝树、独脚莲、半枝莲等。如邕宁壮医用苦木 500g，烟油少许或烟叶适量，用三花酒或米酒 1000mL，浸泡 7 天备用，用于治疗各种毒蛇咬伤。忻城县壮医治青竹蛇咬伤用簕笆竹嫩苗适量捣烂，先用针刺百会穴放血，再敷上药，同时搽伤口周围。有的壮医甚至使用目前文献资料上尚未有药用记载的桂平婆婆纳外搽治疗眼镜蛇咬伤，亦能见效。

第六章　壮医方剂学基础

第一节　壮医方剂学概述

壮医学把疾病分为痧、瘴、蛊、毒、风、湿六大类，并总结出相应的诊断与治疗方法。面对疾病的威胁，壮族先民创造和积累了大量行之有效的偏方、验方。壮医方剂的组成并不是简单的壮药相加，而是在辨病辨证、明确病因病机基础上，确立治法之后，选择合适的药物，按照一定的组方原则，将壮药有机地配伍组合而成。壮医方剂是体现和完成壮医治法的主要手段。

一、壮医方剂的组成结构

壮医方剂的组成一般分为五个部分，即公药、母药、主药、帮药、带药。

病证有阴证和阳证，因此处方中设有公母药，对应用于阴证或阳证的治疗。

1. 公药　公药针对阴证而设，多为温补阳气、祛寒毒、增强人体抵抗力的壮药。

2. 母药　母药针对阳证而设，多为寒凉类壮药，有清热毒、补阴液、解诸毒、清除外邪及内毒的作用。

在具体的某个方剂中，药物组成视病证的阴阳归类、患者体质等情况而定，既可全部为公药或母药，也可由部分公药与部分母药组成，当灵活运用。

3. 主药　主药（又称头药）是针对主要病证或病因的药。主药是方剂组成不可缺少的部分，一般由 1 ～ 3 味药物构成。

4. 帮药　帮药是帮助主药治疗主病的辅助药物，从而帮助主药发挥治疗作用，或是针对兼症的药物。

5. 带药　带药又叫“药引”，是引领或引导其他药物到达病所，或调和药味，减轻毒副作用的药物。

临床上选方配药时，公药、母药、主药、帮药、带药的组合及剂量要根据病因、病证和药性合理选择，不必样样齐全，但主药必不可少，主药也可以同时是公药或母药。对于病因简单、病证不多的患者，药性平和无毒的药物，处方时可不配帮药或带药，或只配其中之一。一般来说，主药的剂量要大一些，其他药物剂量要小一些。

二、壮医方剂的加减变化

方剂的组成是有一定原则的，但也不是一成不变的，在临床上必须随着病情的变化、患者体质的强弱、年龄的大小、环境气候的不同，适当地予以加减应用。

1. 药味的加减变化　方剂常因药味的加减而改变其功用和应用范围，这是在主症未变的情况下，随着兼症的不同而加减变化的方法。如果方剂中增加或减少 1 ～ 2 味药，适应证就会有所不同。

2. 药物的用量变化　一个方剂中药物的用量如果有了变化，它的作用重心也会随之不同，方剂作用的主次位置也就相互转化，适用范围也就有所区别。

三、壮医方剂的剂型与用法原则

壮医应用不同剂型的方剂治疗疾病，剂型主要根据病证的需要而定。

1. 剂型　壮医方剂的剂型包括汤剂、丸剂、散剂、膏剂、丹剂、酒剂、露剂、锭剂、条剂、线剂、洗剂、熏剂、坐药、导剂等 10 余种，其中最常用的剂型为汤剂、丸剂、散剂、膏剂、丹剂、酒剂等。

（1）汤剂　将药物用水煎成汤液，去渣分次饮服。汤剂的特点是吸收快、作用较强，处方时便于灵活加减，适应于各种病情。在各种剂型中汤剂是最常用的一种，对于复杂而变化的病证，用汤剂为宜。

（2）丸剂　将药物研细，用水泛、蜜炼、面糊或米糊为丸。丸剂剂量小且吸收慢，故宜久服缓治，适用于长期慢性疾患。但也有峻烈药品，为使其缓缓吸收而采用丸剂。对于一些芳香不宜久煎者，可做成丸剂。

（3）散剂　将药物研成细末，分内服、外用两种。内服散剂可用开水调服或酒调用等，根据病证的需要和药物的作用而定。外用散剂是将药末撒于患处。

（4）膏剂　将药物煎煮取汁去渣，再用微火浓缩成膏，分内服、外用两种。内服膏剂一般加冰糖或蜂蜜煎熬而成，可长期服用。滋补药多制成膏剂，适用于慢性疾病。外用膏剂有膏药和油膏两种。

（5）丹剂　凡通过提炼或精制的丸或散即为丹剂，分为内服和外用两种。

（6）酒剂　将药物浸入酒中，经过一定的时间，或隔汤煎煮，然后去渣饮酒。酒剂常用于跌打损伤、风湿骨痛。

（7）药露　多用新鲜药物蒸馏而成。其特点是气味芳香、清洁无色、便于口服，一般作为饮料，夏季尤为常用。

（8）锭剂　将药物研成极细粉末，用黏性浆液和匀制成锭，研末调服或磨汁服，亦可涂敷患处。如制成饼状，则称为饼剂。

（9）条剂　将药末粘于线条之上，或用药末加浆液搓成药条，用以插入疮口、蚀腐处拔脓。

（10）线剂　将丝线、棉线或苎麻线放于药液中浸泡，用以点灸穴位治疗各科疾病，或结扎疮管或赘肉使其自行萎缩脱落。

（11）洗剂　用药煎汤，浸洗全身或局部。

（12）熏剂　用药物烧烟熏患处或全身。

（13）坐药　用药物制成丸剂，或用线棉包裹药末，纳入阴道内，以治疗白带或阴痒等症。

（14）导剂　用易于溶解的药物制成锭剂，纳入肛门内，待其溶解后滑润肠道，使干燥的粪便易于排出。

（15）流膏　即流浸膏剂。药材用适宜的溶剂浸出有效成分，蒸去部分溶剂，调整浓度至

NOTE

规定标准而制成。如益母草流浸膏。

（16）*水液*　以水作为溶剂，将药物溶入水中以备用。如芦荟做成水液，贴敷患处，可以起到清热解毒、促进血液循环的作用。

（17）*植物结晶体*　某种植物经过压榨取汁等工序后炼制而成的天然结晶体，如红糖为甘蔗的茎经压榨取汁炼制而成的赤色结晶体。

此外，壮医多用新鲜药物，随采随用，有时亦可采后用水洗净嚼服或嚼后吐渣咽汁，服用更为方便。

2. 用法原则　壮医方剂的使用，一般来说凡病情较急者多使用汤剂，病情缓慢者多采用丸剂。其中，汤剂是临床常用的主要剂型，其煎服法如下。

（1）*煎药方法*　根据不同性质的药物可采用不同的煎药方法，凡发散、取汁的药物不宜久煎；味厚滋补的药物宜微火久煎；金石、甲壳类药物宜打碎后煎；气味芳香的药物不宜久煎，可后下或冲服；胶类药物待其他药煎好，去渣后加入溶化；贵重药物则宜研末冲服；贵重而又难于煎出味的药物则宜另煎或磨水冲服；新鲜药物可捣汁冲服；某些具有毒性的药物必须先煎，然后再入他药同煎；粉状及有毛的药物必须包煎，以免刺激咽喉；果仁类药物宜打碎后煎；泥沙多的药物可先煎汤滤清取水，再煎其他药。

（2）*服药方法*　一般是1剂分为2次或3次服。对于急病、重病者，则1次顿服。一般1日1剂，分头煎、二煎，如果病情严重，亦可1日2剂以加强疗效。汤剂一般宜温服，治伤风药更要热服，使其出汗。有时需要冷服，如对热甚烦躁者。而剧烈呕吐时则宜少量频饮冷服。

第二节　壮医方剂的特色

壮医方剂学具有显著的壮族特色。壮药配伍中的公药、母药、主药、帮药、带药的配伍关系明显区别于中医方剂学的君、臣、佐、使。其特色在于，在参照壮药配伍的基础上，按照主公帮、主母帮、主公母帮、主公引、主母引等配伍形式进行加减变化。

一、方剂组成特色

（一）主公帮

这是壮医方剂最常见的组成方式之一。在一首方剂中，药物组成有主药、公药、帮药。

（二）主母帮

这是壮医方剂最常见的组成方式之一。在一首方剂中，药物组成有主药、母药、帮药。

（三）主公母帮

在一首方剂中，药物组成有主药、公药、母药、帮药。

（四）主公母帮引

在一首方剂中，药物组成有主药、公药、母药、帮药、带药。

（五）主公引

在一首方剂中，药物组成有主药、公药、带药。

（六）主母引

在一首方剂中，药物组成有主药、母药、带药。

二、方剂使用特色

（一）习惯在民间使用，以口耳相传为主要形式

壮医方剂中用的很多都是民间的草药，有很多民间的草药都没有走进各中药店、各诊所、各医院，很多验方中的草药只能自己去采摘，所以很多民间偏方、验方都是口耳相传，经过邻居或者亲戚朋友告知而使用。

（二）使用时没有太多的条条框框，以临床效果为主要判断标准

因为很多民间偏方、验方都是口耳相传，不需要去排队挂号看病，可以直接使用，以临床效果为判断标准，所以这些方剂的使用更加简单方便。

（三）以口诀和歌诀流传的形式尤为明显

壮族民间喜欢唱歌、对歌，壮族老百姓中有很多歌王、歌后，平时的娱乐喜欢以唱山歌的形式来交流和增加感情；壮族青年谈恋爱也喜欢用唱山歌的形式进行。因此在劳作之余，壮族民间百姓也用编写方歌、唱山歌的形式把常用的方剂编成口诀和歌诀来传唱。

三、方剂治法特色

壮医方剂在具体应用上有其一定的特色。

（一）对因辨病论治

壮医用药讲究对“因”和对“病”。毒虚致百病，有病必有因，病因一除，疾病自然痊愈。例如壮医临床主张辨病与辨证相结合，辨病为主，所以多主张专病专药。如对瘴疟，针对瘴毒，选用黄花蒿、槟榔、薏苡仁等药物为主，常用的方剂为黄花蒿解瘴汤、土常山截疟汤、独味黄花蒿汤、黄花蒿田基汤、牡蒿防瘴汤、瘴疟康复汤。对痧病，选用山芝麻、救必应、金银花、板蓝根、三叉苦、黄皮树叶等药物为主，常用的方剂为山芝麻汤、痧病轻解汤、痧病除湿汤、痧病解毒汤、痧病救急汤、痧病通气道汤、痧病通谷道汤等。

（二）对证辨证论治

壮医也讲辨证，主要分阴证、阳证。阴证主寒主虚，阳证主热主实。对证选药组方，是对因、对症选药的补充，即在对因、对症治疗的基础上，针对不同的证型，配合对证型有治疗作用的药物组成方剂。如风疹一病，有阴证、阳证之分。浮萍止痒汤由浮萍、防风草、马齿苋、麦冬、生地黄、甘草组成，功效为祛风毒、清热毒，治疗风疹，风毒热毒较盛，症见皮肤斑疹，色鲜红或紫红，高于皮肤，瘙痒难忍，遇热刺激或风吹加重，此起彼伏，舌红，苔薄黄，脉数，是针对风毒、热毒致病的阳证而设。桂枝止痒汤由桂枝、芫荽、防风、荆芥、葫芦茶、车前草组成，功效为祛风毒、寒毒，止瘙痒，治疗风疹，风毒寒毒较盛，症见皮肤斑疹，色淡红或苍白，高于皮肤，瘙痒难忍，遇冷刺激或风吹加重，此起彼伏，发冷、呕吐、腹痛，舌淡，苔薄白，脉浮，是针对风毒、寒毒致病的阴证而设。

（三）对症辨症论治

对症选药是对因选药的补充，即在对因、对证治疗的基础上，针对不同的兼症，结合对症治疗的药物以治标，达到控制症状的目的。如黄花蒿田基汤是治疗瘴毒的方剂，方中以治瘴良

药黄花蒿为主药、母药，而配用田基黄、叶下珠除湿毒、清热毒、退黄疸，是针对某些瘴病患者兼有黄疸之症而设。再如痧病通气道汤，方中木蝴蝶味苦、性寒，既能解痧毒、清热毒，又能通气道、谷道，止咳嗽，是治疗痰病的主药、母药；龙葵、磨盘草、桑白皮、枇杷叶均是清除毒邪、通利气道的药物，是针对痧病伴气道不通，症见发热、神疲体倦、口渴、胸背自现痧点或刮治显现痧点、咳嗽频频、咳痰黄稠甚至痰带血丝、舌红、苔黄、脉浮数而设。许多方剂的加减应用也是根据临床表现而决定的。

壮医虽然以辨病论治为主，但辅以辨证及辨症，可大大提高临床疗效，促进患者的康复过程。

四、方剂配伍特色和禁忌

（一）配伍特色

壮医方剂学以探讨药物配伍规律为主要任务，以分析病证内在联系为主要目的。壮医方剂的整理发掘是从传统文献整理出发，吃透壮药在方剂中的配伍规律，这是最基本、最重要的环节。没有传统的文献理论作为指导，我们的任何研究就成了无源之水，等于无的放矢，更谈不上在实验研究、临床研究的基础上进行理论升华，然后再回归到壮医理论上来，使之得到发展。因此，研究壮医方剂的理论和实践是相辅相成、相互促进的。临床研究主要是选择常用方为研究对象，所选的方剂都经过了历代临床应用，疗效可靠，作用明确，具有扎实的理论与实践基础，其研究结果常具有普遍性。在筛选的壮医方剂中，普遍发现有一些配伍特色。

1. 方剂中药味数量相对较少 壮医方剂一般最多只有 5 ～ 6 味药物，经常只用两三味药物直接配方，有些方剂甚至是单方。如壮族人民用单方狗肝菜水煎内服，以预防和治疗热证、痧证等。

2. 方剂中剂量要求相对模糊 壮族的原著居民由于受到没有形成文字的弊端的影响，对壮药的配方入药以心算和估算为主要衡量手段。在壮族民间，有些壮医甚至目不识丁，但其能够用一抓一抓的壮药配伍治疗多种常见病、多发病。

3. 指导壮医方剂的理论基础相对简单 由于壮医在民间是口耳相传、师承为主的传承方式，且壮族人民在挖掘本民族医药理论过程中多简而化之，所以其三气同步、三道两路基础理论相对简单，直接导致了壮医方剂的配伍理论也相对简单。

（二）配伍禁忌

通过药物合理的配伍，可以达到调节病体偏阴或偏阳状态，降低毒性，增强或改变原有功能，消除或减少其对人体的不良因素。但有些药物合用能降低药物原有功效，甚至失去药效，应避免配伍使用。临床选方配伍时要注意以下几方面。

1. 根据病情、体质、年龄用药 如寒性体质忌用寒药，热性体质忌用热药；体质虚者忌用发散、泻下之药，体质壮实者慎用温补之药；体质虚弱、谷道虚弱者，忌用攻下药物；有过敏史、大病之后、老人及小儿一定要在医生指导下服药，以免引起意外。

2. 禁用反药 反药是当药物合用会产生中毒或严重不良反应的药物，临床上是禁止使用的。

3. 孕妇禁忌 在一般情况下，壮医对孕妇不随便给内服药，以免扰动胎气，外用药也应慎重。有些毒性较强或药性猛烈的药能损害胎儿导致流产，是妊娠禁忌药，如巴豆、卜芥、猪屎

NOTE

豆、八角枫、龙血树等。某些散瘀通经的药物孕妇应慎用，如石吊兰、鸢尾、仙人掌等。

4. 忌口　壮医治病时还讲究忌口。患病和服药期间忌食生冷、油腻、辛辣以及母猪肉、公鸡肉、牛肉、鲤鱼等食物。一般发汗药应禁生冷，治谷道病药禁油腻，消肿理气药禁豆类，治咳喘药禁鱼腥，止泻药禁瓜果。患疮疡、无名肿毒、皮肤病及手术后忌食鱼、虾、蟹、葱、韭菜、菠萝、烈酒、牛肉、竹笋等“发物”，以免病情加重或迁延不愈。

第三节　各科疾病治疗方歌

壮医以常见病、多发病为主，把治疗用药编写成方歌，便于学习和记忆，分为内科、儿科、外科、骨伤科、皮肤科、五官科、妇科。

一、内科

1. 感冒方歌

感冒单方山芝麻，另方南蛇簕嫩芽。

复方贯众金银花，青蒿板蓝效不差。

古羊两面针可用，单味用穿心莲茶。

另方鬼针地胆头，水煎再加葫芦茶。

风寒可用姜糖水，温中散寒效亦佳。

另方黄皮竹叶心，鱼腥茅根和甘蔗。

说明：古羊即古羊藤，黄皮即黄皮果叶。治疗感冒的方很多，风热感冒用苦寒为主，风寒感冒用温散为主。

2. 急性气管炎方歌

鱼腥草和磨盘草，肺热咳嗽少不了。

枇杷叶和木黄连，热咳加上多麻根。

一点红和金银花，凤尾石仙野菊花。

不出林蚌花剑花，根据药源任选它。

说明：治疗急性气管炎的民间草药很多，根据各地药源选用，以清热解毒、止咳化痰为主的药均可选用。凤尾即凤尾草，石仙即石仙桃。

3. 慢性气管炎方歌

梨树寄生枇杷煎，磨盘草和半枝莲。

另方仙桃一点红，黄连罗汉加其中。

再方卜芥陈皮姜，久煎内服效果宏。

治疗慢支不能急，综合疗法必成功。

说明：仙桃即石仙桃，姜即生姜，综合疗法为拔罐、灯火隔叶灸，核酪或鱼腥草穴位注射等。

4. 支气管哮喘方歌

石仙桃和鱼腥草，哮喘病人内服好。

NOTE

配合拔罐和针灸，治疗效果特别妙。

说明：石仙桃、鱼腥草有消炎化痰、止咳定喘的作用。针灸、拔罐的穴位是肺俞、定喘、天突，耳针肺穴。另外，民间用大只癞蛤蟆剖开腹部，将鸡蛋塞入腹内，外用针缝合，用黄泥包癞蛤蟆放入火中烧约 1 小时，取出鸡蛋内服，连服 15 ～ 30 天，有良效。

5. 肺炎方歌

桑白皮和鱼腥草，不出林也少不了。

金银花十大功劳，治疗肺炎效果好。

肺炎病情危重者，中西结合很重要。

6. 胃脘痛方歌

治疗胃痛万年趴，水田七效也不差。

金不换和高良姜，透骨草和小茴香。

胃寒疼痛加干姜，九里香再配姜黄。

埋线疗法效优良，饮食疗效更提倡。

7. 单纯性急性胃炎方歌

本病特点吐又屙，穿心莲茶泡水喝。

仙鹤草和金银花，木黄连水煎当茶。

抗菌消炎均可用，随机应变更为佳。

8. 胃寒痛方歌

草血竭和九里香，两面针加高良姜。

砂仁陈皮水田七，止痛消炎是良方。

9. 消化性溃疡方歌

百合陈皮和木香，水田七再加黄姜。

民间常用鸡蛋壳，共研细粉效果良。

配合埋线效更好，综合疗法效更强。

10. 消化不良方歌

内金山楂和麦芽，草果豆蔻效更佳。

调节饮食很重要，流质半流更好啦。

11. 上消化道出血方歌

扶芳藤止血良好，血余炭也少不了。

田七再加旱莲草，仙鹤草白及阿胶。

根据具体情况用，随机应变更为妙。

12. 腹泻方歌

腹泻病人多次屙，穿心莲茶泡水喝。

仙鹤草和旱莲草，风尾人苋火炭母。

石榴皮和地桃花，腹泻草药真是多。

本地草药任选用，单方复方均可啰。

13. 便秘方歌

NOTE

番泻叶服大便通，也可单味用油葱。

蜜糖冲服可润下，红茹藤芽也有功。

说明：单味番泻叶 10 ～ 15g 泡开水服通便良好，单味油葱又叫芦荟，磨浆调茶油服有滑肠作用。

14. 甲型肝炎方歌

甲肝常用田基黄，黄根射干加黄姜。
银花板蓝凤尾草，无娘车前能退黄。
民间常用穿心草，虎杖黄连少不了。
鬼针草和马鞭草，人字草和蛇舌草。
玉米须和败酱草，任君选用能治好。

15. 乙型肝炎方歌

田基黄和葫芦茶，鬼针草绞股蓝加。
板蓝根和黄根藤，鸡骨草疗效更佳。
岩黄连和穿心草，单方用穿心莲茶。
诸多草药任君选，清热解毒效不差。

16. 肝肿大方歌（肝炎引起）

白花丹根消肝大，蛇舌草虎杖红花。
半枝莲和倒水莲，加上丹参效更佳。

17. 慢性胆囊炎方歌

虎杖穿心雷公根，茵陈郁金姜黄等。
玉米花蕊透骨草，水煎内服效果神。

18. 急性肾小球肾炎方歌

茅根肾茶车前草，半枝莲和凤尾草。
葫芦茶和益母草，十大功劳疗效好。
苍耳根和九节风，海金沙也少不了。
半枝莲和金钱草，木通薏仁疗效高。
诸多草药均可用，结合实际更为妙。

19. 慢性肾小球肾炎方歌

石韦木贼金银花，党参金樱由你加。
一点红和马鞭草，倒水莲和野菊花。

20. 尿路感染方歌

粪箕笃金钱肾茶，凤尾草和海金沙。
车前石韦野菊花，水煎加上金银花。
木黄连和茅根配，单味用穿心莲茶。

21. 尿路结石方歌

尿路结石拍片查，豆大小石可以打。
石大快送医院治，实事求是不夸大。
打石常用海金沙，金钱内金滑石加。
木通石韦和肾茶，大量饮水疗效佳。

NOTE

22. 乳糜尿方歌

乳糜荠菜车前草，葫芦茶也少不了。

玉米须和海金沙，水煎内服效果佳。

23. 血尿方歌

血尿要把病因查，扶芳仙鹤效果佳。

玉米须和白茅根，旱莲草加上肾茶。

对症下药很重要，盲目治疗效果差。

24. 风湿病方歌

红吹风加九节风，当归藤与八角枫。

威灵仙和麻骨风，半枫荷加龙骨风。

透骨草配过江龙，大小罗伞气血通。

两面针和九龙藤，千里行房加防风。

桑枝苏木走马胎，丢了棒加藤杜仲。

当归黄芪倒水莲，补气补血经络通。

风湿还用蚂蚁虫，三蛇祛风能止痛。

以风治风任选用，灵活机动见奇功。

说明：壮医治风湿的原则为以风治风，凡有“风”字命名的药均可治风湿，三蛇即吹风蛇、金环蛇、银环蛇，要根据当地药源和临床经验灵活配方。

25. 便秘方歌

大便如果患结巩，生蜜盐水都可通。

另方便秘找油葱，磨汁内服亦可通。

说明：壮语大便秘结叫结巩。油葱又叫芦荟，可通便润肠。

26. 急性胃肠炎方歌

榄核莲即一见喜，实热腹泻服可止。

银花人苋刺苋菜，热泻煎服有道理。

27. 痢疾方歌

肚腹疼痛排便多，里急后重脓血屙。

十大功劳旱莲草，凤尾仙鹤草亦可。

28. 止咳汤方歌

仙桃鱼腥和枇杷，化痰止咳功效佳。

热咳此方为较好，寒咳另方找其他。

29. 回阳救逆方歌

中暑晕倒志不清，蒜汁滴鼻能苏醒。

如滴蒜汁尚昏迷，针刺人中神志清。

30. 退黄汤方歌

全身皮肤面目黄，壮医治则黄治黄。

黄连虎杖无娘藤，姜黄黄藤田基黄。

清热解毒消炎好，服药数天即退黄。

31. 蛇伤汤方歌

节节花和凤仙花，毒蛇咬伤可用它。
半边莲和六角莲，毒蛇咬伤疗效佳。

二、儿科

1. 水痘方歌

小儿水痘金银花，鬼针板蓝一起加。
外洗可用桉树叶，青蒿加入效更佳。
水痘本为病毒染，清热解毒顶呱呱。
此病还要重预防，流行期服银花汤。

2. 流行性腮腺炎方歌

板蓝银花水煎汤，清热解毒效果良。
木鳖子醋搽患处，民间验方要提倡。
此病也是病毒性，做好预防最要紧。

3. 百日咳方歌

患百日咳时间长，百部鱼腥加木黄。
鹅不食草枇杷叶，共煎内服效果良。
单方可用鸡苦胆，大蒜治疗也提倡。
此病要防合并症，保障患儿身体康。

4. 小儿感冒方歌

小儿感冒金银花，加上茅根葫芦茶。
一点红和鬼针草，板蓝再加山芝麻。

5. 小儿肺炎方歌

小儿肺炎石仙桃，桑白皮加鱼腥草。
六月雪和马鞭草，不出林疗效更高。
此病来势危急者，中西结合不能少。
抗菌消炎最重要，治病救人医德高。

6. 小儿上呼吸道感染方歌

小儿热咳鱼腥草，银花枇杷更为好。
十大功劳加百部，抗菌消炎疗效高。

7. 小儿哮喘方歌

麻黄石膏和杏仁，水煎内服哮喘停。
另方蚯蚓石仙桃，鱼腥半枝不出林。
针灸拔罐疗效快，综合疗法要说明。
并发感染要注意，抗菌消炎得安宁。

8. 小儿泄泻方歌

小儿腹泻金银花，枫叶煎服疗效佳。
单方番桃果嫩芽，单味用穿心莲茶。

NOTE

凤尾草和仙鹤草，石榴皮也顶呱呱。

刺苋人苋火炭母，水煎内服效不差。

9. 小儿厌食方歌

山楂内金和麦芽，水煎内服饭量加。

民间单方麻风草，独脚金疗效也佳。

配合挑疳更为好，营养均衡儿安康。

说明：麻风草用根水煎服有助消化、促进食欲的作用，科学喂养要定时定量，吃易消化有营养的食品。

10. 小儿疳积方歌

疳积病因要查清，民间常用独脚金。

鹅不食草也常用，旱莲仙桃和内金。

挑疳疗法也常用，良好疗效受人饮。

配合捏脊也必要，综合疗法古胜今。

说明：旱莲草、石仙桃是民间治疳常用药，如有寄生虫要给驱虫药。

11. 小儿多汗症方歌

小儿多汗倒水莲，党参黄芪龙骨煎。

牡蛎石斛生地等，补气敛汗胜神仙。

12. 小儿遗尿症方歌

小儿遗尿淮山治，红枣猪骨要配齐。

火灸耳针擦脊等，此证用综合措施。

说明：5 岁以上小孩经常尿床者可综合治疗。①淮山 20g，红枣 10 枚和猪骨炖吃。②灯火隔叶灸关元、足三里、百会，耳针压丸神门、肾。③用药球擦脊（督脉），每天擦 5 分钟。④下午 5 时后禁喝水，睡前排空小便。

13. 佝偻病方歌

佝偻补钙为优先，五指毛桃倒水莲。

配上猪骨水来煎，常晒太阳也关键。

14. 小儿夜啼方歌

夜啼病因要查清，清心除烦竹叶心。

木黄连蝉蜕灯心，水煎内服能安静。

说明：此病首先要查清病因，如有无蛔虫、有无腹痛。灯心即灯心草，有清心除烦的作用。

15. 小儿便秘方歌

小儿大便不畅通，快找芦荟即油葱。

鲜叶二张磨成汁，调水内服立即通。

番泻叶可通大便，十克水煎立见功。

单方蜂蜜也可以，民间便秘也常用。

16. 流涎方歌

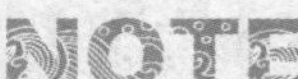

流涎又叫口水多，益智淮山白术和。

倒水莲根也配入，火灸耳针有效果。

说明：灯火隔叶灸百会、合谷、足三里，耳针神门、口、内分泌。

17. 小儿夜盲方歌

小儿夜盲水瓜花，鸡肝煎汤效果佳。

另方猪肝南瓜花，再配望江南嫩芽。

18. 小儿高热方歌

小儿高热查病因，蚯蚓再配竹叶心。

草鞋根和雷公根，姜酒外搽也很灵。

三、外科

1. 疖肿方歌

小疖用穿心莲茶，公英野菊金银花。

清热解毒均可用，脓熟切开就好啦。

2. 痈方歌

痈病疼痛较为重，清热解毒必须用。

十大功劳穿心莲，公英败酱效力同。

痈肿化脓已成熟，十字切开排尽脓。

如果病情危重者，中西结合更有功。

3. 甲沟炎方歌

甲沟发炎指头痛，外表肿胀又发红。

灯火隔叶灸有效，蛤蟆酊湿敷实用。

4. 龟头炎方歌

男子龟头红肿痛，桉叶煎水外洗用。

内服穿心莲茶好，蛤蟆油外涂有功。

5. 外伤感染方歌

外伤感染即化脓，桉叶煎水用来冲。

此药杀菌能消毒，蛤蟆油外涂其中。

6. 烧伤方歌

小面烧伤用本方，蚯蚓数条加白糖。

羽毛蘸药涂患处，此为民间之良方。

7. 冻伤方歌

冻伤辣椒和生姜，浸入酒精外搽良。

如果溃烂另有方，猪油炼好配蜜糖。

先用桉叶煎水洗，再敷药膏效果良。

8. 擦伤方歌

表皮擦伤不用慌，桉液清洗要提倡。

蛤蟆酊外涂效好，防止感染效更良。

说明：桉液即用桉树叶水煎成液，此药有杀菌消毒之功效。

NOTE

9. 割伤方歌

割伤消毒止血先，蛤蟆酊湿敷在前。
伤口深大要缝合，抗菌消炎穿心莲。

10. 狗咬伤方歌

狗咬伤人要重视，预防狂犬不麻痹。
伤口挑开吸毒尽，伤处消毒严处理。
狂犬疫苗一定打，预防为立是真理。

11. 毒蛇咬伤方歌

毒蛇咬伤半边莲，七叶一枝花水煎。
半枝莲可解蛇毒，民间常用六角莲。
鬼针卜芥也常用，伤口放血排毒片。
根据情况来选用，伤势危重送医院。

12. 乳腺炎方歌

蒲公英和金银花，乳腺发炎使用它。
鱼腥草和败酱草，鬼针野菊效亦佳。
如果化脓要切开，排尽脓液病好啦。

13. 淋巴结炎方歌

淋巴结炎穿心莲，单方解毒又消炎。
公英败酱半枝莲，野菊银花用水煎。

14. 阑尾炎方歌

单纯阑尾炎此方，公英败酱银花赏。
穿心莲可单方用，配合针灸拔罐良。
化脓坏疽阑尾炎，急送医院为首先。
草药效力难治愈，包医百病有风险。

15. 痔疮方歌

痔分内外和混合，详细检查要分清。
炎性外痔蒲公英，野菊银花黄连等。
桉叶煎水用坐盆，解毒消炎为根本。
内痔可用消痔灵，患部注射病减轻。
各类痔疮分别治，对症下药效果灵。
痔疮患者人数多，提高疗效更英明。

16. 前列腺炎方歌

前列腺炎木黄连，银花野菊半枝莲。
蛇舌草和穿心莲，水煎内服能消炎。

四、骨伤科

1. 伤出血用药方歌

外伤出血不用慌，取毛三七叶二张。

NOTE

外用酒精来消毒，加压包扎效果良。

2. 骨折用药方歌

骨折拍片查伤情，具体伤情要搞清。

复位对线最重要，民间用夹板固定。

大小驳骨接骨丹，接骨草和水泽兰。

榕叶加皮小公鸡，捣烂外敷骨生还。

3. 跌打损伤方歌

草乌苏木和姜黄，泽兰透骨入药方。

酒泡外搽化瘀血，民间草药效果良。

说明：透骨即透骨草，有活血化瘀消肿的作用。

4. 急性腰扭伤方歌

急性腰伤要冷敷，透骨草敷疼痛除。

后期可用大风艾，捣烂热敷最痛处。

5. 慢性腰肌劳损方歌

腰肌劳损腰痛多，外敷草药和按摩。

艾叶生姜加醋炒，热敷痛处舒服多。

6. 膝关节炎方歌

膝关节炎透骨草，生姜泽兰和艾草。

捣烂外敷可消炎，民间验方实在好。

7. 肩周炎方歌

漏肩风称肩周炎，有人又称五十肩。

老人常患此种病，运动疗法要首先。

按摩热敷同时用，舒筋活络能安眠。

蓝姜泡酒外搽好，民间疗法少花钱。

8. 腱鞘炎方歌

中年男女腱鞘炎，红花草乌七叶莲。

两面针和破天菜，酒泡外搽能消炎。

局部按摩效更好，加上热敷胜神仙。

9. 跟腱炎方歌

跟腱炎即足跟痛，外表无红又无肿。

五月艾和大风艾，香茅煎洗能止痛。

单方可用仙人掌，热熨活血很轻松。

民间用瓦醋疗法，效果良好人人颂。

说明：瓦醋疗法的具体操作是将瓦片放入火中烧热取出，倒醋一杯，趁热熨足跟痛处，有活血化瘀、舒筋活络、消肿止痛的作用，民间常用此法。

10. 骨质增生方歌

骨质增生透骨草，草乌威灵少不了。

加七叶莲用酒泡，外搽热敷疼痛少。

NOTE

11. 跌打损伤方歌（一）

小榕叶浆酒适量，能治新旧跌打伤。

外搽内服均可以，跌打肿痛全好光。

12. 跌打损伤方歌（二）

跌打豆仁苏木仁，活血化瘀止痛灵。

捣烂浸酒外搽用，此方来自壮边民。

说明：跌打豆即金线吊葫芦的豆仁，民间有栽培。

13. 接骨方歌

接骨首先要复位，夹板固定第二位。

大小驳骨接骨丹，泽兰榕叶透骨草。

捣烂外敷接骨好，鸡子土鳖也很妙。

五、皮肤科

1. 接触性皮炎方歌

接触皮炎穿心莲，加火炭母水来煎。

外洗患部疗效好，单方可用马齿苋。

2. 药物性皮炎方歌

药物皮炎先停药，此为关键之一着。

杠板桉叶水煎洗，蛤蟆油涂是良药。

3. 湿疹方歌

湿疹感染桉叶煎，外洗抗菌又消炎。

局部灯火隔叶灸，消炎止痒能安眠。

4. 小腿溃疡方歌

小腿溃疡难愈好，桉叶煎汤用得着。

清洗消毒去腐净，蛋黄油涂用得合。

5. 荨麻疹方歌

荨麻疹过敏引起，抗过敏为最必需。

防风荆芥地肤子，生地薄荷和蝉衣。

西药维丁维 B_{12}，再配针剂地塞米。

综合疗法效果快，中西结合效真奇。

说明：西药用维丁胶性钙两支、维生素 B_{12} 两支、地塞米松一支混合肌内注射，效果甚佳。

6. 痒疹方歌

痒疹皮肤真是痒，白花丹叶九里香。

苍耳香茅水煎洗，此方效果真是良。

7. 脓疱疮方歌

小儿患了脓疱疮，苍耳桉叶效果良。

火炭母和了哥王，水煎外洗全好光。

8. 毛囊炎方歌

毛囊炎用蛤蟆酊，本方良效要记清。

NOTE

初期火灸疗效好，化脓切开把脓清。

9. 丹毒方歌

丹毒公英金银花，板蓝黄连效果佳。

外敷可用芙蓉叶，单方用穿心莲茶。

10. 头癣方歌

头癣真菌是祸根，断肠草水杨酸等。

苯甲酸加酒精配，杀菌消毒除病根。

说明：断肠草 100g，水杨酸 20g，苯甲酸 20g，先用 75% 酒精浸断肠草 30 天，过滤后加水杨酸、苯甲酸溶解即成复方断肠草酊，主治各种癣。

11. 单纯性疮疱方歌

疱疹要用金银花，清热解毒十分佳。

南板蓝根亦可用，单方即穿心莲茶。

局部灯火隔叶灸，治疗效果人人夸。

12. 带状疱疹方歌

带状疱疹南板蓝，鬼针银花一起参。

局部火灸加拔罐，坚持治疗效果良。

13. 水痘方歌

银花板蓝蒲公英，清热解毒要分清。

桉叶煎洗防感染，内治外治疗效灵。

14. 疥疮方歌

桉树叶和了哥王，水煎外洗治疥疮。

杀灭疥虫用硫黄，猪油调膏效果良。

说明：硫黄 20g，猪油 80g，调成膏治疥疮有特效。

15. 皮炎方歌

白花丹野艾青蒿，各种皮炎煎水疗。

外搽蛤蟆酊效好，隔叶火灸效更高。

16. 冻疮方歌

冻疮常用指天椒，生姜酒精共浸泡。

外搽局部疗效好，溃烂要用油蜜膏。

说明：油蜜膏即炼猪油 50g，蜜糖 50g，共调匀为膏，有去腐生肌的作用。先用桉叶煎水外洗，清洁消毒后再敷此膏。

17. 手足皲裂方歌

手足皲裂用蛇油，无蛇油用山羊油。

狗油鸡油均可用，护肤防裂不用愁。

18. 痤疮方歌

生地丹皮金银花，夏枯桑白黄芩加。

黄连蝉蜕水煎服，大椎放血效更佳。

NOTE

19. 酒渣鼻方歌

百部苦参加黄连，大黄地肤大枫子。

泡入酒精三十天，过滤外搽效果见。

20. 斑秃方歌

指天辣椒和生姜，浸入酒精外搽良。

当归黄芪何首乌，杞芎地枣另一方。

说明：指天辣椒 50g，生姜 50g，75% 酒精 300mL，浸 15 天后过滤外搽患处，能改善局部血液循环，促进毛发生长。杞即枸杞子，芎即川芎，地即熟地黄，枣是红枣，此方用水煎服有补气血、生发的作用。

21. 腋臭方歌

腋臭艾叶明矾盐，炒热布包夹腋间。

臭味除尽精神爽，好方好药在民间。

欲想根治另有法，火针破坏臭汗腺。

无水酒精皮下注，此方此法更简便。

说明：①五月艾叶 500g，明矾 100g，盐 100g，捣烂炒热布包夹在腋下可除臭 5 ～ 7 天。②火针根治法：先剃毛，肥皂水洗净患部，消毒局麻，用特制的火针在酒精灯烧红，刺入腋部毛区皮下破坏汗腺，能达到根治目的。③无水酒精注射法：先消毒局麻，注入无水酒精 10mL 于皮下破坏汗腺，能达到根治目的。

22. 稻田性皮炎方歌

稻田皮炎在夏天，青蒿桉叶用水煎。

外洗消炎抗感染，疗效显著笑开颜。

六、五官科

1. 眼缘炎（睑缘炎）方歌

眼缘炎用千里光，加上桉叶水煎汤。

每天外洗三五次，疗效显著可提倡。

2. 睑腺炎（麦粒肿）方歌

麦粒肿穿心莲茶，单方一味治愈它。

耳针刺在肝眼穴，初期疗效顶呱呱。

后期已经化脓者，挑破脓点就好啦。

3. 沙眼方歌

沙眼民间用羊胆，若无羊胆用猪胆。

生理盐水配成液，消毒点眼沙眼散。

说明：将胆汁用生理盐水配成 10% 溶液，经高压消毒后用于点眼治沙眼有一定疗效。

4. 细菌性结膜炎方歌

此症常用千里光，水煎外洗效果良。

内服用穿心莲茶，抗菌消炎又清凉。

NOTE

5. 病毒性结膜炎方歌

板蓝鬼针金银花，病毒之疾不少它。

配合耳针效果好，综合施治效果佳。

6. 电光性眼炎方歌

此症民间鲜人奶，点眼消炎效果来。

单方穿心莲亦可，湿敷眼部消炎快。

7. 角膜炎方歌

龙肝栀子木黄连，公英银花用水煎。

耳针拔罐同时用，清热解毒又消炎。

8. 夜盲症方歌

夜盲瓜花和鸡肝，煎汤内服当晚餐。

清肝明目疗效好，此为民间一良方。

说明：鸡肝、猪肝、鸭肝、羊肝均可，水瓜花、南瓜花均可。

9. 外耳道疖方歌

外耳道疖疼痛多，重楼配用酒精磨。

此方抗菌消炎好，方法简便费不多。

说明：重楼又叫七叶一枝花，用时可以酒精磨汁外搽，也可制成七叶一枝花酊外搽或湿敷，有消炎作用。

10. 慢性化脓性中耳炎方歌

此病耳内脓液多，快用双氧洗耳朵。

蛤蟆酊滴入消炎，疗效显著笑哈哈。

说明：先用双氧水洗净耳内脓液，再滴入少许蛤蟆酊，效果极佳。

11. 急性鼻炎方歌

木黄连和鱼腥草，板蓝银花鬼针草。

水煎内服疗效好，针灸拔罐效更高。

说明：本病除服用清热解毒消炎药外，配合针灸印堂、迎香、合谷等穴，并在背部大面积拔罐，可收良效，慢性鼻炎亦可用本法。

12. 鼻出血方歌

鼻出血用药棉塞，冷敷额部能止血。

仙鹤旱莲扶芳藤，水煎内服可止血。

说明：仙鹤草、旱莲草、扶芳藤有止血作用，用大蒜敷涌泉穴也可止鼻血。

13. 虫牙痛方歌

两面针和了哥王，酒精浸后塞牙床。

耳针宜用屏尖穴，综合疗法效果良。

说明：虫牙痛时，首先清理牙洞，然后用药棉蘸复方两面针酊塞入牙洞，有消炎止痛的作用（蛤蟆酊亦可用）。耳针屏尖穴，留针 1 小时，疗效甚佳。

14. 牙髓炎方歌

穿心莲茶可消炎，蛤蟆酊入牙洞间。

NOTE

杀菌止痛又消炎，此方来自壮民间。

说明：本病用穿心莲茶泡开水服，用药棉蘸蛤蟆酊塞入牙洞内，有杀菌消炎的作用。

15. 根尖周围炎方歌（牙龈炎亦可用）

患了根尖周围炎，金银花配木黄连。

水煎内服能消炎，单方可用穿心莲。

16. 牙出血方歌

牙出血用仙鹤草，扶芳藤加旱莲草。

水煎内服血停了，民间单方就是好。

17. 口疮（阿弗他口炎）方歌

口疮要用红丝线，单方含服用水煎。

另方可用穿心莲，水煎内服能消炎。

说明：红丝线又叫糯米草，民间用此草染红糯米饭吃，有解毒消炎的作用。

18. 面部疖痈方歌

野菊公英金银花，水煎喝饮来当茶。

抗菌消炎治疖痈，单方用穿心莲茶。

面部疖痈禁挤压，有脓及时切开它。

19. 急性咽炎方歌

板蓝薄荷金线风，水煎内服咽消肿。

另方倒扣金银花，单方用穿心莲茶。

20. 慢性咽炎方歌

慢性咽炎不用慌，民间常用三根汤。

板蓝茅根山豆根，利咽消炎是良方。

说明：三根汤即板蓝根、茅根、山豆根煎汤，配合大椎放血加拔罐疗效更佳，连续治疗30～40天为1个疗程。

21. 急性扁桃体炎方歌

木黄连和金线风，金银花配入其中。

水煎内服消炎好，抗菌消炎是其宗。

22. 慢性扁桃体炎方歌

单方用穿心莲茶，板蓝肿节金银花。

连续治疗半个月，民间草药人人夸。

说明：肿节风又叫草珊瑚。

23. 急性喉炎方歌

薄荷倒扣鱼腥草，水煎内服病好了。

另方草珊葫芦茶，单方用穿心莲茶。

说明：草珊瑚又叫肿节风，有消炎的作用。

NOTE

七、妇科

1. 月经先期方歌

白茅根和木黄连，仙鹤草用水来煎。

血热型用本方好，血虚当归倒水莲。

说明：月经提前七天以上为先期，分血热型和血虚型两种。血热型用凉药，血虚型则用温补药。当归、附子、黄花倒水莲和益母草治之有效。

2. 月经后期方歌

当归川芎鸡血藤，益母草用水来煎。

血寒型者本方好，其他类型另方选。

血虚熟地和淮山，当归黄芪杜仲参。

于肉加入水煎服，血虚经后健康还。

气滞当归和川芎，香附白芍砂仁同。

行气调经疗效好，各型经病细辨中。

说明：月经后期分血寒型、血虚型、气滞型三种类型，当辨证后选用不同方药。

3. 月经过多方歌

月经过多木黄连，仙鹤黑墨水来煎。

血热本方用最好，凉血调经好睡眠。

血虚熟地和当归，扶芳藤理血可贵。

此方补血调经好，月经过多先分类。

说明：行经量明显超过正常者称月经过多，分血热型（血量多、色深红、有血块、心烦、口渴、尿黄）和血虚型（血量多、色淡、质稀、面色淡而无华）。

4. 经期延长方歌

经期延长益母草，扶芳藤和旱莲草。

田七当归更为妙，本方补血调经好。

说明：经期延长为行经时间持续 7 天以上，甚至半个月之久。本方对阴虚血热型、气滞血瘀型均有效。

5. 痛经方歌

苏木泽兰七叶莲，香附透骨益母煎。

活血通经止血好，单用耳针更省钱。

说明：凡在经期或行经前后数日出现下腹部疼痛称为痛经。除服本方药外，最简便的方法是用耳针刺激子宫穴，可立即止痛；或热敷腰腹部；用拔罐疗法效亦佳。

6. 经间期出血方歌

扶芳藤和旱莲草，田七血余仙鹤草。

水煎内服血停了，民间方药真是好。

说明：凡在两次月经之间有周期性出血者称经间期出血，本方有良效。

7. 闭经方歌

当归丹参和木通，鸡血藤配入其中。

NOTE

益母马鞭能活血，水煎内服即见红。

8. 崩漏方歌

扶芳藤和旱莲草，益母草配仙鹤草。

田七茅根止血好，本方崩漏疗效高。

9. 产后腹痛方歌

产后腹痛益母草，马鞭草配透骨消。

活血化瘀止痛妙，三草汤服了病好。

10. 产后缺乳方歌

木瓜黄豆猪脚汤，民间土法是良方。

另方黄芪和木通，红参桔梗当归同。

补气补血通经络，疗效奥秘在其中。

11. 滴虫性阴道炎方歌

火炭母和穿心莲，白花丹叶用水煎。

坐盆外洗杀虫尽，本方能治阴道炎。

说明：坐盆外洗后可外涂蛤蟆油，内服甲硝唑，中西医结合提高疗效。

12. 会阴瘙痒方歌

会阴瘙痒了哥王，桉叶青蒿千里光。

水煎坐盆能消毒，病菌灭尽喜洋洋。

八、壮医百家歌诀方歌

田园山边鱼腥草，肺热痰稠咳嗽好。

茅根田边旱莲草，凉血止血功效高。

仙鹤草和凤尾草，腹泻菌痢能治疗。

患了感冒全身痛，山芝麻叶配贯众。

患了传染性肝炎，栀子金钱阴阳莲。

树下生长不出林，肺痨煎服可太平。

家里常备有硫黄，全把疥虫消灭光。

家中常种榄核莲，炎症痧麻用水煎。

红眼病难见青天，请君急用穿心莲。

人们阴部生了疮，快找兽类胆汁放。

五指毛桃真是好，强筋壮骨功效高。

山沟生长土砂仁，理气止痛健胃平。

洗手果树叶有用，皮炎疮疖外洗用。

宽筋藤舒筋活络，关节僵硬用得着。

生姜辛温户户种，风寒感冒必须用。

村边生长益母草，妇科诸证少不了。

性味微温七叶莲，风湿跌打痛用先。

山坡生长叶上花，骨折风湿可用它。

NOTE

茵陈又配木黄连，清热解毒治肝炎。
人们扭伤和跌打，离不开用四块瓦。
家中常备葫芦茶，外感诸热要用它。
阴沟生长鱼腥草，肺热咳嗽能治好。
靖西种有山楂果，消食健胃用处多。
骨碎补和杜仲皮，接筋接骨用及时。
村边生长矮陀陀，跌打风湿用得着。
家中备有岩黄连，能治癌症和消炎。
家种七叶一枝花，毒蛇咬伤不怕它。
谁人认得千里光，全家不怕生脓疮。
家里种有叶上花，哪里还怕骨开叉（可接骨）。
风湿两脚分不开，请君服用走马胎。
黑墨草到处都有，止血凉血不用愁。
无根藤利尿性凉，肝炎肾炎服之康。
商陆又名闭鞘姜，肾炎水肿为良方。
紫万年青名称奇，热咳便血真可宜。
苍耳草治感冒好，皮肤诸症也可疗。
大风艾其气味香，能治跌打和瘙痒。
树边生长野芋头，感冒发烧不用愁。
家中种有半边莲，毒蛇咬伤最值钱。
白花丹名节节红，风湿疖痛胃痛用。
大驳骨和小驳骨，骨折跌打不必哭。
首乌滋补气血强，白发转黑用得当。
懂得使用黑心姜，不怕跌打和扭伤。
仙人掌味苦性凉，胃气疼痛用之良。
磨盘草药能通窍，耳鸣咳嗽用最妙。
手脚麻木连四肢，快找草药五加皮。
劳动遇着腰骨痛，请你去找过江龙。
骨头卡喉威灵仙，不用求神和拜天。
懂得了三十六荡，吃药中毒不用慌（三十六荡有催吐作用）。
路边生长马鞭草，感冒跌打可治疗。
石菖蒲的气味香，治疗耳疾和溃疡。
七指蕨入地蜈蚣，劳伤咳嗽用之通。
只要认得山芝麻，发痧感冒不怕它。
山上采来金银花，清热解毒人人夸。
古羊藤功效很高，痧麻腹泻都用到。
沟边生长土半夏，蛇伤疮毒用到它。
农村生长穿心草，治疗肝炎疗效好。

NOTE

金钱风是经常用，牙痛喉痛立新功。
夜交藤能补肝肾，失眠煎服能安神。
韭菜气味很芳香，捣烂敷跌打扭伤。
黑脚根的功效高，肝炎腹泻用得到。
路边生长野菊花，解毒消炎不少它。
野芥兰叫一点红，炎症发热用得通。
黄皮树叶味芳香，感冒跌打和扭伤。
山上生长鸡骨草，肝炎黄疸可治疗。
性味清凉雷公根，解暑清凉好得很。
鸭脚木皮味清苦，痧麻肝炎有好处。
山豆根苦性又寒，利咽消炎喉痛安。
味苦性温鸡血藤，补血调经实在神。
路边红花地桃花，腹泻痢疾用到它。
山沟生长九龙藤，补脾益胃可安神。
卷柏草味辛性平，收敛止血定能成。
藤本草药海金沙，尿路疾病要找它。
吹风藤药性温和，风湿骨痛用得多。
八角莲药性温苦，蛇伤散结有好处。
性味甘甜水槟榔，喉痛热暑请君尝。
山沟生长大血藤，邪风跌打扭伤能。
性味麻辛山花椒，祛风除湿散瘀消。
黄连清心有奇功，车前利尿效如风。
山豆根单味独方，能医咽痛与瘙痒。
板蓝根解毒很灵，病毒疾患得安宁。
决明子和木贼草，清肝明目疗效好。
百草霜治病效良，吐血鼻血是秘方。
解毒消炎蒲公英，各种炎症真是灵。
红颈蛇其身青色，风湿骨痛少不得。
白及味甘涩又苦，收敛止血它为主。
桑枝再加豨莶草，关节肿痛能治疗。
风热感冒葫芦茶，茅根薄荷桑菊花。
风寒荆芥香白芷，香薷紫苏生姜下。
肺热桑皮鱼腥草，枇叶百部疗效好。

NOTE

第七章　壮医治疗学基础

壮医治疗学是研究壮医治病方法的一门科学。壮医治疗方法是壮医用于治疗疾病、恢复患者健康的一切措施的总称。壮医治疗方法分为内治法和外治法两大类，内容丰富多彩，大多治法具有简、便、廉、验等特点。

第一节　壮医治疗原则

壮医临床常用的治疗原则主要有调气、解毒、补虚、祛瘀、固摄、平衡阴阳、调理气血、病因与症状兼顾（标本兼顾）、三因制宜等。这些治则是根据壮医对人体生理病理和病因病机的认识而提出来的，千百年来一直有效地指导着临床实践。

一、调气

调气原则是通过各种具体的治疗方法，如针刺、药线点灸、刺血、拔罐、引舞气功等药物或非药物疗法，调节、激发或通畅人体之气，使之正常运行，与天、地之气保持三同步。气病在临床上主要表现为疼痛以及其他一些功能障碍性疾病，一般通过针灸、刺血、拔罐或药物调气即可恢复正常。

广西武鸣西周古墓出土两枚医用青铜浅刺针，说明早在两千多年前，壮族先民就知道制作工艺水平很高的金属微针，作为调气治疗的主要医疗工具。

二、解毒

解毒原则主要针对病因而设。根据壮医学“毒虚致百病”的病因理论，毒是疾病的外因，只有祛除病因，疾病才能彻底痊愈。毒病在临床上主要表现为红肿热痛、溃烂、肿瘤、疮疖、黄疸、血液病等急性炎症及器官组织器质性病变，以及同时出现的功能性改变。解毒主要通过药物的作用来达到治疗目的。有些毒在人体内可以化解，有些则需通过“三道”来清除。毒去则正安，气复而向愈。

1976年，广西考古工作者发掘贵县（壮族聚居地）罗泊湾一号汉墓，所得标本M1：248出土时内盛植物叶，经广西植物研究所鉴定为铁冬青，是壮医极为常用的清热解毒药。壮医掌握的毒药和解毒药的知识比较丰富，也佐证了壮医解毒治疗原则的形成是有实践依据的。

三、补虚

补虚原则亦是针对病因而设。根据壮医“毒虚致百病”的病因理论，虚是内因，所谓“邪

NOTE

之所干，其气必虚”。虚主要是正气虚、气血虚，以虚为主要临床表现的多见于慢性病、老年病或邪毒祛除之后的恢复期，治疗上以补虚为首务。补虚主要通过药物内服的方法进行。壮医重视食疗和动物药，认为这在补虚方面尤其适用。因人为灵物，同气相求，以血肉有情之动物药来补虚最为有效。人应顺其自然，通过食疗来补虚最为常用。

在壮族地区，不仅壮医熟谙食疗法，而且几乎老幼皆知。一些山珍野味因生长于大自然，得天地日月纯正之气最多，壮医认为其补力更胜一筹。对动物药的应用，壮医逐渐形成了一些颇具规律性的经验：虫类药祛风止痛镇惊；鱼鳞之品化瘀通络、软坚散结；介甲之类滋阴潜阳、安神定魄；飞禽走兽滋养气血、燮理阴阳等。血肉有情之品气血双补，且多为美味食物，虚人常服自然有益，盛者宜少食，更不可过量，过量或腐臭则成毒为害。

四、祛瘀

壮医学认为，人体内存在谷道、水道、气道、龙路、火路等五条通道，而道路以通为调，不通则瘀，气血瘀阻于体内，将产生相应的病理改变，必须通畅三道两路，祛除瘀滞之气血，人体三部之气方可恢复同步运行。祛瘀有三要义：一指祛除和畅通人体气血之瘀滞，使气血运行通畅，机体得到气血的正常充养；二指疏通三道两路，恢复道路的功能，使气血运行畅达；三指祛瘀生新，祛除瘀滞之气血，使气血畅通均衡，从而使人体之气与大自然天地之气能保持同步通应，则气血化生泉源不竭，机体脏腑组织充养有源。祛瘀原则主要是使用针刺、药线点灸、拔罐及药物内服外洗诸法联用的方法来祛瘀，最具代表性的是壮医莲花针拔罐逐瘀疗法，祛瘀效果显著。

第二节　壮医治法的基本特点

一、外治为要

壮医学重视外治主要是由壮族地区常见疾病的发病因素决定的，与壮族所处的特定自然环境和社会环境密切相关。一方面，壮族聚居之地多丘陵地带，山林茂盛，人民外出劳作时容易跌打损伤。此外，壮族地区自然环境恶劣，“草木水泉皆禀恶气”，邪毒及恶虫猛兽甚多，人们容易被虫蛇咬伤。另一方面，壮族人民居住分散，尤其是在古代，由于交通闭塞，加上在漫长的土司制度下形成的“鸡犬之声相闻，老死不相往来”的陋习的影响，交往相对较少，生活较简朴，思想较单纯，因而内伤杂病，尤其是情志内伤的疾病发病率较低。这些都是导致壮医重视外治的重要原因。壮医重视外治还基于壮医对道路理论的深刻认识。壮医认为三道两路沟通人体内外上下，刺激人体体表一定的网结（穴位），通过道路系统的传导，就可以作用于相应的道路及脏腑组织。因此，通过外治就能治疗体内脏腑病证。壮医外治法内容丰富多彩，如壮医针法、灸法、刮法、敷贴法、熏洗法、药罐法等。在具体操作上，壮医根据邪毒之部位、轻重，病之深浅缓急，或刮，或挑，或熏，或洗，或内外并治。一般而言，邪毒轻病浅者，多用外治，毒重而病复杂者，可兼以内治，力求尽快疏通三道两路的气机，驱毒外出。

NOTE

二、偏重祛毒

毒虚致百病是壮医学重要的病因理论。壮医学认为，人之所以发生疾病，有毒、虚两方面原因，毒是外因，而一切疾病的发生均由毒引起。从外因来说，主要是受到痧、瘴、蛊、毒、风、湿等有形或无形之毒的侵犯，致天人地三同步失调，或人体三道（谷道、气道、水道）、两路（龙路、火路）运行不畅，功能失调。故治疗上强调以祛毒为先，临床根据毒邪的性质、轻重、侵犯的不同部位而选择不同的祛毒方法。壮医重视祛毒缘于壮族特殊的生活环境。壮族地区自古以来为瘴雾之地，各种毒物尤多。壮医在长期的实践中逐渐认识到“病从毒起”。壮医“毒”的概念最初主要指毒草、毒树、毒虫、毒水等有形之毒，后来，其外延逐渐扩大，把凡是能致人生病的因素皆称为毒，因而治病必重祛毒。

三、药简功专

壮医方剂的一个特点就是药味比较简单，一般是 1 ～ 3 味，绝大多数不超过 5 味，以防药多而杂，反而降低疗效。而且壮族地区药源丰富，壮医治病力求简、便、廉、验，无论是外用还是内服，大多选用作用大、起效快的药物。如治疗感冒高热用苦玄参全草 15g 水煎服，一天两次。三江县壮族人治疗老年慢性支气管炎用虎杖 30g，不出林 15g，桑皮 15g，水煎一天三次服。很多壮医在治疗上都具有药简而力宏功专的特点。

四、药膳治病

壮医论病，执“毒”“虚”两端，虚是内因，也是致病的重要因素。因此，壮医在临床治病时除着重祛毒外，也重视扶养正气。但壮医补虚除使用参、芪等补养之品外，多配用血肉有情之品。擅用血肉有情之品补虚是壮医药膳防病的一大特点。这和广西壮族地区气候温和潮湿、动物资源十分丰富有密切关系。壮医认为，动物与人相通应，同气相求，补力最好，故常用血肉有情之动物药配成药膳来补虚，常常能获良效。因此，壮医的方药尽管比较简单，但常常配用血肉有情之品作为引子，或骨或肉，或动物内脏，以增强补虚的功效，这是壮医治病的独到之处，同时也体现了壮医的药膳治病思想。如治疗肾虚腰痛用淫羊藿全草 30g，猪脚适量，加水炖汤，一天喝两次；治疗产后虚弱用假木豆根 60g，鸡肉适量，加水炖汤，一天喝三次；对花肠虚冷无子者，予山羊肉、麻雀肉、鲜嫩益母草、黑豆，互相配合作为饮食治疗；对肢节胀痛，历年不愈，每遇气交之变而加剧者，壮医主张多吃各种蛇肉汤；对阴伤干咳者，壮医喜用猪肉或老母鸭、鹧鸪肉煲莲藕吃。

五、药多鲜用

壮医用药喜用鲜品。壮族聚居地为亚热带地区，常年气候炎热、多雨潮湿，草木繁茂，为壮医提供了使用新鲜药物的环境和条件，使壮医形成了喜欢使用生药的习惯。临床实践表明，有不少新鲜药物，其效果优于干品和炮制品。特别是治疗毒蛇咬伤的草药，一般都是以鲜用为佳。例如，桂西山区一壮医擅长治疗急性乳痈，其常用的两味药在村前屋后均可找到。每遇因急性乳痈求医者，即取适量鲜芭蕉根，捣烂加温外敷患处。约一时许，乳房疼痛消失，继而在背部腧穴如肝俞等处针挑放血。第二天换用鲜马鞭草，捣烂加温，外敷患处。一般经 2 ～ 4 天治疗后，其病可愈。

第三节 壮医内治法

壮医内治法是通过口服给药从而达到治疗目的的一种方法。壮医认为：药物自口直接进入谷道，经谷道“咪隆”（脾）、“咪胴”（胃）、“咪曼”（胰）化生，通过龙路、火路网络的输布到达病所，从而起到治疗作用。壮医内治法在用药上讲究药简力宏，一般用 3 ～ 5 味药。民间壮医绝大多数用鲜药水煎或榨汁内服，少数制成膏、丹、丸、散或泡酒服之。在选药上多根据一定的经验，如“以黄治黄”“以黑治黑”“以红治红”“以白治白”“以毒攻毒”等。壮医内治法主要包括下面三方面的内容。

一、对因治疗，辨病论治

壮医内治法的重点是“因”和“病”。对因治疗、辨病论治的含义是指针对不同的疾病、不同的病因进行治疗。壮医认为毒虚致百病，有病必有因，对因治疗实为治病求其本之义。病因一除，其病自会慢慢痊愈。如壮医治疗瘴病，针对瘴毒选用青蒿、槟榔等；壮医治疗痧病，针对痧毒选用金银花、板蓝根、山芝麻、黄皮等；壮医治疗瘀病，选用田七、桃仁、赤芍等；壮医治疗疮肿，针对热毒火毒选用两面针、半边莲、大青叶、七叶莲；对黄疸病则针对湿热瘀毒选用茵陈、田基黄、郁金等。这些都是辨病对因治疗。辨病论治是壮医内治法的精髓，辨病是选方用药的主要依据。

二、对症治疗，辨症论治

壮医对症治疗、辨症论治是对因治疗方法的补充。壮医也重视辨症治疗，对症治疗是选方用药的重要参考。即在对因治疗治其本的基础上，针对不同的症状，选用一些药物以治其标，控制症状。如外感热毒痧症，咽痛者加毛冬青、鱼腥草、穿心莲、玉叶金花；咳者加土瓜蒌根、十大功劳、三叉苦、百部、穿破石；对一些疾病，有疼痛者加两面针、通城虎、金耳环、茉莉根、青药、山香皮、九里香等。总之，对症治疗为针对主要症状或主要兼症而设，而主要症状和兼症则需视具体情况而定。

三、辨病为主，专方专药

以辨病为主，多选用专方专药是壮医内治法的一个特点。壮医治病多主张针对不同的病因、不同的疾病选用专方专药，即辨病论治。即使证变了，也不一定立即变更治疗原则和原来方药。近年来，我们在调查的基础上收集的壮族民间专病专方达数千条，被广泛运用于壮医临床各科，其中很多都具有确切的疗效。如胃病用山白虎胆、一支箭、过江龙、金不换；痨病用不出林、铁包金、石油菜、穿破石、黑吹风；红白痢用凤尾草、地桃花、金银花藤；断骨用天青地红、小叶榕、七叶莲、接骨草、泽兰、铁栏杆、两面针等。

总之，壮医内治法可简单概括为辨病为主，多用专方，对因治疗，兼顾主症。在壮医临床上，很多疾病都可采用内治法治疗，或在外治的基础上配合内治。

第四节　壮医外治法

壮医学理论认为，人体内存在着两条极为重要的内封闭道路，即龙路和火路。龙路、火路有中枢、有主干、有分支，其网络分支布散全身，在人体体表交叉成结，壮医称网结，又称穴位。人体体表密布这样的网结。人体“嘘”（气）、“勒”（血）、精、津等营养物质在气道、谷道、水道内化生，通过龙路、火路的输布滋养脏腑骨肉。同时，龙路、火路也是邪毒内侵的主要途径。壮医外治法通过药物或非药物的刺激，直接作用于龙路、火路在体表的网结（穴位），疏通龙路、火路之瘀滞。一方面直接驱毒外出；另一方面，调整“嘘”（气）、“勒”（血）、道路及脏腑功能，恢复天、人、地三部之气的同步运行，从而达到治病目的。

据考古资料证明，远在原始社会的旧石器时代就有壮医外治法的萌芽。当时壮族先民采用一些天然植物刺、砭石、骨针等作为刺血、排脓的工具，并使用本地天然草药外敷。当壮族社会的发展进入铜铁时代之后，壮族先民又发明了金属医针作为外治工具。壮医外治法至今仍是壮族人民赖以防病治病的主要手段和有效方法之一，深受壮族人民的欢迎，并且得到政府的重视和大力支持。1994 年，“壮医外治法的发掘及初步整理”被列为国家中医药管理局的科研课题。近年来，一批省部级以上的壮医外治法科研课题获得立项，部分项目已经完成，部分在按计划进行之中，取得了一系列研究成果。

壮医外治法在内容上包括外病外治和内病外治两个方面。如疮痈疔毒、水火烫伤用壮药外敷，属外病外治；屙呕肚痛、遗尿泄泻等用壮医药线点灸，属内病外治。在具体操作上，壮医外治法又分为药物外治和非药物外治两大类。药物外治主要是用药物敷贴、熏洗、佩挂等疗法。非药物外治是指针刺、刮捏、火灸等。有些外治法为药物性和非药物性的综合运用，如壮医药线点灸等，既有药物的作用，也有炭火星对穴位的刺激等非药物的作用。现将经多年挖掘研究整理出来的独具壮族特色、临床疗效较好的壮医外治法介绍如下。

一、壮医针法

壮医针法是壮族民间治病常用的一种治疗方法，是壮医外治法的重要组成部分。壮医针法源远流长，从考古资料来看已有几千年的历史。在广西众多的新旧石器时代遗址都发现了很多打制、磨制的可供刺疗用的石片、石镞、石斧，即壮族地区的原始砭石。此外，在广西桂林甑皮岩洞穴遗址、南宁地区贝丘遗址、柳州白莲洞旧石器晚期遗址、广西宁明花山和珠山附近的岩洞里还发现了骨针实物。1978 年，考古工作者在广西贵县（今贵港市）罗泊湾汉墓出土了针柄呈绞索状的银针数件。1985 年冬，考古工作者在广西武鸣马头乡元龙坡一处西周至春秋古墓中出土了两枚精致的青铜针。经考古证明，这些针具皆为壮族先民——古骆越人的针灸用具，由此可见壮医针法历史之久远。壮医常用的针法有十几种之多，不但用于外科疾病的治疗，而且广泛用于壮医临床各科。

壮医针法分为毫针疗法、火针疗法、针挑疗法、挑痔疗法、挑痧疗法、挑痈疗法、油针疗法、刺血疗法、神针疗法、温刮缚扎刺法及耳针疗法等十多种。针法所用的器具除了现今常用的针灸针具外，还包括一些特殊的针具，如微型刀针、陶瓷片等。

NOTE

（一）毫针疗法

毫针疗法是以毫针为针刺工具，通过在人体体表的一定部位、穴位、反应点上施行一定的操作方法，以通调营卫气血，调整道路、脏腑功能而治疗相关疾病的一种方法。毫针疗法是我国传统针灸中最主要、最常用的一种疗法，是刺疗法的主体，也是壮医针法中最常用的一种。

壮医针灸是壮族人民长期与疾病做斗争的经验总结，其形成经历了一个漫长的过程。针刺的前身是“砭术”。砭术的主要工具是砭石，萌芽于新石器时代。夏、商、周时代，由于青铜器的广泛应用，为针具的改进和质量的提高提供了物质条件。至秦汉时期，针具已由石针、骨针、竹针而逐步发展成为金属针。《内经》中记述的“九针”就是萌芽于这个时期。《素问·异法方宜论》指出：“九针者，亦从南方来。”意指我国南方地区多从事金属针具的制造，这从广西各地出土的针具文物中得到证实，如广西武鸣马头乡元龙坡一处西周至春秋古墓中出土的青铜针、广西贵县（今贵港市）罗泊湾汉墓出土的针柄呈绞索状的银针。

虽然壮医毫针疗法与传统中医的毫针疗法有诸多相似之处，但仍有别于传统中医毫针疗法。一是壮医毫针疗法的指导思想是壮医学基础理论；二是取穴多取反应点（相当于中医学的阿是穴），即“以痛为穴”“以反应点为穴”；三是浅刺为主，即在人体皮内或皮下进行浅刺，并不完全局限于腕踝针、头皮针、腹针，更多的是按“以痛为穴”“以反应点为穴”，或按颈、胸、腹、背分部位取穴的体针疗法，是一种从广义角度来说的毫针浅刺疗法。毫针浅刺疗法在古代就受到众多医家的重视，《灵枢》对此有较多记载，所载的浅刺方法流传至今未衰。

【治疗机制】壮医毫针疗法通过毫针针体在人体龙路、火路的某些体表气聚部位（即穴位）或反应点的刺激，调节人体脏腑功能、气血关系达到平衡，增强人体抗病能力，加速邪毒化解或排出体外，使天部、地部、人部三部之气达到同步运行、协调化生。

【主要功效】壮医毫针疗法具有通经络、调气血、止痛、解毒、消肿散结，通调谷道、水道、气道、龙路、火路的作用。

【适用范围】壮医毫针疗法的适用范围非常广泛，绝大多数针灸疗法所能治疗的病证均可用毫针疗法治疗。

【注意事项】

1．孕妇慎用针刺，尤其是腰骶部、下腹部的穴位，以及劳宫、涌泉、行间、太冲、十宣等穴，禁针刺。

2．小儿囟门未合时，头顶部的腧穴不宜针刺。

3．对出血性疾病、慢性病末期、诊断不明的危笃患者慎用针刺。

4．对胸、胁、腰、背脏腑所居之处的腧穴，不宜直刺、深刺，肝脾肿大、肺气肿患者更应注意。眼区和顶部的风府、哑门等穴以及脊椎部的腧穴，也要注意掌握一定的角度，更不宜大幅度的提插、捻转和长时间留针，以免损伤重要组织器官，产生严重不良后果。

5．对于尿潴留等患者，在针刺小腹部腧穴时，也应掌握适当的针刺方向、角度、深度等，以免误伤膀胱等器官而出现意外事故。

6．皮肤感染、溃疡、瘢痕、肿瘤的部位禁针刺。

（二）火针疗法

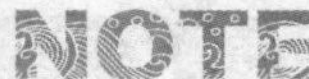

火针古称“焠刺”“烧针”。壮医火针疗法是将针尖烧红后迅速刺入人体一定穴位或部位以

治疗疾病的一种方法。壮医火针疗法常用的主要有两种：药物火针、非药物火针。

【治疗机制】壮医火针疗法通过烧红的针具，在人体龙路、火路的某些体表气聚部位（即穴位）施以针刺治疗，通过温热的刺激及经络的传导，温壮脏腑阳气，调节和畅通人体气血，增强人体抗病能力，加速邪毒化解或排出体外，使天、地、人三气复归同步。

【主要功效】壮医火针疗法具有祛瘀、温阳散寒、除湿止痛、泻火解毒、散结消肿及通调龙路、火路的作用。

【适用范围】药物火针常用于治疗老鼠疮（淋巴结核）、“咪胴”（胃）痛、腰腿痛等疾病；非药物火针多用于治疗老鼠疮、某些癥积（子宫癌、鼻咽癌、脑血管瘤、骨髓瘤）、甲亢等病。

【注意事项】

1. 火针疗法刺激强烈，老弱者慎用。

2. 孕妇忌用。

3. 对有出血倾向者及心脏（咪心头）病、风毒上亢（高血压）、火毒热病及局部红肿者慎用或不用。

4. 面部使用火针要慎重。《针灸大成·火针》说：“人身诸处，皆可行火针，惟面上忌之。”因火针刺后，有可能遗留小瘢痕，因此除治疗面部痣和扁平疣外，一般面部不用火针。

5. 对于血管和主要神经分布部位不宜用火针。

6. 发热的病证不宜用火针。

（三）针挑疗法

壮医针挑疗法是运用大号缝衣针、三棱针（古时用硬植物刺、青铜针、银针）等作为针具，在体表一定部位上挑刺，使皮肤微微出血，流出组织液，或拨出一些纤维，从而达到治疗目的的一种方法。壮医针挑疗法是壮族民间常用的医疗技法之一，具有简、便、廉、验的特点，易于推广使用。

壮医针挑疗法在壮族地区流传很广，历史悠久。很多不同的流派，在不同的地区，操作手法和所选的挑点不尽相同，积累了丰富的治疗经验。最早论述壮医针挑疗法的专著是黄贤忠整理出版的《壮医针挑疗法》一书。壮医针挑疗法的著名传人是广西德保县已故著名老壮医罗家安及其大徒弟农大丰。罗家安著有《痧症针方图解》一书。书中记载了他近 50 年用针挑治疗近 100 种疾病的丰富经验，每种疾病均配用穴图解（民间称针方），有一定的学术价值。

【治疗机制】壮医针挑疗法通过针挑龙路、火路的体表网结（穴位），疏通经隧瘀滞，调理气机，调和阴阳，鼓舞正气，逐毒外出。

【主要功效】壮医针挑疗法具有活血止痛、除痧、通痹、祛湿毒及通水道、龙路、火路等作用。

【适用范围】壮医针挑疗法的适用范围较广，可以治疗内、外、妇、儿和五官等各科病证，特别是对痛证、痧症（羊毛痧、七星痧、五梅痧等）、痹证（风湿性关节炎）、四肢关节疼痛或僵直、腰痛、跌打损伤、肌肤麻木不仁等，疗效较为显著，对某些细菌性炎症和实质性肿物也有一定的消炎散结作用。

【注意事项】

1. 出血性疾病或有出血倾向者慎用。

NOTE

2. 极度虚弱者慎用。

3. 不愿接受针挑治疗者慎用或不用。

（四）挑痔疗法

壮医挑痔疗法是针挑疗法的一种，在与肛门疾患有关的反应点或相关穴位进行针挑，将皮下白色纤维样物均挑断以达到治疗目的。

【治疗机制】壮医挑痔疗法通过挑断相关反应点或穴位的皮下白色纤维样物，通调三道两路，调节和畅通人体气血，化解邪毒或排出体外，使天、地、人三气复归同步运行。

【主要功效】壮医挑痔疗法具有止痛、消炎、通经络及调整龙路、火路功能的作用。

【适用范围】临床主要用于炎性外痔、肛门瘙痒、轻度脱肛等与肛门有关的疾患。

【注意事项】

1．出血性疾病或有出血倾向者慎用。

2．孕妇慎用或忌用。

3．严重心脏病者慎用。

4．身体极度虚弱者慎用，以免发生意外。

（五）挑痧疗法

壮医挑痧疗法即通过挑刺人体一定部位，于皮下挤出点滴瘀血，从而治疗痧症的一种方法，属壮医针挑疗法之一。

【治疗机制】壮医挑痧疗法通过挑刺一定部位，并于皮下挤出点滴瘀血，能疏畅气血，疏通三道两路瘀滞，加速邪毒化解或排出体外，使天、地、人三气复归同步而达到治疗目的。西医学认为，壮医挑痧疗法具有促进新陈代谢、使汗腺充分得到开泄、消除头部充血现象、解除血液循环障碍、调整身体功能的作用。

【主要功效】壮医挑痧疗法具有活血祛瘀、清热除痧、胜湿止痛、通三道两路的作用。

【适用范围】壮医挑痧疗法主要用于治疗痧症，如暗痧、宿痧、郁痧、闷痧、伤暑症等。

【注意事项】

1．有出血性疾病或有出血倾向者慎用。

2．极度虚弱者慎用。

3．不愿接受针挑治疗者慎用或不用。

（六）挑疳疗法

壮医挑疳疗法也是壮医针挑疗法之一，挑刺四缝、疳积点等部位，以挤出少许黄色黏液为宜，主要用于治疗小儿疳积。

【治疗机制】壮医挑疳疗法通过挑刺挤压四缝穴，排出谷道瘀滞，疏畅谷道，增强谷道功能，使天、地、人三气复归同步而达到治疗目的。

【主要功效】壮医挑疳疗法具有消积健脾、止痛、通谷道的作用。

【适用范围】壮医挑疳疗法临床主要用于小儿疳积、消化不良等。

【注意事项】

1．挑疳疗法的治疗对象主要为小儿，操作前应向患儿家长或亲属解释清楚，争取其理解和合作。

NOTE

2．挑疳操作宜轻、快、准。

3. 有出血性疾病或有出血倾向者慎用。

【操作方法】

1. 用具准备 针具、酒精、碘酒、棉签。

2. 挑点选择 以四缝、疳积点为主。四缝位于手第2、3、4、5指第1、2指关节腹面横纹正中。疳积点：在手第2、3、4、5指第1指关节腹面正中，作用与四缝相同，但疗效较强。除四缝、疳积点外，还可选长强、大椎、足三里等。

3. 具体操作 常规消毒挑点及针具，操作与一般针挑疗法相同。四缝用挑挤法，疳积点用挑湿（脂）法，以挤出少许黄色黏液为宜。轻病者只挑四缝即可。如一次未愈，隔一周后再挑一次，多数患儿挑一两次即可。若病较重、体质虚弱、病程长者，可挑加灸，或加壮药调理谷道“咪隆”“咪胴”功能。

（七）皮肤针（梅花针）法

壮医皮肤针又称梅花针、七星针，是用针在浅表皮肤叩刺龙路、火路浅表网络以治疗疾病的一种简便疗法。梅花针可购买，亦可自制。自制者用6～8枚不锈钢针集成一束，固定于针柄一端，针柄可用竹棒或木棒制成，露出针尖。壮医皮肤针历史悠久，《灵枢》里“毛刺”“扬刺”的描述跟梅花针治疗有许多相似之处。梅花针式样有好几种，由于针数多少的不同，名称也各异。古人把5根针捆成一束，其针排列成圆形的梅花，很像梅花的样子，故称梅花针；将7根针捆成一束的叫七星针。此外，由于刺得浅，所谓“刺皮不伤肉”，又称皮肤针。此疗法具有操作简单、安全有效、适用范围广等优点，受到广大患者的欢迎。

【治疗机制】壮医皮肤针疗法通过针具叩刺三道两路在体表的网结（穴位），排出局部瘀血，以疏畅龙路、火路，调整气血平衡，使天、地、人三气复归同步而达到治疗目的。

【主要功效】壮医皮肤针疗法具有止痛、活血逐瘀、排毒、泄热及通龙路、火路的作用。

【适用范围】壮医皮肤针疗法临床应用很广，多用于治疗头痛、胁痛、脊背痛、腰痛、皮肤麻木、神经性皮炎、高血压、失眠、谷道疾病、消化不良、顽癣、斑秃、近视眼、无乳等。

【注意事项】

1. 局部皮肤有创伤、瘢痕、溃烂者不宜叩刺。

2. 孕妇慎用。

3. 有出血性疾病或有出血倾向者不宜叩刺。

（八）刺血疗法

壮医刺血疗法又叫放血疗法，是在壮医理论指导下，用针刺人体的一定穴位，运用挤压或拔罐等方法使针眼出血，从而达到治病目的。常用的工具有三棱针、缝衣针、陶瓷针等。

【治疗机制】壮医刺血疗法通过排出体内瘀血，以疏通三道两路中壅滞的气血，调整功能状态，平衡阴阳，恢复正气，使天、地、人三气复归同步平衡。治疗机制与《灵枢·九针十二原》所说“宛陈则除之”相合。

【主要功效】壮医刺血疗法具有退热、止痛、急救、消炎、活血祛瘀、解毒排毒、通经及通龙路、火路的作用。

【适用范围】壮医刺血疗法临床主要用于火毒、热毒炽盛之阳证、热证。如各种痧病、外感发热、昏厥、中暑、疳积、急性咽炎、目赤肿痛、腰腿痛、头痛、睑腺炎、红眼病等。

【注意事项】凝血机制障碍、有自发出血倾向、体质虚弱、贫血及低血压、妇女怀孕、产

NOTE

后及习惯性流产、外伤大出血及血管瘤、严重心、肝、肾功能损害者禁用。

二、壮医灸法

壮医灸法是通过烧灼或熏烤体表一定穴位或患处，使局部产生温热或轻度灼痛的刺激，以调节人体天人地三气的同步平衡，从而达到防病治病目的的一种方法。壮医灸法具有温经散寒、调节“嘘”（气）“勒”（血）、消肿止痛、祛风止痒、保健防病等功效，其种类繁多，广泛用于临床各科。

（一）壮医药线点灸疗法

壮医药线点灸疗法是用壮药泡制的苎麻线，点燃后直接灼灸患者体表的一定穴位或部位，以治疗疾病的一种方法。是由黄瑾明教授、黄汉儒主任医师等根据壮医龙玉乾祖传经验发掘、整理出来的壮族民间疗法。

壮医药线是用苎麻搓成线后经特定壮药水浸泡加工而成，每条长约30cm。一号药线直径约1mm，适用于灸治皮肤较厚处的穴位及治疗癣症。二号药线直径约0.7mm，适用于各种病证，使用范围广，临床上常用于治疗各种多发病、常见病。三号药线直径约0.25mm，适用于治疗皮肤较薄处的穴位及小儿灸治用，如面部皮肤较薄处的灸治等。

【治疗机制】通过药线炭火星的温热、药效及对穴位的刺激，通过道路的传导，疏通三道两路的气机。

【主要功效】临床实践证明，本法具有通痹、止痛、止痒、祛风、消炎、活血化瘀、消肿散结等作用。

1. 消炎退热 壮医药线点灸对感冒发热以及其他原因引起的发热均有较好的退热作用。在消炎方面，如对痔疮发炎肿痛、疮疖红肿疼痛、口腔溃疡、咽喉炎肿痛、扁桃体肿痛等，经用药线点灸治疗，可以促进炎症迅速消退。

2. 祛风止痒 壮医药线点灸对各种皮肤瘙痒症，如荨麻疹、湿疹、稻田皮炎等，均有较好的止痒效果，病情较轻者可以迅速治愈。

3. 通络止痛 壮医药线点灸对一切痛证，如头痛、牙痛、痛经、胃脘痛、腹痛、腰腿痛、坐骨神经痛、肌肉扭伤疼痛等，均有显著的止痛效果。

4. 散结消肿 壮医药线点灸治疗一般肿块性疾病，如乳腺增生病、疮疖、扭伤肿胀、脂肪瘤等有一定效果。

5. 开胃消食 壮医药线点灸治疗小儿厌食症、成人消化不良等效果显著，可以迅速改善食欲，开胃消食。

6. 健脾止泻 壮医药线点灸对儿童和成人因伤食引起的泄泻有显著疗效，而且止泻见效快速。另外，对急性肠胃炎、痢疾等引起的泄泻，同样有较好的治疗效果。

7. 温经通痹 壮医药线点灸对风、寒、湿邪引起的痹证、肢体麻木等均有明显效果，既可消肿，又能止痛；对类风湿关节炎也有较好的止痛效果。

8. 活血止血 壮医药线点灸用于各种血证，既有活血作用，又有止血效果。一般来说，点灸具有活血作用的穴位可以祛除瘀血，点灸具有止血作用的穴位能够控制出血。然而祛瘀和止血两者是互相关联的，若因为瘀血存在而导致的出血，只有先祛瘀而后才能止血，故活血和止血的穴位在某种情况下具有双向调节作用，关键在于认真辨证，精心选好穴位。

NOTE

9. 宁心安神　壮医药线点灸用于治疗一些心神不宁疾病，如失眠、紧张、焦虑、神经官能症、更年期综合征等均有一定效果。

10. 强壮补益　对于各种虚弱患者，选择有强壮作用的穴位定期施灸，可以起到增强体质、防病保健的作用。

【适用范围】壮医药线点灸疗法所需设备简单，一盏灯、一条线即可施灸治病。点灸时仅有蚁咬样的灼热感，迅即消失，无痛苦。点灸后局部无瘢痕，无后遗症，无副作用，安全可靠。药线点燃后无烟雾形成，无环境污染。疗效确切，费用低廉，容易学习，因此临床适用范围很广。

据调查和临床验证，本法可以治疗临床各科 100 多种疾病，尤其对畏寒、发热、肿块、疼痛、痿痹、麻木不仁、瘙痒者疗效较好。

【常用穴位】壮医药线点灸常用的穴位：一是壮医特有经验穴位，即特定穴；二是龙路、火路浅表反应点（阿是穴）；三是引用中医针灸穴位。归纳起来，壮医药线点灸疗法使用穴位主要有三种情况：一是直接使用中医穴位，主治病证相同；二是所取穴位置与中医相同，但主治病证不同；三是壮医自己使用的特殊穴位。这里主要介绍壮医特定穴。

1. 梅花穴　按照局部肿块的形状和大小，沿其周边和中部选取一组穴位，此组穴位组成梅花形，适用于治疗外科病证及内科肿块。

2. 莲花穴　按照局部皮肤病损的形状和大小，沿其周边病损部位选取一组穴位，此组穴位组成莲花形，适用于治疗一般癣病和皮疹类疾病。

3. 葵花穴　按照局部皮损的形状和大小，沿其周边和病损部位取穴，此穴组成葵花形，适用于治疗比较顽固的癣类和皮疹类疾病。

4. 结顶穴　淋巴结周围发生炎症，引起局部淋巴结肿大者，取肿大之淋巴结顶部为穴。

5. 痔顶穴　取外痔顶部为穴。

6. 长子穴　皮疹类疾病，即取首先出现的疹子或最大的疹子为穴。

7. 脐周穴　以脐中为中心，旁开约 4.5cm，上下左右各取一穴，配合使用，主治谷道肠胃病变。

8. 下关元穴　于脐下关元穴下约 1.5cm 处取穴，主治腹痛、阴痒、遗精、妇人带下等。

9. 关常穴　以各关节周围作为常用穴位，主治痹证（风湿性关节炎）、关节肿痛等。

10. 下迎香穴　位于迎香与巨髎连线中点，用于治疗感冒、鼻炎等病。

11. 启闭穴　于鼻孔外缘直下与唇线的连线、鼻孔外缘与口角的连线以及唇边组成的三角形中心处取穴，适用于治疗单纯性鼻炎、过敏性鼻炎等病。

12. 鼻通穴　于鼻梁两侧突出的高骨处取穴，适用于治疗感冒鼻塞、鼻炎等病。

13. 牙痛穴　为龙路、火路外奇穴，位于手第 3、4 指掌指关节之中点处，主治牙痛、颞颌关节痛。

14. 素髎穴　位于鼻尖正中，用于昏迷、低血压、过敏性鼻炎。

15. 耳尖穴　位于耳尖上，用于目赤肿痛、偏正头痛、鼻炎等病。

16. 止呕穴　于鸠尾和膻中连线的中点取穴，用于恶心呕吐。

17. 膀胱穴　位于水道尿闭时隆起的膀胱上缘左中右三点，主治尿潴留。

药线点灸疗法在壮族民间应用，一般根据“寒手热背肿在梅，萎肌痛沿麻络央，唯有痒

NOTE

疾抓长子，各疾施灸不离乡”的原则取穴。寒手，即有畏寒发冷症状者，取手部穴位为主。热背，指有发热、体温升高者，取背部穴位为主。肿在梅，即对肿块或皮损类疾病，沿肿块及皮损边缘及中心点取一组穴位，五穴组成梅花形。萎肌，指凡是肌肉萎缩者，在萎缩的肌肉上选取主要穴位。痛沿麻络央，指凡是局部疼痛或麻木不仁者，选取该部位的边沿或中央点为主要穴位。抓长子，指凡是皮疹类疾病引起瘙痒者，选取最先出现的疹子或最大的疹子作为主要穴位。但仅据上述原则取穴还不够，每一种病均要结合循路（龙路、火路）取穴及随症取穴，方能取得满意疗效。

【操作方法】

1. 用具准备 药线、镊子、打火机或火柴、酒精灯等。

2. 具体操作 壮医药线点灸操作主要分四步进行。

（1）整线 把经浸泡后已松散的药线搓紧。

（2）持线 以右手拇指、食指夹持药线的一端，并露出线头 1 ～ 2cm。持线的着火端必须露出线头，以略长于拇指端即可，太长不便点火，太短易烧着术者指头。

（3）点火 将露出的线端在煤油灯或其他灯上点燃，如有火焰必须扑灭，只需线头有火星即可。

（4）施灸 将线端火星对准穴位，顺应手腕和拇指屈曲动作，拇指指腹稳重而敏捷地将带有火星的线头直接点按在预先选好的穴位上，一按火灭即起为一壮，一般一个穴位每次灸一壮。

操作时必须掌握火候，施灸时以线头火星最旺时为点按良机，不要平按，要使火星着穴，要注意手法轻重，一般是以轻对轻（轻手法对轻病）、以重对重（重手法对重病），或以快对轻（快手法对轻病）、以慢对重（慢手法对重病），灸后有蚁咬感或灼热感，不要用手抓，以防感染。施灸时患者体位以坐位或卧位为宜。对眼部及孕妇禁灸，实热者慎用。灸时点一次火灸一壮，再点再灸。急性病一般疗程较短，慢性病则疗程较长，一般每天灸 1 次，慢性病则隔 2 ～ 3 天灸 1 次。

【临床应用】

1. 支气管炎 支气管炎分急性和慢性两种，均多发于冬春季节，临床上表现为咳嗽、咳痰、胸闷等，部分患者有气喘症状。

灸治穴位：风门、肺俞、天突、足三里、劳宫、水突。

每天施灸 1 次，10 天为 1 个疗程。

2. 咽喉炎 咽喉炎的主要症状是咽喉不适，咽部感觉有异物黏液附着，部分患者有干咳、声音嘶哑现象。

灸治穴位：天突、水突、曲池、合谷、风池。

每天施灸 1 次，10 天为 1 个疗程。

3. 喘证 喘证的主要特征是呼吸急促，或有喘鸣音，严重时张口抬肩，难以平卧，常为某些急慢性疾病的主要症状。

灸治穴位：肺俞、定喘、气户。

每天施灸 1 次，必要时可多次施灸。

4. 肺炎 肺炎多属急性发病，临床上以寒战、高热、胸闷、气急、咳嗽为特征，少数患者

有血痰。

灸治穴位：风门、肺俞、大椎、膺窗、外关、曲池、足三里。

每天施灸 1 次，重症可灸 2 ～ 3 次，10 天为 1 个疗程。

5. 胸膜炎　胸膜炎发病时胸部侧面刺痛，伴有气紧、咳嗽、畏寒、发热、食欲减退、全身乏力等症状。

久治穴位：肺俞、膏肓、膈俞、足三里、曲池。

每天施灸 1 次，重症可灸 2 ～ 3 次，10 天为 1 个疗程。

6. 肝气犯胃　主症胃脘胀满，攻撑作痛，痛连胁肋，嗳气频繁，大便不畅，每因情志因素而发作。

灸治穴位：大陵、内关。

每天施灸 1 次，5 天为 1 个疗程。

7. 脾胃虚寒　主症胃痛隐隐，泛吐清水，喜暖喜按，手足不温，纳食减少，神疲乏力，大便溏烂。

灸治穴位：大都、公孙、趾背。

每天施灸 1 次，5 天为 1 个疗程。

8. 胃与十二指肠溃疡　主症为上腹部有节律性疼痛，常反复发作，有吞酸、嘈杂，甚至呕吐、便血。

灸治穴位：中脘、上脘、建里、梁门。

每天施灸 1 次，10 天为 1 个疗程。

9. 泄泻　泄泻是指排便次数增多，粪便清稀，甚至出现水样便。

灸治穴位：脐周四穴、食背。

配穴：伴有胸闷呕吐者，加灸内关或足三里；滑泄者，加灸命门、大肠俞、三阴交；里急后重者，加灸阴陵泉。

每天施灸 1 次，必要时可多次灸，以愈为度。

10. 急性肾炎　急性肾炎起病急，尿量减少，尿血，有时尿闭，先脸浮肿，后肿及全身，肾区叩击痛，部分患者有恶心、呕吐等症状。

灸治穴位：三焦俞、肾俞、四髎、阴陵泉。

每天施灸 1 次，10 天为 1 个疗程。

11. 胆囊炎　胆囊炎分为急性和慢性两种。急性者表现为突然右上腹持续性剧痛，呈阵发性加剧，并向肩部、下腹放射疼痛，伴有恶心、呕吐和发热；慢性者仅表现为平时腹胀，胆区隐痛，嗳气和厌油等消化不良症状。

灸治穴位：胆俞、胆梅、中脘、手三里。

每天施灸 1 次，10 天为 1 个疗程。

12. 阑尾炎　阑尾炎主要特征是腹痛多始于上腹或脐周，后逐渐移到右下腹，呈持续性阵发性加剧，伴有发热、食欲不振、恶心、呕吐等症状。

灸治穴位：局部梅花穴、阑尾穴。

每天施灸 1 次，重症可多次灸，10 天为 1 个疗程。

13. 膀胱炎　膀胱炎分急性和慢性两种。急性发作时排尿频数，尿急、尿痛，尤以排尿终

NOTE

了时为剧，尿黄、浑浊，排尿快完时有少量血尿；慢性发作症状与急性基本相似，唯排尿很少出现刺痛。

灸治穴位：关元、会阴、膀胱俞、阴陵泉、三阴交。

每天施灸1次，10天为1个疗程。

14. 乙型肝炎　乙型肝炎症状与慢性肝炎相似，部分患者没有明显症状，经化验才发现表面抗原阳性。

灸治穴位：肝穴、中脘、肝俞、足三里。

每天施灸1次，30天为1个疗程。

15. 高血压病　高血压病是一种常见病，又称为原发性高血压，以持续性动脉血压增高为主要表现。

灸治穴位：下关元、曲池、足三里、降压穴。

每天施灸1次，10天为1个疗程。

16. 类风湿　类风湿主要症状为关节肿痛，常见于20～40岁的患者，病变主要在关节及其周围组织发炎、萎缩，并引起关节畸形和强直。

灸治穴位：关常穴（各关节周围常用穴位）。

每天施灸1次，15天至1个月为1个疗程。

17. 头痛　①偏头痛：取攒竹、头维、食魁（交叉用）。②前额头痛：取攒竹、头维。③后头痛：取攒竹、头维、风池、无魁。④头顶痛：取攒竹、头维、百会、上星、中背。

（二）四方木热叩疗法

四方木热叩疗法是将一端燃成炭状的四方木叩打在隔物的穴位或患处，以治疗某些疾病的间接灸治方法。

【操作方法】

1. 准备工作　取四方木50g（锯成长20～30cm、宽3～4cm若干段），战骨500g，红花100g，加入60%～75%酒精3000mL，浸泡15天，取出四方木皮晒干备用，过滤去渣的药水即为“治骨酊”，分装备用。纱布、厚皮纸、灯火。

2. 具体操作　根据不同的发病部位，选用大小适中的纱布2～3层，浸透“治骨酊”药水，平敷于发病部位上，外加能盖过纱布的厚皮纸一张，然后将备好的四方木在灯火上燃成炭状，又烧木皮的外层，每次烧长2～3cm，烧至木皮全层1/2着火，以着火深度足而叩打时不溅炭块为好，将着火端在厚皮纸上盖住纱布的范围均匀用力叩打，打至局部发热、纱布药水干为合适。每天叩1次，每10次为1个疗程。

【临床应用】

1. 腰部疼痛　取肾俞、腰眼、委中。

2. 关节痹痛　病患关节周围施叩，然后叩中心部位以及关节周围相关的穴位。

3. 骨质增生　施叩骨质增生的部位。

【注意事项】不断移动叩打部位，防止局部烫伤起疱。

（三）壮医无药棉纱灸疗法

壮医无药棉纱灸疗法是壮族民间的一种疗法，未湿过水的棉纱线点燃呈萤火状后，对准穴位直接施灸以达到治疗疾病的目的。

【操作方法】

1. 用具准备　棉纱线、打火机、酒精灯。

2. 具体操作　用普通未湿过水的棉纱线，以 8 ～ 12 条拧成一股备用。灸治时让患者取卧位或坐位，以舒适为宜，施灸部位要求充分暴露，光线充足，可按针灸穴位或局部压痛点取穴，取点（穴）准确。操作者以左手食指、拇指、无名指压定所选穴位，用右手拇指和食指执线，线头露出指头 2 ～ 3mm，点燃呈萤火状后，食指背侧触靠患者皮肤，对准穴位直接施灸，拇指头随线压灭萤火。每日灸 1 ～ 2 次即可。每次取 10 ～ 20 个穴，每 5 天为 1 个疗程。如疼痛未愈，停灸 3 天后，可进行第 2 个疗程灸治。灸间或灸后，以患者有小汗出或有周身热感效果较好。

【临床应用】时行感冒、风火牙痛、胸闷腹痛、各种神经麻痹疼痛等；临床上各种属于寒热交错、疼痛、麻木等表邪者；各种痧症如红帽痧、黑帽痧等。

【注意事项】使用时要耐心向患者解释清楚，以取得患者的信任。对孕妇、精神患者慎用。要选准穴位，对哑门、风府、面部、心脏（咪心头）、阴部等要害部位，不宜用无药棉纱灸疗法，要防止烫伤。

（四）壮医药棉烧灼灸疗法

壮医药棉烧灼灸是用干棉球蘸吸预先制成的壮药酒，然后点火，直接烧灼患处从而达到治病目的的一种外治法。该法主要流传于广西德保县。

【操作方法】

1. 准备工作　取壮药九龙川、破天菜、川乌、草乌、吹风散、石头散、穿破石等适量，95% 酒精适量，浸泡药物 3 天以上，制成壮药酒，备用。

2. 具体操作　用血管钳夹住棉球一个，蘸吸预先制成的壮药酒，点燃，右手将着火的棉球迅速扣向病变部位，此时患部亦因吸附有药酒也起火燃烧。右手将着火的棉球灸治后马上移开，左手掌同时迅速捂向患部将火捂灭。等患部之火熄后再重复上述操作。如施灸的范围较大，后一壮的灸点可与前一壮的灸点错开，逐次施灸至覆盖整个病变部位为止。该法亦适用于单个穴位的灸治。壮数（即烧灼次数）以局部皮肤潮红，患者能忍耐为度。

【临床应用】主要适用于局部肌肉酸楚麻痛、风湿痹痛、无名肿毒未成脓、跌打损伤瘀肿疼痛而无表皮出血者，亦用于某些疾病挑治前或挑治后的辅助治疗。

【注意事项】本法所用壮药酒有毒，严禁内服。本法最适用于肌肉丰厚处，头面、关节、大血管处一般不用。操作应迅速，否则极易引起烧烫伤。

（五）麻黄花穗灸疗法

麻黄花穗灸疗法是独具特色的壮医灸法之一。用壮药泡制的麻黄花穗，点燃后直接灼灸患者体表的一定穴位或部位，以治疗疾病。

【操作方法】

1. 准备工作

①药物采集：每年的 4 ～ 5 月、10 ～ 11 月，采集长约 3cm 的麻黄老花穗。

②制备方法：取麻黄花穗、硫黄各 15g，乳香、没药各 6g，丁香、松香各 3g，桂枝 6g，雄黄 15g，白芷、川芎各 6g，杜仲 12g，枳壳、独活各 6g，细辛 3g，炮甲（代用品）、两面针、通城虎、金不换各 6g，浸于 95% 酒精 500mL 内，3 周后用纱布过滤去渣，在药液中投入

冰片 3g，麝香 1g，再浸麻黄花穗，瓶装密封备用。

2. 具体操作 医生以右手拇指将点燃的麻黄花穗迅速压在选定的穴位上，火熄后重复操作，灸至皮肤潮红为止。

【临床应用】

1. 胃脘痛 取梁门、太乙、水分、三阴交、关元、天枢、胃俞、足三里。

2. 发热 取大椎、陶道、风门、脾俞、膈俞、肝俞、胆俞。

3. 顽癣 取局部，呈梅花状点。

4. 疮疖 取局部。

5. 头痛 取百会、攒竹、头颅、上星、列缺、涌泉、中都。

6. 月经不调 取足三里、三阴交、关元、腰俞、归来，痛经加气海、中极。

7. 肩周炎 取肩髃、肩贞、手三里、曲池。

【注意事项】注意手法，防止烫伤。

（六）壮医灯花灸疗法

本法又叫灯草灸或打灯草，在壮族地区广泛运用，且疗效确切。用灯心草蘸油后点燃，直接灼灸或间接点灸在患者体表的一定穴位或部位，以治疗疾病。

【操作方法】

1. 准备工作 备茶油或豆油一瓶，灯心草数根，油灯一盏，火柴一盒。如无灯心草，亦可用脱脂棉花代替。

2. 具体操作 灯花灸分明灯灸、阴灯灸两种。

明灯灸：用灯心草 1 ～ 3 根，蘸油后点燃，直接烧在穴位上，啪啪有声。此种灸法火燃较大，刺激强，热度较持久，灸后表面有绿豆大的水疱，约半天即可消失。

阴灯灸：先在选定的穴位上贴上一片薄姜片，然后用灯心草蘸茶油点燃灸在姜片上，或用灯心草 1 ～ 3 根，蘸油点燃，医生以右手拇指压在灯心草火上，然后把拇指的温热迅速地压在治疗的穴位上，反复几次。

改良的阴灯灸法：把灯心草蘸油点燃约半分钟即吹灭，停约半分钟，待灯心草温度有所下降后，利用灯心草余热点在治疗穴位上，效果良好。此法刺激小，灸后无瘢痕。其优点：一是安全，二是患者易于接受，急慢性病均可应用。

明灯灸和阴灯灸在使用上各有所长，术者须根据患者的体质、年龄、病变部位和耐受力的不同而施灸，给以适当刺激。若刺激过大，可引起不良反应，刺激过小又达不到治疗目的。壮医一般用一根灯心草施灸，也有集中用 2 ～ 3 根的，需视具体病情而定，每日施灸 1 ～ 3 次即可。小儿与体弱者，一般宜用 1 根灯心草，作阴灯灸，用穴不宜过多。青壮年男女，一般用 2 根灯心草，急性病可用到 3 根灯心草，男的多采用明灯灸，女的多采用阴灯灸。患者肥胖而肌肉丰厚者，可用 2 ～ 3 根灯心草，多采用明灯灸；瘦者一般用 1 ～ 2 根灯心草，多采用阴灯灸。对急性病，如休克、癫痫，多用 1 ～ 2 根灯心草，做明灯灸，以收到快速的效果。

【临床应用】治疗急性病及四肢疾病，如癫痫、小儿高热抽搐、昏迷不醒、四肢关节风湿痛等，用明灯灸；治疗小儿疾病及慢性疾病，如感冒、痢疾、腹泻等，用阴灯灸。

1. 消化不良之腹泻 取长强、天枢、关元、足三里。

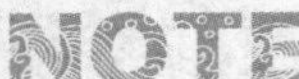

2. 胃痛 取上脘、中脘、下脘、胃俞、脾俞、足三里。

3. 麻痹性肠梗阻　用明灯灸，取腹部两侧穴位。

4. 腰痛、各关节痛　取反应点。

5. 昏不知人　取十宣、百会。

6. 发热　取大椎、陶道。

7. 慢性中耳炎　取百会穴。

【注意事项】灯花灸是壮医比较古老的治法，使用时要耐心向患者解释清楚，以取得患者的信任。对孕妇、精神病患者应慎用。要选准穴位，对哑门、风府、面部、心脏（咪心头）、阴部等要害部位，不宜用灯花灸疗法。

（七）壮医竹筒灸疗法

竹筒灸疗法是流行于广西南部壮族地区的一种民间疗法。用特制的内填有艾绒的竹筒，点燃艾绒间接点灸在患者体表的一定穴位或部位，以治疗疾病。

【操作方法】

1. 准备工作　用一根长约 8cm、直径约 4cm 的竹筒，一端留竹节，另一端锯掉竹节，然后在距开口约 2cm 处分别开两条长方形气槽，宽约 2cm，长达另一端之竹节。野芋头、艾绒。

2. 具体操作　施灸时，先把野芋头切成厚度约 2mm 的薄片，粘贴于竹筒的开口端，然后填入艾绒平气槽为度，点燃艾绒，以野芋头粘的一端轻轻压在痛点或选取的穴位上，至局部感到热甚（能忍受为度），再重压竹筒，使热感消失，约过三息（约 10 秒），即可移开竹筒，完成灸治。

【临床应用】治疗各种痹证及腹痛、腰痛时可直接灸治痛处，咳者灸肺门穴，哮喘者灸定喘穴，感冒者灸大椎、肺门及曲池穴。

【注意事项】防止烫伤。

（八）壮医火功疗法

壮医火功疗法是用经过加工泡制的药枝，点燃熄灭明火后，用两层牛皮纸包裹，熨灸患者身体一定部位或穴位，以达到治病目的的一种方法。

【操作方法】

1. 准备工作　追骨风、牛耳风、过山香、大钻、五味藤、八角枫、当归藤、四方藤、吹风散等药，切成 15 ～ 20cm 长，晒干后用生姜、大葱、两面针、黄柏、防己加入白酒浸泡（酒要浸过药面），7 天后取出晒干备用。酒精灯、牛皮纸。

2. 具体操作　取一盏酒精灯，15 ～ 20cm 长的药枝，把药枝的一端放在酒精灯上燃烧，明火熄灭后，把燃着暗火的药枝包裹于两层牛皮纸内，即在患者身上的穴位施灸（灸时隔着衣服或直接灸在皮肤上均可）。

取穴：寒毒、阴证多取背部穴位；热毒、阳证多取四肢穴位。下部病变可选环跳、阳陵泉、太冲、足三里、三阴交等穴。用于预防保健，可选灸中脘、关元、足三里。一些全身性疾病，可选灸大椎、风门、身柱、肾俞、中脘、关元、足三里等。另外，还可以按壮医龙路、火路循路选穴或选取反应点，视具体病情而定。

壮医火功疗法一般每天施灸 1 ～ 2 次，10 天为 1 个疗程，每疗程间隔 1 周。

【临床应用】本法常用于治疗风寒湿痹、腹痛、久泻、胃下垂、瘰疬等。

【注意事项】防止烫伤。

NOTE

（九）艾绒硫黄灸疗法

艾绒硫黄灸疗法是用特制好配有硫黄的艾绒，点燃艾绒直接点灸在患者体表的一定穴位或部位，以治疗疾病的一种方法。

【操作方法】

1. 用具准备 艾绒、硫黄、打火机、酒精灯。

2. 具体操作 精制的 10g 艾绒配 2g 硫黄装入瓶内备用，用时将其捏成玉米粒大小，点燃后直接灸在患者的穴位上。

【临床应用】治疗胃痛、风湿性关节炎、肩关节周围炎等。

【注意事项】防止烫伤。

（十）壮医鲜花叶透穴疗法

壮医鲜花叶透穴疗法是将鲜花或叶片置于所选用的穴位上，用线香或药根枝点燃隔花叶灸灼，通过鲜花芳香之气、绿叶浓厚之味，达到治病目的的一种方法。

【操作方法】

1. 用具准备 鲜花或叶片、线香或药根、打火机、酒精灯。

2. 具体操作 根据病证选择治疗用穴，结合壮医关于天地人与花木生机同步运行的认识，按岁行气候季节采用各种鲜花。凡当节令鲜花如含苞、初展、开放、盛开、敛容、落英等花瓣，以及嫩叶、玉叶、绿叶、碧叶、红叶、金叶等叶片，均可选用。该法材料丰富、易学易用、安全可靠，广泛用于壮医临床各科。

【临床应用】用于腹痛、风湿骨痛、泄泻等。

【注意事项】防止烫伤。如有皮肤溃疡，或疮疡已溃烂化脓者，不宜应用本疗法。

三、壮医刮法

壮医刮法是使用一些器具（如瓷碗、骨弓等）或药物在患者身上进行刮治的一种方法。壮医刮法主要分为药刮法和骨弓刮法。

【操作方法】

1. 用具准备 刮具、茶油或醋。

2. 具体操作 其方法是取茶油或醋，涂在刮具上，然后由头颈部向下，先躯干后四肢，由近端向远端顺向刮，刮的动作要求轻而有力，使患者有酸、胀、麻、轻度疼痛的感觉为度，刮的程度以皮肤出现轻微的红晕为宜。

（1）药刮法 常用的药刮法如下。

①卜芥或野芋头刮法：将鲜卜芥或野芋头煨热，切去一小片，以切面趁热刮治。

②水兰青刮法：将鲜水兰青洗净捣烂，用薄布包好刮全身。

③鸡蛋黄葱加银器刮法：先把鸡蛋煮熟取蛋黄，加葱数根捣烂、银器一枚，用薄布包好刮全身，主治小儿高热。

（2）骨弓刮法 其方法是用马、鹿、麂等兽类肋骨做成骨刮弓，在患者背廓、肩棱、肘弯、膝弯等部位进行刮治。此法多用于治疗外感时病、内伤杂病等。

【临床应用】本法常用于治疗痧症、中暑、外感及谷道肠胃疾病。

【注意事项】禁止逆向刮或横向刮，力度应适中，如有皮肤溃疡，或疮疡已溃烂化脓者，不宜应用本疗法。

四、壮医药物熏蒸疗法

壮医药物熏蒸疗法是通过燃烧药物的烟火或煮药的蒸汽熏患处，而达到治疗目的的一种方法。

【操作方法】

1. 烟火熏法　常用青蒿、五月艾、五指风、干黄牛粪、硫黄等晒干后混合捣成粗粉，置于空桶或地穴中燃烧，使之冒浓烟及热气熏烘患处。此法多用于治疗风湿毒引起的足跟痛。

2. 煮药熏法　所用的药物可根据病情选用。如风寒感冒，取生姜、葱白、柳树枝、桂枝、荆芥各等量，共煎汤，用其蒸汽熏蒸头面或全身。

【临床应用】本法可用于外感、内伤、麻痹、风湿、痧症等，尤其是治疗风湿痹痛、跌打损伤等。

五、壮医药物熏洗疗法

药物熏洗疗法是用壮族地区草药煎水，先令患者坐于围布棚中，趁热取药液熏蒸皮肤患处，等药液温度适宜后，再行沐浴的一种治疗方法。

本法常用药物依不同病情而定。对风湿性关节痛、腰腿痛、陈旧性外伤，可选用透骨散、海桐皮、香樟草、两面针、柚子叶、柑果叶、大罗伞、小罗伞、宽筋藤等。对感冒，可用防风、荆芥、贯众叶、桂枝、菊花、草河车。急性湿疹可用荆芥、防风、生石膏、苦参、苍术、牛蒡子、生地黄、蝉蜕、生甘草。关节扭伤可用透骨草、丹参、红花、天南星、川牛膝、苏木、威灵仙、川芎、黄酒。

【操作方法】取药适量，加水适量煎，趁水温较高有蒸汽时熏蒸局部或全身，待水温下降到能耐受后再行沐浴。

【临床应用】本法的适应证很广，对外感、内伤、麻痹、风湿、痧症等，壮医常以多种壮药、草药组合煎水洗浴熏蒸。外用药禁忌相对较少，取其药多而力宏，运行气血，避秽除病。本法主要用于治疗跌打损伤、腰腿痛、风湿性关节炎、皮肤病等。

【注意事项】避免烫伤。

六、壮医佩药疗法

壮医佩药疗法是选用一些药物佩挂于人体一定部位，利用药物的特殊气味，以达到防病治病目的的一种方法。本法起源于古代壮族的“卉服”，有解毒消炎、消肿止痛、防病治病的作用。主要用于治疗乳腺炎、腹股沟淋巴结结核、急性结膜炎（俗称火眼、红眼）、小儿疳积、小儿口疮、慢性病及避孕、防病保健等。

【操作方法】将药物晒干，去除杂质，粉碎，混合，外加透气性强的特制布袋包装后制成香囊。用时根据需要将香囊佩挂于身上，或置于枕边。

【临床应用】

1. 香药袋　对慢性病、小儿体弱多病者，选用芳香走窜药，制成香药袋，以丝线佩挂于颈项或戴于手腕，有保健防病作用，对易患感冒、消化功能低下而抵抗力差的儿童更加适用。

NOTE

常用的香药袋方：①苍术、石菖蒲、山漆、白芷、细辛、藿香、樟脑。②佩兰、丁香、甘松、石菖蒲、薄荷脑、白蔻仁。③川芎、山漆、艾叶、雄黄、苍术、冰片。④藿香、桂皮、冰片、白芷、石菖蒲。上药各适量，分别研细末，同组各混合装袋，每袋5～10g，一般10天换药1次，可长期佩戴于儿童身上。

2. 温脾兜　取公丁香、苍术、陈皮、厚朴、白术、木香、破故纸、吴茱萸，诸药共研细末，制成腹兜，佩戴于脐部，3天换药1次。症状消失后不再佩戴。能温中健脾、行气止痛。适用于小儿谷道脾胃虚弱之泄泻、气滞腹胀、腹痛等症。

3. 明目球　为壮医佩药疗法的一种。处方组成：制南星10g，木贼、桑叶、菊花各6g，共研细末，与制南星一起捣烂，加醋酸少许调匀，用软棉布包扎成球。嘱将药球挂于患眼侧的太阳穴处，2天换药1次。能疏风清热、散瘀明目，适用于红眼病（急性细菌性结膜炎）。

4. 消食香袋　取炒山楂、炒谷芽、炒神曲各10g，藿香、苍术各6g，陈皮、木香各3g，共研细末，放入以丝或绸做成的小袋内，悬挂于颈部，药袋平天突穴处，1周换药1次。调理谷道"咪隆""咪胴"，用于小儿消化不良、积滞症。

5. 避疫袋　取贯众、猪牙皂、薄荷、防风、朱砂、艾叶、石菖蒲，先将除朱砂外的各药研成极细末，然后加朱砂混匀，装入小布袋内，能辟瘟防病，用于预防麻疹及流行性感冒。于疫病流行期间，将上药挂于颈部前方，5～7天换药1次。

6. 解毒袋　以鲜白花丹叶一张捣烂，装入小布袋，佩在鬓际，可治急性结膜炎。对急性乳腺炎，取白背枫叶一张，用手揉烂，以布包好，佩挂在乳房患侧，2～3天可愈。对臭鼻病，用毛射香叶适量，捣烂，包好，佩挂在鬓际，4～5天见效。对腹股沟淋巴结结核，可用马鞭草1棵，捣烂包好，佩挂在相应部位上。

七、壮医药锤疗法

壮医药锤疗法是将药物包扎制作成锤形，敲打在病变部位或穴位上的一种疗法。民间常用杉树或苦楝树枝一截，锯成直径3～4cm、长8～9cm，并在中间打一约12mm的小孔，孔内装一条长42～45cm的竹柄，然后用适量棉花放入药锤粉5～10g，用布包在锤子的一端扎紧即成一个药锤。药锤粉用水泽兰、九里香、大风艾、七叶莲、九龙川、两面针研粉后和少量冰片、樟脑配制而成。

【操作方法】使用时用药锤直接捶打在病变部位或穴位上，其强度以患者能忍受为度。

【临床应用】主治风湿性腰腿痛、肩周炎等。

【注意事项】如出现过敏即停止使用，如有皮肤溃疡，或疮疡已溃烂化脓者，不宜应用本疗法。

八、壮医敷贴疗法

壮医敷贴疗法是将壮药贴于人体某些部位或穴位上，通过药物的刺激，调节人体天人地三气同步平衡，以达到治病目的的一种外治法。根据操作方法不同，可分为满敷法、围敷法、贴敷法、掺敷法四种。

【操作方法】

NOTE

1. 用具准备　壮药、纱布、胶布。

2. 满敷法　根据患病部位，把配好的药糊、软膏等涂抹在大小适宜、折叠为 4 ～ 6 层的桑皮纸或纱布上，敷于病患部位，其敷药范围应略超出治疗部位的外缘，用胶布固定即可。

3. 围敷法　将敷药涂抹在病灶周围，中间留一小孔。主要适用于痈疡脓毒，或溃后余肿未消者。

4. 贴敷法　将药物粘贴于体表特定的治疗部位上。

5. 掺敷法　将配好的药末撒在胶布或药膏中央，然后敷贴在患处或治疗经穴上。

【临床应用】

1. 上呼吸道感染。

2. 流行性腮腺炎用仙人掌糊敷患处，每天换药一次。

3. 女性痛经用当归研为细末，以白酒或醋调和，敷于三阴交、关元。

【注意事项】

1. 敷药要注意调节干湿度。过湿容易外溢流失，污染衣物，过干则影响药力渗透。若药物变干，可酌加湿润后再敷，或随时更换。

2. 如出现过敏即停止敷药。

九、壮医滚蛋疗法

滚蛋疗法是用蛋在患者身体有关部位来回滚动，以治疗疾病的一种方法。本法应用简便，疗效确切，故在壮族民间广泛使用。常选用鸡蛋、鸭蛋或鸟蛋，蛋以新鲜的最佳，不能用变质的蛋。

【操作方法】

1. 热滚法　备蛋两个，加水 750 ～ 1000mL，煎沸煮熟。根据病情需要，可添加适当药物与蛋同煮，如感冒加生姜、艾叶、葱白等；风湿病加杜仲、羌活、桑枝等；跌打损伤加桃仁、红花、金腰带、三百棒等；消化不良加山楂、鸡内金、神曲等。煮熟后，将蛋浸于药液中保温备用。取煮好的温热蛋一个，趁热在头部、额部、颈部、胸部、背部、四肢和手足心依次反复滚动热熨，直至微汗出为止。蛋凉后，可再置药液中加热，一般备蛋两个，轮流滚动，滚后，令患者盖被静卧即可。

2. 冷滚法　取生蛋反复滚动，基本方法同热滚法。

【临床运用】本疗法多用于伤风感冒、风寒咳嗽、肌肉关节疼痛等病证。对伤风感冒、风寒咳嗽，取热滚法。对关节疼痛，取热滚法，每日 3 次以上，1 个月为 1 个疗程。对皮肤红肿热痛，取冷滚法，一般在患处滚动，也可在病变周围的穴位滚动。对小儿高热，取鸡蛋两个，煮热去壳，用路路通、艾叶各 20g，一起加水煎煮，煮沸 15 分钟，取出鸡蛋 1 个，在患儿额部、两侧太阳穴、后颈、背部两侧、前胸、脐部、肘窝、腘窝等处各滚动十余次。蛋凉后再换，两蛋轮流滚。对小儿消化不良，用热滚法，主要在胸腹部来回滚动。

【注意事项】应用热滚法，最好结合推拿疗法，效果更好。要注意蛋的温度，以患者能忍受为度，避免烫伤。应用冷滚法，应将蛋用冷水冲洗干净。如有皮肤溃疡，或疮疡已溃烂化脓者，不宜应用本疗法。

NOTE

十、壮医药物竹罐疗法

壮医药物竹罐疗法是用煮沸之壮药水加热特制之竹罐，再将竹罐趁热吸附于治疗部位以治疗疾病的一种方法。

【治疗机制】壮医药物竹罐能祛风除湿、活血舒筋、散寒止痛、拔毒消肿及通龙路、火路气机。从西医学的观点来看，在拔罐时，除了负压吸拔的良性刺激外，拔罐部位药液被吸收，加上热敷作用，使局部血管扩张，血液循环加快，改变充血状态，神经得到调节，促进代谢，改善营养，增强机体抗病能力，从而达到治疗目的。

【操作方法】

1. 用具准备 竹罐 10 ～ 20 个，每个内径 1.5 ～ 2cm，高约 8cm，边厚约 0.2cm，周边及罐口打磨光滑。铁锅或瓦锅 1 个，镊子、毛巾、消毒三棱针、消毒棉球等。药物可根据病情需要选用，如风湿性腰腿痛选用祛风除湿、通经活络、活血化瘀的药物，常用药物有杜仲藤、三钱三、五爪风、三角风、八角风、抽筋草、臭牡丹、五加皮、鸡屎藤、石菖蒲等。

2. 具体操作 把药物、竹罐、毛巾、适量水放入锅内，加盖煎煮约 1 小时，用左手持镊子将竹罐取出，用右手拇、食、中三指将罐甩干迅速吸附于选定的穴位上。根据病情，每次可拔 15 罐左右，约 15 分钟拔毕，以右手拇、食、中三指将罐向左或右轻推，即可将罐取出，然后用消毒好的三棱针在已拔吸的部位做垂直针刺，每针深约 1.5mm，刺完后再按上法拔罐一次，最后用消毒棉球将拔吸出的血液擦拭干净，用镊子将锅中的毛巾取出拧干，轻敷于所吸拔的部位上，凉则换之，反复 2 ～ 3 次。

用该疗法治疗前，应仔细检查患者，明确诊断，确定是否为药罐疗法的适应证，有无禁忌证，根据病证表现辨证选定拔罐部位。

【临床应用】各种痧症、风湿性腰腿痛、颈肩酸痛、半身不遂、四肢麻木等。痧症可取太阳、合谷、胸背部肌肉较丰富处的穴位；颈肩酸痛可取局部三四个阿是穴；风湿痹痛可在痹痛局部选穴，如腰痛取肾俞、腰俞、腰阳关、次髎等穴，腿痛取环跳、阴市、伏兔、委中、阳陵泉、绝骨等，上肢痛可选肩髎、合谷、外关等。

【注意事项】

1. 应选好拔罐部位，以肌肉丰厚、皮下组织松弛及毛发少的部位为宜。

2. 取罐时按压罐边使空气进入，即能取下，不能硬拉药罐。

3. 拔罐后如皮肤起水疱，小者可用万花油涂搽，几天后即能自愈。大者用消毒针挑破，挤干水后涂上万花油或龙胆紫即可。

4. 心脏病心力衰竭者、全身性皮肤病患者、狂躁不安的精神患者、极度消瘦而皮肤没有弹性者，本法不用或少用。

5. 患者应取舒适体位，冬天拔罐要注意保暖，防止受凉。

6. 拔罐时应尽量甩净水珠，以免烫伤皮肤。

7. 一般应在患者饭后两小时进行，避免过饥过劳时拔罐。

8. 拔罐时患者不能移动体位，以免竹罐脱落。

9. 两下肢膝眼不能拔罐。拔罐部位当天不能洗澡，以防感染。

10. 对孕妇、婴幼儿、严重心脏病、体质过于虚弱、浮肿、出血性疾病、广泛皮肤溃疡者及大血管周围慎用或忌用。

十一、壮医浴足疗法

浴足是壮医治疗疾病的常用方法之一，具有悠久的历史。浴足是把草药加水煮 30 分钟，过滤，待温度降至 40 ～ 50℃时，用来洗足或泡足。

【治疗机制】浴足具有通龙路、火路气机，清热解毒、消炎止痛、消肿祛瘀、杀虫止痒等功效，使皮肤受热均匀，腠理疏通，血管扩张，气血流畅，从而达到治病目的。

【临床应用】

1. 治疗内伤发热，用桃叶、青蒿煮水洗身、浴足，能使血管扩张散热，达到清热解毒之目的。

2. 治疗高血压之头目眩晕、耳鸣、肢体麻木，用桑叶、决明子各 60g，加水 1000mL，煎至 750mL 后浴足，每天 1 次，症状缓解后，隔两天 1 次。

3. 用十大功劳、九里明、王不留行煮水浴足，每天 1 次，能促进脚部血液循环，对预防糖尿病患者代谢障碍，糖和蛋白沉积在血管内，引起动脉硬化和动脉管壁狭窄而容易感染的各种皮肤病如带状疱疹、脚癣等有一定的作用。

4. 治疗风湿性关节炎，用大风艾、鸡血藤、黑心姜煮水浴足，每天 1 次。

5. 对跌打损伤，特别是踝关节扭伤，用土三七、接骨丹、透骨消、泽兰、土牛七煮水浴足，每天 1 次，每次 15 分钟。

6. 治疗下肢皮炎，用虎杖、九里明煮水浴足。

对其他疾病，可根据具体病情选用不同的药物煮水浴足，往往有较好疗效。

十二、壮医热熨疗法

壮医热熨疗法是借助热力，或热力配合药力，熨烫人体的一定部位，以疏通龙路、火路气血，调节天、人、地三气的同步平衡，从而达到治疗目的的一种外治法。壮医热熨疗法分非药物熨法和药物熨法两大类，广泛用于临床各科的治疗，尤其是对属寒湿凝滞、气滞血瘀，或虚寒性疾病疗效较好。

（一）药物热熨疗法

药物热熨疗法是将某些药物加热后，置于患者体表特定部位，进行热熨或往复移动，借助药力和热力以治疗疾病。壮族民间多采用气味芳香之品作为熨疗药物。

【操作方法】

1. 药包热熨疗法　将药物炒热，以布包裹趁热直接熨患处，每次热熨时间不超过 30 分钟，每日 2 次。

2. 药饼热熨疗法　将药物研极细末，加适量面粉做成饼状，蒸煮后热熨治疗部位，或将药物制成药膏，用时略加烘烤，趁热敷于治疗部位。

【临床应用】

1. 取柑果叶、大罗伞、小罗伞、两面针、泽兰、香茅、曼陀罗、大风艾、五色花、土荆芥、土藿香、七叶莲、柚子叶、米酒适量，取上述草药 1 ～ 5 种或全部，切细，捣烂，加酒炒热后用布包好，熨患处，主要用于腰腿痛、风湿、陈旧性伤口痛、痛经等。

NOTE

2. 取苏木、香附、桃仁各适量，黄酒少许，炒热后热熨脐下疼痛处，主要用于腹痛。

3. 取干姜、桂枝、川乌、生附子、乳香、没药、姜黄、川芎、赤芍、海桐皮、银花藤适量，打碎炒热装袋，降温至 40 ～ 50℃后热熨患处。本法用于风湿性关节炎、类风湿关节炎、坐骨神经痛等属于风寒湿痹者。

4. 取野菊花、蒲公英、紫花地丁、金银花各等量，加白酒适量，炒热后装入药袋，热熨患处，每天 2 ～ 3 次，每次 20 ～ 30 分钟，主治痈肿疮疡初起，局部肿胀，红热而未成脓者。

5. 取麻黄 12g，甘草 60g，蝉蜕、全蝎、僵蚕各 21 枚，胆星 30g，白附子、防风、川乌、川芎、天麻、白芷、木香各 15g，干姜 12g，牛黄、冰片、轻粉各 6g，麝香 3g，朱砂、雄黄各 24g，上药研为细末，前 14 味煎取浓汁，加蜂蜜做成药膏，再入后 6 味药，和捏成药锭子，临用时以淡姜汤磨药锭，温熨小儿前胸、后背。本方对小儿急惊风、风痫诸症均有良效。

6. 取蓖麻子 100g，五倍子 20g，捣烂炒热，旋熨头顶（百会穴处），并从尾骶骨处向上熨，主治小儿脱肛。

【注意事项】使用本法时，应特别注意熨剂的温度不能过高，以免烫伤皮肤。

（二）非药物热熨疗法

本法是将某些非药物性的东西炒热、煮热、烧热或用其他方法加热，待温度适宜后趁热熨烫患者一定部位，从而起到治疗作用。一般每天熨 2 ～ 3 次，每次 20 ～ 30 分钟。

【临床应用】壮医常用的非药物热熨疗法及适用范围如下。

1. 沙熨 取细沙适量，放在锅内炒热后加适量酸醋，装袋，或将沙炒热后加入姜汁 30 ～ 50mL，再炒 1 分钟，装袋，趁热熨患处。本法主要用于腹痛、腰腿痛、陈旧性损伤疼痛等。

2. 生盐熨 取生盐 500g，放在铁锅内单炒或加醋炒，炒热后装在布袋内，热熨患处。此法可以治疗多种疾病，如胃痛可以熨上腹部压痛点，腰痛可以熨腰部，关节炎可以熨关节部位，肠炎及痢疾可以熨肚脐两侧及小腹部，感受风寒者熨背部两侧肩胛间至大椎穴处，熨此部位还可以治疗老咳嗽、咳痰，熨膻中可以治疗心脏病、心绞痛，小便不畅者可以熨小腹正中。此外，熨小腹及腰部还可以治疗阳痿、早泄、遗精及痛经等病证。因生盐来源广，本法使用十分方便。

3. 米熨 将大米炒热装袋，热熨患处。本法用于小腹痛、腰痛等症。

4. 犁头熨 取报废的犁头铁一块，硫黄适量，将犁头铁放入火灶内烧热后取出，再撒上一些硫黄，待其温度降到 40℃左右时，即把犁头铁熨在要治疗的部位上，适用于胃痛、腰痛、闭合性跌打损伤等。

5. 酒熨 取 30℃的米酒 250 ～ 500mL，烫热，用药棉浸蘸，揉搓胸口，自下而上，可以治疗心胸胀闷痛、气滞不舒等症。

6. 葱熨 取连根茎的大葱 500g，切碎，干锅炒熟，再用 30 ～ 50mL 米醋烹，随即用布包好，熨小腹及脐周，主要用于尿闭、小腹胀痛等症。

7. 姜葱熨 取老姜头、老葱头各 500g，鲜大风艾或橘叶 30 ～ 50g，切碎，拌米酒适量炒热，放入布袋，扎住袋口，熨疼痛的关节，可治疗风湿和类风湿关节炎。若熨脐周，可治小儿伤食、腹泻及寒性腹痛等症。

NOTE

8. 木炭姜熨 取杉树炭 100 ～ 200g，研末，老姜头 150g，加米酒炒热，入布袋，熨患处，可治疗跌打损伤失治或愈后复发引起的刺痛。

9. 椒杞熨　取白胡椒 30 ～ 50g，枸杞子 100g，混匀拌酒炒热，用棉布包缝，先熨后敷腰部，用于肾虚腰痛及寒性腰痛等症。

10. 糠熨　取大米糠 500g，炒热后装入布袋，扎紧袋口，热熨腹部，可用于治疗急慢性胃肠炎、寒性腹痛、过食生冷或刺激性食物引起的腹痛、肠鸣、腹泻等症。

11. 蛋熨　蛋熨是将新鲜鸡蛋煮熟，或将鸡蛋和某些药物混合煮熟，使之成为药蛋，然后趁热在患者的头、颈、胸背、四肢、手足心等部位，依次反复滚动热熨。可用两个蛋交替使用，熨至患者微汗出为止，并令其盖被静卧。本法主要用于伤风感冒、小儿高热、消化不良、腹痛、风湿痹痛等症。若治小儿高热惊风者，可将银器一个，雄黄、葱等适量包入蛋内，再用布包好，滚熨小儿头、额或全身，效果更好。

十三、壮医接骨术

壮医接骨术是药物内服与外治并用以治疗骨折的一种方法。其治疗原则为整复、固定、敷药、功能锻炼、预防并发症等。

【操作方法】在整复前，先询问患者如何受伤，以确定有无骨折、脱臼。若有骨折，先以消炎药水（大榕树、小榕树、苦丁茶、金银花、爬山虎、路边青叶煎煮液）外洗患处，再行正骨术。其法是先以金银花、闹羊花、小榕树叶煎水外洗，或以天南星、雷公藤捣烂加童尿外搽，达到局部麻醉后，再行整复固定，并外敷草药。常用接骨草药有大罗伞、小罗伞、小接骨、常山、鬼画符、地苍、苦楝叶、姜黄、救必应、骨碎补、两面针、土鳖虫，加小鸡捣烂外敷，15 天为 1 个疗程。待肿消后，改用接筋续骨、补益肝肾药内服以加强疗效，同时可结合病情进行功能锻炼。

【临床应用】壮医接骨术用于治疗骨折。

十四、壮医点穴、按摩疗法

壮医点穴疗法是医生用手指在患者体表的一定穴位和刺激线上施行点压、掐、拍和扣等手法以治疗疾病的一种方法。该法具有调整阴阳、疏通龙路、火路、调和“嘘”“勒”、松解粘连、缓解肌肉痉挛、扶正祛毒等作用。壮医按摩疗法又叫“推拿疗法”，是运用手和手指的技巧，在患者皮肤、肌肉上按摩来治疗疾病的一种方法。常用的按摩手法有按法、摩法、推法。

【操作方法】

1. 壮医点穴疗法　施法时可配合药酒，边搽边点穴，或与木针、竹针点压相结合。点压的穴位依病情而定，点压的强度以穴位出现酸、麻、胀、重感为宜。

2. 壮医按摩疗法

（1）按法　用手指或手掌在患者身上适当部位进行按压，适用于全身部位。

（2）摩法　用手指或手掌在患者身上由内向外、由上至下、由轻至重慢慢按摩，适用于四肢关节、头胸及腰背部。

（3）推法　即用手或手掌向前、后、左、右用力推动，常用拳推、掌推、指推法，根据病变部位的不同又分为平推、直推和侧推，一般胸腹部病变用本法。

【临床应用】壮医点穴疗法主要用于陈旧性内伤、风湿性关节炎、肩周炎、落枕等病证。

NOTE

壮医按摩疗法适用范围很广，许多疾病均可以治疗，对风湿性腰腿痛的效果尤为显著。

十五、壮医经筋疗法

壮医经筋疗法是在发掘利用《灵枢·经筋》的基础上，结合壮族民间医疗实践经验总结出来的“查灶”诊病和“消灶”治病的一种医术，对经筋病证的“结灶”进行“消灶解结”，从而达到灶去病除、舒筋活络、通络止痛的目的，实现“从筋治愈”人体难治性病证。

临床采用针对病灶的手法 – 针刺 – 拔罐 – 辅助治疗“四联疗法手段”，构成“综合消灶 – 系列解结 – 多维解锁 – 整体调整”的新型诊疗体系。

【操作方法】以查灶诊病、消灶治病的经筋疗法，对筋性成因病证采用手法 – 针刺 – 拔罐 – 辅助治疗的“四联疗法手段”进行治疗。临床亦可单用手法进行“消灶解结”治疗。

1. 手法 是以手指、肘臂等部位为诊治工具，运用合力的方法如弓钳手、掌功手、肘臂法等分筋理筋手法，作用于机体的筋结病灶分布规律的部位上予以查灶诊病，然后按筋结病灶的分布规律进行消灶治病。

2. 针灸 对一些顽固的筋结病灶，用针灸针以固灶行针、一孔多针的方法以消灶治病。

3. 拔罐 取相应的经筋穴位进行拔罐，有助于排除机体内的湿、寒邪气，达到消灶治疗的效果。

4. 辅助治疗 针对各种病证的筋结病灶，采用对症的药物外用如艾灸等物理方法，以增强治疗效果。

【临床应用】壮医经筋疗法常见的适应证有风湿痹痛、各种原因引起的腰腿痛、肩背酸痛、肢体麻木、半身不遂、跌打损伤、头痛等。

NOTE

第八章　壮医预防医学基础

壮族人民在长期的生产、生活和同疾病做斗争的过程中，逐步形成了独具本民族特色的医药体系——壮医药。此外，在医疗实践过程中总结出很多具有民族特色、行之有效的预防保健方法，而在壮族人民的物质文化生活中，也蕴含着内容丰富的养生保健习俗。

壮族养生保健方面的方法和习俗是壮族人民在特殊的地理环境和气候条件下，经过长期的生产、生活实践逐渐摸索总结出来的，有着丰富的内容和鲜明的民族特色。它渗透在壮族人民的物质文明和精神文明生活方面，为祖国民族文化和民族医药的发展做出了多方面的贡献，在过去、现在乃至将来，对维护人们健康都有积极作用。

第一节　早期的卫生防病意识

据考古学、地理学资料显示，壮族先民自远古以来就生息繁衍在广西地区。由于各种原因，壮族先民为了生存，靠采集植物和猎取野兽充饥为生。他们在同自然界和猛兽作顽强斗争中，创造了简单的劳动工具并发现了火。火不仅能供壮族先民防寒保暖，减少因风寒而引起的外感疾病和长期居住在黑暗潮湿处所导致的病证如痹证等，也可以预防野兽伤及人身。火的使用还改变了壮族先民茹毛饮血的生食习惯，进食由生食转为熟食，不仅减少肠道传染病、消化性疾病、寄生虫病及其他有关疾病的发生，而且也使身体的营养状况有了很大的改善，促进了人体的发育，提高了人体素质，增进了健康，延长了寿命。也可以说，火的使用使壮族先民开始有了养生防病的经验，在人类卫生保健史上具有重要意义。

从考古挖掘的文物来看，壮族先民很早就有了卫生保健的意识。广西合浦望牛岭西汉晚期墓出土的铜凤灯烟尘通过口含的喇叭形口罩，经颈部进入腹腔（腹腔内盛水）消入水里，有消烟作用。广西贵县汉墓出土的陶井模型，井上有篷盖，可见壮族先民已注意保护饮用水的卫生。另外，一些卫生用具的出土，如广西贵县罗泊湾西汉墓出土的鎏金铜挖耳勺，广西荔浦兴坪汉墓出土的陶痰盂，广西贵县罗泊湾西汉墓出土的陶盒（其中一陶盒内盛有铁冬青）以及广西合浦县堂排二号汉墓（西汉晚期）出土的内盛铁冬青的铜碗等，这些从某种程度上反映了壮族先民在2000多年前就养成了一些良好的卫生习惯。

壮医养生以阴阳为本，讲求三气同步，通过人体谷道、水道、气道及龙路、火路的协调制化，来达到天地人三气同步的健康境界。这一理论集中反映在壮族先民生产生活的宏大画卷——花山崖壁画上面。在崖壁上绘制的1370多个人像中，两手上举、两膝弯曲等舞蹈或功夫动作形象，从一个侧面反映了壮族先民祛病强身，特别是对腰、膝、肩等关节、肌肉的锻炼，俨然是一幅健身养生延年益寿的画卷。在食疗养生保健上，壮医十分重视肺脾肾三脏的调

NOTE

理，而不局限于饮食充饥，其目的在于恢复精微物质的营养能力。脾胃为“水谷之海”，是水道、谷道的中枢，是吸取水谷精微营养的重要组织机构，因此调理脾胃成为壮医养生的关键之一。壮医在养生保健中还特别注意进补，而进补的原则也大多遵循春升、夏清淡、秋平、冬滋阴的原则。在选取药物和食物上，具有“扶正补虚，必配血肉之品”的用药特点，习惯用动物来配制成养生的药膳。

第二节　壮医基本防病法

一、药物防病法

壮族先民在长期与疾病做斗争的过程中，逐步掌握了利用药物进行防病保健的方法，行之有效，颇具特色。东晋葛洪《肘后备急方》中记载岭南人“备急”药25种，谓“以前诸药，固以大要岭南使用……贮此之备，最先于衣食耳”，说明备药以防病重于衣食。

（一）对瘴气的预防

1. 佩药祛瘴法　每年春夏，壮族民间习惯将自采的草药或上年采集的草根香药扎成药把挂于门外，或置于房中，以避秽祛瘴。常用的药物有菖蒲叶、佩兰叶、艾叶、青蒿叶等。家中若有未成年孩童，则令其佩挂各种香药制成的药囊，旨在扶正祛瘴。常用的药物有檀香、苍术、木香等。在瘴疠流行季节，村寨无论男女老幼，都佩戴药囊，以避邪防瘴，预防或减少瘴疫的发生。这些防瘴习俗一直沿用至今。

2. 服药防瘴法　壮民常吃黄瓜、辣椒、蚺蛇、盐麸子、山柰、姜黄、蒟酱叶等，可以预防瘴气的发生。壮族先民喜好嚼槟榔，把它广泛地用作防病祛疾的药物。早在东汉杨孚《异物志》中就有岭南人嚼槟榔的记载。自宋元以来的很多汉文史料，以及广西各地地方志也有记载。如元代释继洪所撰的《岭南卫生方》说：“岭表之俗，多食槟榔，多者日至数十。”徐松石《粤江流域人民史》说：“壮人喜食槟榔及蒌叶，现在两粤此风仍盛。”《平乐县志》说：当地“气多痞瘴，槟榔之嚼，甘如饔飧”。从药用价值看，槟榔能避秽除瘴、行气利水、杀虫消积。可以说壮族人民嚼食槟榔的一个重要原因是用槟榔来防治瘴气。清嘉庆年间《广西通志》说：“马槟榔，能驱瘴。”槟榔除避秽除瘴外，根据文献记载还有其他功效，在此不加赘述。

（二）对中毒的预防

壮族地区气候炎热，草木茂盛，毒草及解毒药物的品种很多。正如《本草拾遗》所述，“岭南多毒物，亦多解物，岂天资乎”。早在晋代，岭南壮族先民——俚人从有毒植物、动物及矿物中提取毒素而制成的毒药如菌药（以毒菌制成之毒药）、蓝药（以蓝蛇头制成之毒药）、焦铜药（以焦铜制成之毒药）、金药（以生金制成之毒药）等就很有名。壮医在与各种中毒做斗争的过程中，充分利用本地药物，总结出了具有特色的解毒药。壮医使用解毒药的范围很广，主要分为解虫毒、解蛇毒、解食物中毒、解药物中毒、解金石毒、解箭毒、解蛊毒等。

陈家白药和甘家白药是使用范围最广的解毒药。《本草拾遗》还记载了壮族先民常备石药以防箭毒的经验。“石药，苦寒无毒，主折伤内损瘀血，止烦闷欲死者，酒消服之，俚人重之，以竹筒盛，带于腰，以防毒箭”。《太平圣惠方·解俚人药毒诸方》载：“黄藤，岭南皆有之，服讫，药毒内消。若恒服此藤，中毒自然不发。”“都淋藤……岭南皆有，土人皆识之……相次服讫，药并小便出。”《桂海虞衡志》载：“山獭，出宜州溪峒……云能解药箭毒，中箭者研其骨少许，传立消。”壮医对毒蛇咬伤的防治更有自己的特色，广西的“蛇药”和“蛇医”早已闻名遐迩。

蛊毒是古代岭南地区常见的使人迷惑的一种病。中国史志记载及民间传说中，记载了许多壮族先民防蛊毒的方法。如甘草、大蒜等，若带在身边，可防患蛊，而《粤东笔记》也持同样的看法：“饮食先嚼甘草，毒中则吐，是以甘草姜煎水饮之乃无患，入蛮村不可不常携甘草也。”另有一说谓身带蜘蛛香，是免蛊最灵的东西。大蒜和大荸荠也是一种很有效的防蛊植物，携带蒜头出行，每饭先食大蒜头。壮族地区的饮食习惯——喝“交杯酒”，即主人客人同桌吃饭，客人把自己杯里的酒敬给主人，主人不能推辞，要一口喝下去，然后主人用自己杯里的酒以同样的方法回敬给客人，这样，宾主才会放心开怀畅饮。“交杯酒”，原本是用于防蛊的一种习惯。历代本草书中，又常有岭南俚人、土人使用本地土药防治蛊毒的记载。如《本草图经》云：“玳瑁，带之可以避蛊。”《岭表录异》指出：“广中多蛊毒，彼人以草药金钗股治之，十救八九。”范成大《石湖文集》有用郁金合米酒内服治岭南挑生蛊毒的方法。

二、饮食防病法

饮食调养是壮医重要的养生保健方法。壮族是我国最早种植水稻的民族之一，其作物栽培经验非常丰富。同时，壮族居住地为亚热带地区，终年湿润多雨，适宜作物生长，粮食品种多种多样，一年四季瓜果飘香，逐步形成悠久的壮族饮食文化。壮族人民平时饮食基本上以稻米、玉米为主食，以红薯、豆类为辅食，饭后加以果类，形成了以素淡之物为主、不喜欢厚重之味的有益于健康的饮食习惯。在壮族地区盛行的五色糯米饭是以枫叶等植物枝叶煮汤做成，壮族民间认为其具有消积、祛寒、助消化的作用。壮族饮食不但有自身的特点，而且与医药保健有直接关系，充分体现出药食同源的思想。

（一）谷物类

古代壮族地区粮食作物的构成，最早是块根块茎类作物，后来是以水稻为主食，最后是水稻、玉米、番薯、麦等构成的组合。稻、芋、大豆、粟在广西汉墓中均有出土。稻、麦、玉米、番薯、粟、山薯、木薯、芋、大豆、饭豆、绿豆、豌豆、蚕豆、扁豆、金豆、刀鞘豆等不仅是古代壮族人民充饥之物，而且作为健脾胃、益肾气、延年益寿的食疗药，被加工成药粥、药酒、药饭、药糕等药膳。如贺州的黑糯米（即紫米）酿酒“沽于市有名色”，桂平的黑糯米酿成的甜酒具有“补中益气而及肾”之功效，刀鞘豆腌酸具有消暑热的功效。

壮族栽种的糯米有白、黑、红三色。白糯米补脾气、益肺气，而黑糯米和红糯米的补益功效更佳。以糯米做出的食品多种多样，有红枣桂花糖糯米饭、南瓜糯米腊肉饭、竹筒糯米饭、粽子、糍粑、甜酒等。糯米味甘、性温，含有蛋白质、脂肪、糖类、钙、磷、铁、维生素 B_1、维生素 B_2、烟酸等，营养丰富，为温补强壮佳品，具有补中益气、健脾养胃、止虚汗之功效，能够补养人体正气。每年三月三歌圩（清明节前后），壮族地区都有食用五色糯米饭的风俗。这种用枫叶、红兰、乌桕树叶、黄姜、密蒙花或紫番藤等植物的根茎或花叶取汁制成的五色饭，不仅色鲜味香，而且具有清热利湿、行气健胃等保健作用，现已成为壮族饮食文化中的代表性食品。

（二）果实类

壮乡的水果种类繁多，宋代《桂海虞衡志》就记载有一百二十多种。壮民爱吃的水果有果蔗、金橘、柚子、碟子柑、扁桃、菠萝、波罗蜜、香蕉、荔枝、龙眼、黄皮、橄榄和芒果等。

广西高温多雨，土壤大部分属酸性和中性，适宜热带、亚热带果树生长。广西自古以来就是水果之乡。古代壮族人民在长期的生活实践中，认识到这些水果的食用和药用价值，而广泛用作药膳，有直接吃、榨汁饮、腌制吃或和其他壮药一起服用，达到防病治病的目的。如橙“能解鱼蟹毒，核炒研冲酒服，可治闪挫腰痛”；黎檬“味极酸，其子榨水和糖饮之，能解暑，谓之渴水”；人面子“仁可供茶，佳品也”；枳椇“解酒最验”；槟榔“辟瘴、下气、消食”。民国《昭平县志》载：“罗汉果味甜润肺；火症，用煲猪肺食，颇有效。”

在壮族的传统药膳中，常用瓜果作为原料，制作出各种富于民族特色的瓜果类药膳，如菠萝盅（菠萝、香菇、粉条、瘦猪肉、虾米）、山楂糕、木瓜炖猪蹄等。壮医药膳是在壮医辨证配膳理论指导下，由药物、食物和调料三者精制而成，兼具食品的色、香、味，虽然加入部分药材，但由于注意药物性味的选择及配伍，讲究烹调技术，因此大多美味可口，深受人们喜爱，特别适于怕苦而不愿服药的儿童，是一种既有药物功效，又有食品美味，用以防病治病、强身益寿的特殊食品。

（三）蔬菜类

广西优越的地理条件，自然导致农业生产中蔬菜栽培的早发性。壮民对山货的食用有特别的爱好，以竹笋、银耳、木耳、菌类最为名贵。壮乡的蔬菜四季新鲜、种类繁多，有青菜、萝卜、豆、瓜、竹笋、蘑菇、木耳等类。青菜又分为白菜、芥菜、包菜、空心菜、头菜、芥蓝菜等。豆类、瓜类品种也很多。

蔬菜含有丰富的维生素，古代壮族人民广泛用作食疗壮药，据统计常吃的蔬菜有大白菜、小白菜、芥菜、油菜、蕹菜、萝卜、莴苣、菠菜、芥蓝菜、茼蒿、苋菜、苦苣、枸杞菜、金针菜、豆芽菜、落葵、千里香、厚皮菜、竹笋、茭白、黄瓜、苦瓜、冬瓜、南瓜、葫芦、茄子、木瓜、凉薯、茨菇、莲藕、马蹄、菱、芹菜、紫苏、韭菜、薤（藠头）、芫荽、木耳、香菇等。如蕹菜汁能解治葛毒；菠菜“能解酒毒”；苦麻菜“味苦性寒，可解暑毒，并可治蛊”；紫苏，壮语称辜苏，“食之不饥，可以释劳”；枸杞菜“味甘平，食之能清心明目”，“以之煮，配以猪肝，可平肝火”等。

（四）其他

壮族先民在寻找食物的过程中，发现有些食物不仅能充饥，还有很好的保健治疗作用，可药食两用。壮族的药酒，如蛤蚧酒是用蛤蚧、当归浸泡好酒而成，有补肾、壮阳、润肺等功效。在广西龙州、防城、上思和宁明等地的壮族村庄里，盛行着“客至不设茶，唯以槟榔为礼”的习俗。嚼槟榔一是为了辟瘴、消积、杀虫、行气、利水、消肿；二是为了保护牙齿，嚼槟榔后牙齿乌亮美观，可防虫蛀。广西巴马县是世界著名的“长寿之乡”，与合理的饮食结构有密切的关系，巴马长寿老人多以粗粮素食为主，很少吃荤腥。

总之，壮族饮食有其自身的特点，而且与医药保健有直接的关系，充分体现出药食同源、药补不如食补的思想。

NOTE

三、民俗防病法

壮族民间有很多的民族风俗习惯，而这种民俗也正是壮民族重要的养生保健方法之一。有一种习俗，即在疫疠流行时，在居室内焚烧苍术、白芷、艾叶、柚子皮、硫黄等药，又习惯涂搽雄黄酒，于门上悬挂石菖蒲，利用其芳香气味开窍化湿避秽以防止病邪侵入人体，从而达到防病保健的作用。每逢三月三，壮民常采香枫叶、黄姜等药物蒸五色糯米饭吃，以行气健胃、顺气润肺。壮民在田间或野外耕作时，若不慎被暴雨淋湿，回家后则多用葱姜汤沐浴、姜糖汤热服，以发汗解表、驱散寒湿。年老力衰、体质下降、机体抵抗力减弱者，常用避秽解毒或舒筋活络之品垫席而睡。正在发育的儿童，或幼儿体弱多病，或成人慢性病，则于胸腹佩戴药用之草木根，其作用持久，能起到防治疾病的作用。

壮族聚居的广西靖西、忻城等地，长期以来就存在药市习俗，其中靖西的壮乡药市的历史至少在百年以上。靖西当地民间传说，药市是古时候这里一位被人称为“爷奇”的医术高明的老壮医，带领壮族人民，大量采集各种民间草药，跟一个在每年端午节喷射毒气、散布瘟疾、危害人间的妖怪“都宜”（壮语，即千年蛇精）做斗争，并取得胜利后逐渐形成的。靖西每年的端午节，壮乡各村寨的草医药农以及稍懂一方一药的寨民都去赶药市，或将自采的各种药材运到圩镇药市出售，或去买药、看药、闻药。当地的习俗认为，端午节的草药根叶肥壮茂盛，药力特别大，疗效特别好。而这一天去逛药市，饱吸百药之气，就可以预防疾病的发生，一年之中少生病或不生病。久而久之，赶药市成了壮乡民俗，每年五月初五这天，即使无药出售的壮民都赶往药市去吸百药之气。赶药市除了可以养生防病外，还可以传播壮药知识，说明这里的壮族群众有利用草药同疾病做斗争的传统和习惯。事实上，从认药、采药、用药到形成药市，也必定经历了一个相当漫长的时期。壮乡男女老少争逛药市，壮医药农互相交流药物及医疗知识，这确是一种群防群治的良好民俗。

在壮族地区，流传着一种洗鼻及雾化吸入以防病的方法，即煎取某些草药液令患者吸入洗鼻，或蒸煮草药化为气雾，令患者吸入以预防一些时疫疾病。这种方法古代称为“鼻饮”。鼻饮在古越族中流传，史、志书多有记载。最早见于汉代的《异物志》：“乌浒，南蛮之别名，巢居鼻饮。”此后，历代文献也有所记述。北齐《魏书》曰：“僚者，其口嚼食并鼻饮。”后晋《旧唐书》说：“乌浒之俗，相习以鼻饮。”明《炎徼纪闻》亦说：“越人……凿齿，鼻饮。”《广州记》载：“南方乌浒人以鼻饮水，口中进啖如故。”宋代周去非的《岭外代答》比较详细地描述了鼻饮的方法：“邕州溪峒及钦州村落，俗多鼻饮。鼻饮之法，以瓢盛少水，置盐及山姜汁数滴于水中。瓢则有窍，施小管如瓶嘴插诸鼻中，导水升脑，循脑而下，入喉……饮时必口噍鱼酢一片，然后水安流入鼻，不与气相激。既饮必噫气，以为凉脑快膈，莫若此也。”在这里，周氏既指出了鼻饮流传的地区——“邕州溪峒及钦州村落”，正是壮族先民聚居的地区，同时也记述了鼻饮液的配制法、饮服法。特别值得一提的是，指出了鼻饮具有的医疗价值——“凉脑快膈，莫若此也”。这就说明了鼻饮为什么在壮族地区长期相习流传的原因。广西炎热多雨，湿热地气和动植物腐臭之气混合成为瘴毒，“历代号为瘴乡”。作为这里的土著民族，为了生存，势必要从实践中总结出一些抵御瘴毒和防暑降温的方法。从鼻饮的医疗价值来分析，从鼻饮液中加入山姜汁等药物来看，这种奇特的卫生民俗应是壮族先民所创造，并为民间壮医所总结的一种主要针对瘴疾和中暑的防治方法。它虽然被某些文人流官视为愚俗，但其医疗方面的作用则是不可忽视的，包含着物理降湿和黏膜给药等科学因素。至今壮医使用的洗鼻及雾化法，对鼻病、喉病、呼吸系统病证都有一定疗效。

四、体育锻炼防病法

动则不衰，动静相宜，这是壮族人民养生的重要原则。壮医的运动养生保健方法在宁明花山崖壁画、壮乡铜鼓上的舞蹈造型、气功图谱及沿袭至今的喜欢在农闲、节日里开展的一些传统健身活动，如抛绣球、龙舟竞赛、赛高跷、板凳龙、板鞋舞、舞狮、拾天灯等都是很好的表现。而从这些也可知壮乡人民崇尚气功，喜爱体育运动，喜欢歌舞，这与壮民十分强调“未病先防”的预防保健观念是分不开的。同时也说明壮民早已意识到锻炼身体可以增强体质、预防疾病。

考古学家已有比较充分的证据，证明花山崖壁画基本上是战国时期的作品。有学者认为，其所反映的古代壮族社会生活，涉及医药卫生方面的内容。从其所描绘的人像之形态来看，不管是正面还是侧面，都是一种典型的舞蹈动作或气功形象。其中蕴藏着不可忽视的直接效果——却病强身，特别是对腰、膝、肩、肘等处肌肉的锻炼，更为明显。壮族舞蹈和古代五禽戏有相似的功用，即锻炼身体，增强抗病能力。而壮医花山气功既注重宏观功力即天地人三步运行，又注意微观功力即躯肢脏腑、气血体能、三道两路的同步调节，擅长养生保健和祛病康复。壮族地区由于特殊的自然地理环境所致，阴湿多雨，脚气、风湿、身重着等为常见多发之病症，严重影响人们的生产和生活。因此，壮族先民创造了这些具有宣导滞着、疏利关节作用的舞蹈动作，并作为永世流传的防治疾病的方法而绘制下来。这说明壮族先民很早以前就懂得对各种传染病不能只停留在消极的防疫上面，而是要积极锻炼，增强抗病能力，才能有效地祛病强身。至今壮族人民仍然崇尚体育锻炼，习武强身，这是一个很好的佐证。

在壮族地区广为流传的抛绣球活动，多在农闲或喜庆节日时进行。壮族群众先用质地优良、色彩绚丽的绸缎，缝制成直径约 6cm 的圆球形袋。袋内填装豆类或沙子，重约 150g。彩球底部缝有十几条 10cm 左右的穗带，其顶部连结一根长约 60cm 的飘带。赛场立一根高约 10 米的木杆，杆顶钉一木板，木板中央是一圆孔，直径约 20cm，面糊薄纸。比赛前男女组成若干队，每队人数相等，各站一方，投球距离自定。每次投球男女各 1 人作相向对投，对准杆顶圆孔投掷，若一方绣球破纸穿孔，即算胜一人，投不进的一方则被罚下一人，如此反复进行，直至一方无人为止，有人的一方获胜。青年男女每逢节日即组织这样的活动，乐此不疲，既锻炼了身体，也加深了人与人之间的情感交流。

另一项具有浓郁民族特色的民间传统体育活动是抢花炮，也深受广大壮族人民的欢迎，是一项勇敢者的运动，已有五百余年的历史。壮族的“花炮”是铁制圆环，直径约 5cm，外用红布或红绸缠绕，然后置于送炮器上。送炮器即铁炮，内装火药，燃放后即把花炮冲上天空，待花炮落下时参加者均可奋勇争夺，顿时全场欢声雷动。“花炮”有时落地，有时可能落到水塘里、屋顶上、树枝上……不论落在哪里，大家总是争先恐后地去寻找，个个奋不顾身，勇往直前。按民间传统，只燃放三炮。抢得头炮者，则万事吉祥如意，这体现出人们对美好幸福生活的渴望。

五、歌舞防病法

壮族自古以来就是一个能歌善舞的民族。在贵港和西林出土的西汉早期的铜鼓上，也有许多舞蹈的形象。至今一些民间壮医在防治疾病时，还演示类似花山崖壁画人像的功夫动作。据此可以说，广泛利用舞蹈、导引、气功等方法防治疾病，是传统壮医的一大特色。壮族还以歌著称，壮乡常被称为“歌海”。壮族地区歌多、歌美，到处可听到嘹亮悦耳的歌声。壮族每年的三月三歌圩，不仅是传播壮族文化的重要场所，同时也是壮民交流感情，保持乐观、开朗、豁达的良好心情的一种方式。广西巴马是国际自然医学会认定的世界五大长寿地区之一，那里长寿老人的人生理念为乐天知命、知足常乐、恬淡和谐，对生活无过高的欲望和要求。巴马长寿老人乐天知命的性情、和睦的人际关系使他们思想上安定清静，心境坦然，不追求名利，不妄发喜怒，也没有贪欲和妄想，减少了不良的精神刺激和过度的情绪波动。通过调神养生，使得形体健壮，精力充沛，形神相辅相成，相得益彰，从而使身体和精神能够均衡统一，有利于养生，促进健康长寿。

壮民多以歌舞的形式来表达自己的真实情感，寓生活中的喜、怒、哀、乐于歌舞之中，既交流了思想，又得到了安慰，同时也将歌舞作为他们劳动后的休息。可见，壮民已把歌舞作为生活中不可缺少的组成部分，故壮族的生活中多欢歌笑语，少忧愁苦闷，这种生活方式对预防心理因素导致的疾病是十分有效的。

六、隔离避秽防病法

隔离避秽法是壮族民间用于预防疾病传染的传统方法。当家中有人患传染病时，须隔离避秽。壮族群众会主动隔离居住，并在门口悬挂标志，谢绝来访。每当有人远归，须隔离避秽。远归之人常止于村舍外，待其家人提篮装衣往迎，将换下的衣物蒸煮，以祛除溷秽，消沙虱毒。壮族聚居点有时疫流行时，须隔离避秽。不仅病家谢绝串门，邻村之间亦暂不交往，并以硫黄、酸醋、黄荆点燃熏屋，清洁居室。患者住过的房屋则粉刷消毒，患者使用过的器物、衣被则蒸煮洗晒，以预防疫疠的流行。

七、养生保健防病法

（一）壮医足部按摩保健法

壮族先民长期赤足跋山涉水，农耕劳作，并且一年四季临睡前都要用温热水泡脚洗脚，认为这样可以解除疲劳，安然入眠，永葆健康，这成为足部按摩的原始模式，乃至发展到今天比较盛行的足部按摩养生保健。对于足部按摩，壮医认为人体的各个内脏器官都在脚上存在相应的信息，双脚又是人气与地气的通道，如果此道不通，毒气则沉淀于脚底，轻则影响健康，重则导致疾病。所以通过浴足按摩，可以早诊断、通三道、行两路、解百毒、保健康。

（二）壮医经筋按摩保健法

壮医认为“筋壮者强，筋舒者长，筋劲者刚，筋和者康”。通过经筋手法、松筋理筋，可达到“松筋解结，结解则松，筋松则顺，筋顺则动”的“松－顺－动－通”理想功效。在壮族地区，老人们晚上常嘱小孩儿为其捶胸叩背，虽是与小孩儿娱乐，但也是老人们解除疲劳的一种方法，是经筋保健按摩的简单模式。

（三）壮医药浴保健法

考古资料证明，壮医药浴源远流长，是千百年来壮族人民赖以防病治病的有效手段和方法之一。壮医药浴的一大特色是根据不同的病情，选取不同的药物，达到不同的效果。如预防风湿性关节痛、腰腿痛等各种痛证，常选用苏木、威灵仙、透骨散、海桐皮、香樟草、两面针、柚子叶、柑果叶、大罗伞、小罗伞、宽筋藤、爬山虎、大风艾、肉桂等。预防感冒，常用防风、荆芥、贯众叶、桂枝、菊花、草河车、麻黄、忍冬藤。预防急性湿疹等皮肤病，可用荆芥、防风、生石膏、苦参、苍术、牛蒡子、生地黄、蝉蜕、生甘草。

壮医药浴的方法、种类很多，分为药水浴和药汽浴。药水浴又分为天然矿泉水浴和温热壮药浴。按照作用于身体的部位不同，又分为全身浴和局部浴，而且以局部浴为多。局部浴又分为烫浴、熏蒸、熏洗、足浴、坐浴等。壮医常用药浴方法如下。

1. 天然药浴 天然药浴是比较重要的药浴方法之一。雨水流经地面，浸泡包括壮药在内的各类药物，汇入溪谷，最终形成了富含多种药用成分的天然药浴池。这种天然药浴池的水质中药物含量较高，具有美白、杀菌、保健强身的作用，对于缓解疲劳尤为有效。

2. 壮医药足浴 足浴是壮医治疗疾病的常用方法之一，具有悠久的历史。足浴是把草药加水煮后过滤，待温度降至 40 ～ 50℃时，用来洗足或泡足。足浴具有通龙路、火路气机、清热解毒、消炎止痛、杀虫止痒等功效，使皮肤受热均匀，腠理疏通，血管扩张，气血流畅，从而达到预防疾病的目的。

3. 壮医药物热熨烫浴 壮医药物热熨烫浴是借助药力和热力以预防和治疗疾病的重要方法。壮族民间常用气味芳香浓烈、刺激走窜之药物作为熨疗药物。借助热力，或热力配合药力，熨烫人体的一定部位，以疏通龙路、火路气血，调节天、人、地三气的同步平衡，从而达到治疗目的。

4. 壮医药物熏蒸浴 壮医药物熏蒸疗法是通过烧煮药物的蒸汽熏蒸患处，而达到预防和治疗疾病的目的。将常用药物晒干后混合捣成粗粉，置于空桶或地穴中燃烧，使之冒浓烟及热气熏烘患处；或者是根据目的，选用不同的药物煎汤熏蒸头面或全身。这种方法外用药禁忌相对较少，取其药多而力宏，运行气血，避秽除病，因此本法的适应证很广。

NOTE

第九章　壮医临床各科基础

壮医临床各科是在壮医诊断学、壮医治疗学、壮医方药学的基础上及其理论指导下逐步形成的。由于历史的原因，在很长的时期内，民间壮医没有十分明确的分科，但许多壮医又确有一定的诊疗专长。如有的专长于骨折跌打损伤，有的专长于毒蛇、毒虫咬伤，有的专长于小儿疳积、妇女杂病或痈疮疡等。本章所述的壮医临床各科，是我们在对壮医的广泛调查和深入发掘整理的基础上，对大量的壮医病证名称进行鉴别和分析，对其病因病机进行初步探讨，并参考了中西医和其他民族医药对疾病分类的认识而确定的。特别需要指出的是，本章所述各科疾病的诊断和治疗方法，基本上是以民间壮医的经验积累为依据，并力图运用壮医的理论体系来加以解释，有待于在今后的临床实践中进一步总结修订和研究提高。

第一节　壮医内科

壮医内科是壮医学的重要组成部分，是壮医临床各科的基础。壮医内科的发展与整个壮医药学术体系的发展一样，经历了漫长的历史过程。壮族先民对内科疾病的认识及诊治积累了丰富的经验。壮医学所称的痧、瘴、蛊、毒、风、湿疾病，气道病、谷道病、水道病、龙路病、火路病、虚病，以及其他一些杂病，绝大部分都可归于壮医内科学范畴。本章根据壮医“三道”“两路”的生理病理特性，将壮医内科疾病分为“气道病”“谷道病”“水道病”“龙路病”“火路病”五类。在壮医内科疾病的诊断上凸显壮医的特色，治疗上内治法和外治法并重。外治法中注重药线点灸疗法、针挑疗法、竹罐疗法、经筋疗法、滚蛋疗法、刮疗法等壮医特色外治法的应用，突出了壮医治病“简、便、廉、验”的优势，具有浓厚的壮族地方特色和民族特色。

一、“气道”病

（一）奔唉

【概念】奔唉是以咳嗽为主症的一类疾病，是由于外邪侵犯，或由于内脏功能失调而致“气道”受病，气不顺畅而上逆，“气道”功能失调，“气道”不利而引起的，临床主要表现为咳嗽，或有痰，或干咳无痰的一类疾病。奔唉相当于西医学的上呼吸道感染、支气管炎、支气管扩张、肺炎等，其他疾病兼见咳嗽者，可与参考本病诊治。

【治疗原则】解毒祛邪，通调“气道”止咳。

【治疗方法】

1. 内治法　根据毒虚致病的不同，可选取下列方剂治疗。

NOTE

（1）*仙毡罗香汤*　石仙桃 10g，红毛毡 10g，罗汉果 10g，一枝香 10g，桔梗 10g，一点红 10g，百部根 15g，陈皮 3g，炙甘草 6g。水煎服，每天 1 剂，分 2 次服。主治唉病，以毒邪为主。

（2）*山芝枇杷大鱼百草汤*　山芝麻 15g，枇杷叶 15g，大叶桉 20g，鱼腥草 20g，百部 9g，甘草 6g。水煎服，每日 1 剂，分 3 次服。主治唉病，以热邪为主。

2. 外治法

（1）*针挑疗法*

部位：膻中、肺俞、定喘、天突、丰隆、四缝。

方法：轻挑各点至微出血。2 ～ 3 天 1 次，5 次为 1 个疗程。

（2）*壮医药线点灸疗法*

取穴：天突、水突、膻中、风门、肺俞、内关、劳宫。

配穴：风寒袭肺咳嗽加太阳、大椎、风池、合谷；风热犯肺咳嗽加背八穴；风燥咳嗽加手三里、曲池；痰湿蕴肺咳嗽加中脘、足三里、四缝；痰热郁肺咳嗽加里内庭、丰隆；肺阴亏耗咳嗽加手三里、曲池、关元；肺火犯肺咳嗽加肝俞、期门、里内庭。

方法：每天点灸 1 ～ 2 次，连续治疗 5 天。

（二）得凉

【概念】得凉是因风邪侵袭人体，以鼻塞、流涕、喷嚏、头痛、恶寒、发热、脉浮等为主要表现的疾病。得凉又称伤风，临床凡由上呼吸道感染、流行性感冒等引起的鼻塞、流涕、喷嚏、头痛、恶寒、发热等均可参考本病进行诊治。

【治疗原则】疏风祛邪，清热解毒，畅通“气道”。

【治疗方法】

1. 内治法

（1）*芝麻祛风汤*　山芝麻 20g，贯众 15g，岗梅根 30g，狗仔花 30g，藤苦参（藤苦参）20g，防风 15g，大青叶 15g，三叉苦 20g，生姜 6g，甘草 6g。水煎服，每天 1 剂。主治痧病（轻度时行感冒）。

（2）*桉菊常叶汤*　大叶桉 30g，路边菊 20g，常山 10g，枇杷叶 10g，大蒜 5g。水煎服，每天 1 剂。主治风毒所致的得凉。

2. 外治法

（1）*针挑疗法*

方法一

部位：百会、印堂、太阳线、脊背第一侧线 1 ～ 10 挑点。

方法：轻挑各点至微出血。

方法二

部位：合谷、曲池、风池、太阳、头维、大椎、列缺、少商、肺俞、足三里、三阴交及颈部皮肤反应点、颈部皮下反应点。

方法：虚证、风寒感冒用慢挑法，实证、风热感冒用快挑法，隔天治疗 1 次。

（2）*壮医药线点灸疗法*

取穴：头维、攒竹、风池、太阳、曲池、大椎、合谷。

配穴：发热（体温升高）者加背八穴；头痛项强较重者加外关、外劳宫；喉痒咳嗽者加肺俞、天突、风门、劳宫；泄泻呕吐者加内关、神门、四缝、足三里、脐周四穴。

方法：第一天点灸 2 次，间隔 10 ～ 15 分钟。以后每天点灸 1 次，连续治疗 3 ～ 5 天。

（三）奔墨

【概念】奔墨是以呼吸急促、喉间哮鸣为主要表现的"气道"疾病，秋冬季多发，春季次之，反复发作，迁延难愈。奔墨相当于中医学哮证、喘证，相当于西医学各种原因引起的发作性哮鸣气喘疾患。临床凡由支气管哮喘、喘息性支气管炎等引起的发作性哮鸣气喘疾患均可参考本病进行诊治。

【治疗原则】解毒理气，化痰平喘。

【治疗方法】

1. 内治法

（1）地茶调气汤　矮地茶 12g，映山红 10g，五指毛桃 12g，金香炉 10g，夏枯草 12g。水煎，冲冰糖服，每天 1 剂。主治以喘为主症的奔墨。

（2）不出林汤　不出林 10g，咳嗽草 6g，卷柏 6g，七叶一枝花 10g，少年红 10g，鸡肠风（败酱）6g，金樱子 10g，桔梗 15g，黄花倒水莲 20g，一匹绸 20g，射干 10g，甘草 6g。水煎服，每天 1 剂。主治以哮为主的奔墨。

2. 外治法

（1）壮医药线点灸疗法

取穴：肺俞、膏肓、天突、水突、膻中、足三里、定喘、气户、内关、心俞、肝俞、脾俞、肾俞、关元。

配穴：寒哮加百会、四神聪、三阴交；热哮加合谷、大椎、里内庭。

方法：每天点灸 1 ～ 2 次，连续治疗 20 天。

（2）竹罐疗法

准备：麻黄 30g，荆芥 30g，鱼腥草 30g，百部 30g，生姜 5 片，葱白 7 根。加水适量，按药物竹罐疗法中煮罐的步骤完成准备工作。

取穴：大椎、风门、肺俞、膏肓俞、肾俞、尺泽、膻中、肩井、丰隆、定喘。

方法：按药物竹罐常规拔罐方法操作，采用多罐法，肺俞、定喘、丰隆可采用刺络拔罐法，隔天 1 次。

（四）货烟妈

【概念】货烟妈是以咽喉疼痛为主要表现的一类疾患，相当于中医学喉痛，西医学急性咽喉炎、慢性咽喉炎、扁桃体炎、声带结节等引起的咽喉疼痛均可参考本病进行诊治。

【治疗原则】解毒祛邪，通"气道"止痛。

【治疗方法】

1. 内治法

（1）果榄地桃汤　金果榄 15g，地桃花根 10g，山豆根 3g，马鞭草 15g，淡竹叶 10g，山芝麻 15g，栀子根 10g，草鞋根 10g，甘草 6g。水煎服，每天 1 剂。

（2）九节点红汤　九节茶 10g，一点红 15g，穿心莲 10g，土黄连 10g，桔梗 10g，板蓝根 10g，贯众 10g，牛筋草 15g，鱼腥草 15g，狗肝草 10g，甘草 6g。水煎服，每天 1 剂。

NOTE

2. 外治法

（1）针挑疗法

方法一

部位：耳尖挑点和耳后的3个挑点、少商穴、商阳穴。

方法：轻挑、浅挑，出血，每天1次。

方法二

部位：耳后呈紫色的静脉。

方法：轻挑、浅挑，刺破静脉，挤出紫色血，每天1次。

（2）刮痧疗法

背部：刮督脉之大椎穴；刮足太阳膀胱经，由大杼穴沿脊柱两侧向下，刮至肺俞穴处。

胸部：刮任脉之天突穴。

上肢：刮手阳明大肠经，由曲池穴沿前臂前外侧向下，刮至合谷穴处；刮手太阴肺经，由尺泽穴处沿前臂前内侧，刮至鱼际穴处。

下肢：刮足阳明胃经之内庭穴；刮足少阴肾经之太溪穴。

方法：先刮背部，再刮胸部，最后刮四肢。刮拭背部穴位用泻法，刮至皮肤红热，以出痧为宜；刮拭胸部及四肢穴位用平补平泻法，以微微出痧为宜。

（五）痧病

【概念】痧病是由于体弱气虚，感受疠气、霉气、痧雾暑气等外邪，或饮食不洁，内伤肠胃，导致“气道”“谷道”阻滞，“龙路”运行不畅，阴阳失调所产生的以痧点和胀累感为主症的一类病证，又名痧症、发痧、痧气、痧麻。本病相当于中医学的中暑、湿温等，临床凡由中暑、流行性感冒、胃肠型感冒、中风样症状等引起的全身胀累、倦怠无力、恶心厌食、胸背部透发痧点，或吐，或泻，或唇甲青紫等症状，均可参考本病进行诊治。

【治疗原则】解痧毒，通调“气道”“谷道”，疏通“龙路”，调阴阳。

【治疗方法】

1. 内治法

（1）热痧病方　古羊藤15g，山芝麻15g，南板蓝根15g，银花15g，南蛇勒15g，救必应15g。水煎，分3次服，每日1剂。

（2）寒痧病方　生葱白15g，黄皮叶15g，藿香15g，紫苏20g，生姜3片。水煎，趁热1次服完，并保暖取微汗。

2. 外治法

（1）壮医药线点灸疗法

取穴：头维、攒竹、风池、太阳、曲池、大椎、合谷。

配穴：发热（体温升高）者加背八穴；头痛项强较重者加外关、外劳宫。

方法：第一天点灸2次，间隔10～15分钟。以后每天点灸1次，连续治疗3～5天。

（2）壮药外搽　选用鲜柚子叶、紫苏、黄皮叶各100g，香茅50g，切碎捣烂，将50g大米泡水1分钟后取出，和上药用布包好后搽全身。

NOTE

二、“谷道”病

（一）胴尹

【概念】胴尹是由于外感邪气、内伤饮食、情志或脏腑功能失调等，导致“谷道”气机失调，胃失所养，气结心头，而引起以上腹部近心窝处经常发生疼痛为主症的病证。本病相当于中医学的胃痛，临床凡由急性胃炎、慢性胃炎、胃与十二指肠溃疡、胃痉挛、胃下垂、胃黏膜脱垂症、胃肠神经官能症、胃癌等引起的腹部近心窝处经常发生疼痛，均可参考本病诊治。

【治疗原则】通调“谷道”，安胃止痛。

【治疗方法】

1. 内治法

（1）蜂蜜内金方　鸡内金 70g，微炒研细末，蜂蜜 500g，取蜂蜜约 25g，冲开水适量吞服鸡内金 5g，每天 2 次，早晚饭前 1 小时服。

（2）胡萝卜羊肉汤　胡萝卜 500g，羊肉 500g，炖服，每天 1 ～ 3 次。

2. 外治法

（1）外敷疗法

方法一：艾叶 200g，揉碎与酒适量炒热，用纱布包裹，热敷脐部。

方法二：肉桂、胡椒、干姜、细辛、延胡索。上药共研成细末，取陈醋适量调膏。分别贴于中脘、神阙、足三里等穴。

（2）熨烫疗法　连须葱头 30 个，生姜 15g，捣烂炒热装入布袋，热熨胃脘部。

（二）奔鹿

【概念】奔鹿是“谷道”不通，“咪胴”（胃）气失降，气逆上冲，“咪胴”（胃）内容物从口而出的一种疾病。本病相当于中医学的各种疾病引起的呕吐，临床凡由急性胃炎、慢性胃炎及食源性、消化不良性、神经性、耳源性等引起的呕吐，均可参考本病进行诊治。

【治疗原则】疏通“谷道”，顺气止呕。

【治疗方法】

1. 内治法

（1）米糊冲剂　米饭适量，盐少许，拌匀，置火上烧成焦黄，研末，开水送服。

（2）瓜皮煎剂　瓜皮适量，吃何种瓜致呕吐，即取该种瓜皮水煎服。

2. 外治法

（1）壮医药线点灸疗法

取穴：中脘、上脘、足三里、内关、天突。

方法：每天施灸 1 次，必要时可多次施灸。

（2）针挑疗法

方法一

部位：金津穴、玉液穴。

方法：轻挑、浅挑，使出血。亦可治妊娠呕吐。

方法二

部位：天突穴左右旁开 5 分处。

NOTE

方法：轻挑，使微出血。

（三）胴郎

【概念】胴郎是“谷道”虚弱、饮食不当或虫毒内侵引起的饮食停滞、气滞不行等“谷道”疾病。本病相当于中医学的痞满、胃痛、嘈杂、胃缓，临床凡由肠胃疾病引起的消化不良、食欲不振等，均可参考本病进行诊治。

【治疗原则】调顺谷气，消食导滞。

【治疗方法】

1. 内治法

（1）消导方　布渣叶 12g，山楂 9g，淮山药 10g，金银花 9g，葛根 6g，青皮 6g。每日 1 剂，水煎，分 3 次服。

（2）胡椒猪肚汤　白胡椒 5 ～ 10 粒，猪肚 1 个，生姜 5 片。将猪肚洗净，把白胡椒研粉，配食盐适量放入猪肚内，并将猪肚两头用棉线扎紧，放入锅内加适量水，文火炖至烂熟，吃肉喝汤，分 3 ～ 4 次服完。

2. 外治法

（1）壮医药线点灸疗法

取穴：脐周四穴、中脘、足三里、食背、趾背、下关元。配耳穴：肝、脾、胃、肾、小肠、交感、皮质下。

配穴：气滞加肝俞、内关、膻中；血瘀加血海、通里、里内庭、肝俞；外感寒湿加百会、大椎、风池、曲池、肺俞、梁丘、四缝、肾俞；虚寒加梁丘、四缝、肾俞、百会、四神聪、大椎、三阴交。

方法：每天施灸 1 次，10 天为 1 个疗程。

（2）壮医灯草灸

取穴：中脘、关元、气海、内关、足三里、脾俞。

方法：灯草阴灯灸或余热灸。

（四）阿意卡

【概念】阿意卡是大肠传导失常导致的大便秘结不通，排便时间延长，或欲大便而艰涩不畅的一种病证。本病相当于中医学的便秘，临床凡由功能性便秘、肠易激综合征、直肠及肛门疾病所致的便秘及药物性便秘等，均可参考本病进行诊治。

【治疗原则】通“谷道”，利大便。

【治疗方法】

1. 内治法

（1）大便不通方　鲜芦荟叶 50g，捣碎，冲开水半碗，过滤取汁，分 3 次冲蜂蜜服。

（2）白乌柏木汤　白乌柏木 30g，去粗皮，开水浸泡，待出味后加入白盐调匀顿服。

2. 外治法

（1）壮医药线点灸疗法

取穴：神门。效果不明显时可加灸脐周四穴、足三里、大肠俞、里内庭。

方法：每天施灸 1 次或数次。

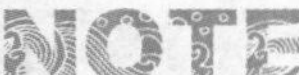

（2）塞肛疗法　老姜（如指头大小）1 块，纸包煨热，蘸麻油，塞入肛门内。

（五）黄病

【概念】黄病是以面黄、目黄、身黄、尿黄为主症的一种疾病，临床以目白睛发黄为特征。本病相当于中医学的黄疸，有阳黄、阴黄与急黄之分，临床凡由黄疸型肝炎、肝硬化、寄生虫病、部分血液性疾病、部分感染性疾病及一些药物中毒、肿瘤等导致的面黄、目黄、身黄、尿黄，均可参考本病进行诊治。

【治疗原则】疏通道路，利湿退黄。

【治疗方法】

1. 内治法

（1）*车前葫芦汤*　车前草 9g，葫芦茶根 12g，山芝麻全草 9g，红龙船花全株 9g。每天 1 剂，水煎，分 2 次服。

（2）*千斤鸡骨汤*　鸡骨草 15g，田基黄 15g，千斤拔 15g。水煎服，每天1剂。功用是补虚、退黄，主治黄病虚证。

2. 外治法

（1）*壮医药线点灸疗法*

取穴：体穴取膻中、中脘、期门、水分、章门、“水道”；耳穴取肝、脾、肾、胰、大肠。

方法：每天点灸 1 ～ 2 次。

（2）*刮洗疗法*

材料：虎杖、岩黄连、十大功劳、美人蕉根。

方法：虎杖适量切片，水煎后，将岩黄连、十大功劳、美人蕉根各适量捣烂用布包好，浸于药液中刮洗全身，每天 1 次。

（六）瘴病

【概念】瘴是由于感受瘴毒之气（即山岚秽气）所引发的具有突发性、传染性的一类疾病，统称为瘴气。本病相当于中医学的热毒证、疟疾，临床凡表现为寒热往来、似疟非疟的类疟疾患，均可参考本病诊治。

【治疗原则】解毒除瘴，祛邪截疟，调理气机。

【治疗方法】

1. 内治法

（1）*鸡爪风鸡汤*　鸡爪风根皮 30g，鸡肉适量，水煎，吃肉喝汤，每天 1 次，治久疟不愈。

（2）*黄皮叶煎剂*　黄皮叶 1250g，阴干后切碎，加水 7500mL，煎 2 小时，过滤取汁，药渣再加水 7500mL 煎 2 小时，取液去渣。将两次药液混合，用文火浓缩至 3500mL，趁热加防腐剂，保存备用。每次服 30mL，每天 3 次，连服 5 ～ 7 天。

2. 外治法

（1）*壮医药线点灸疗法*

取穴：外鱼际、太渊、后溪。

方法：于发作前 30 分钟施灸上穴。

（2）*佩药疗法*

材料：姜黄、青蒿、苍术、艾叶、薏苡仁、辣椒、高良姜、红花茶、杜茎山、山柰、锦地罗、蒜、白花藤、阳桃、苦瓜、楮叶等。

方法：用上药制成药袋，佩挂于胸前，可预防瘴气。

三、"水道"病

（一）幽扭

【概念】幽扭（尿不畅）是因饮食劳倦、湿热侵袭而导致的以"水道"运化不利为主要病机，以小便不畅、频数短涩、滴沥刺痛，小腹拘急、痛引腰背为主症的一种疾病。本病相当于中医学的淋证，临床凡由泌尿系感染、泌尿系结石、泌尿系肿瘤、乳糜尿等引起小便不畅、频数短涩、滴沥刺痛，小腹拘急、痛引腰背等，均可参考本病诊治。

【治疗原则】清热解毒，通利"水道"。

【治疗方法】

1. 内治法

（1）*凤尾灯木银肾汤*　凤尾草 15g，金银花 20g，木通 6g，灯心草 10g，肾茶 15g。水煎，每日 1 剂，水煎服。

（2）*灯盏排石利水汤*　鲜灯盏菜 20g，鲜藕节 15g，鲜排钱草 15g，鲜扁柏 15g，糯米 15g，甘草 6g。水煎服，每天 1 剂。主治肉扭（淋证），或小便难解，排出砂石，兼腰部绞痛而恶心呕吐。

2. 外治法

（1）*针挑疗法*

部位：取穴三阴交、照海、天枢、腹部痛点。

方法：用平挑法加平刺法，每 5 天治疗 1 次。

（2）*壮医药线点灸疗法*

取穴：三焦俞、下关元、阴陵泉。有血尿者加梁丘。

方法：每天施灸 1 次，疗程视具体情况而定。

（二）幽卡

【概念】幽卡（尿闭）是由于"水道"通调水液不利，"咪腰"（肾）和"咪小肚"（膀胱）功能减退甚至丧失导致的排尿困难，全天总尿量明显减少，小便点滴而出，甚则小便不通为主症的一种疾病。本病相当于中医学的癃闭，临床由神经性尿闭、膀胱括约肌痉挛、前列腺炎、膀胱或尿道结石、尿道损伤、尿道狭窄、骨髓炎等引起的尿潴留、尿不通及肾功能不全引起的少尿、无尿，均可参考本病治疗。

【治疗原则】清热利湿，解毒行气，通利"水道"；或补虚行气，通利"水道"。

【治疗方法】

1. 内治法

（1）*白石三草汤*　白花蛇舌草 40g，石韦 10g，草鞋根 15g，一点红 15g，臭草 10g。水煎，分 2 ～ 3 次服，每日 1 剂。

（2）*老菊续水汤*　老鼠拉冬瓜 10g，路边菊 15g，黄花菜根 15g，车前草 20g，地菍 15g，淡竹叶 10g。共捣烂，用第二道洗米水煎服，每天 1 剂。

2. 外治法

（1）针灸

取穴：足三里、中极、三阴交、阴陵泉等穴。

方法：反复捻转提插，强刺激，体虚者可灸关元、气海，并可采用小腹膀胱区按摩，每天1次，7天为1个疗程。

（2）壮医药线点灸疗法

取穴：上长强、阴谷。配穴：伴腰痛者，加灸膀胱俞；伴小腹痛者，加灸下关元、三阴交、膀胱俞三穴。

方法：每天施灸1次或数次，中病即止。

（三）漏精

【概念】漏精（遗精）是因饮食劳倦或外邪入侵下部，人体上、中、下三气不能固摄机体，导致三气不能协调，人体下部气不能上达中部，而导致的不因性生活而精液遗泄的病证。本病相当于中医学的遗精，临床上神经衰弱、前列腺炎引起的遗精可参考本病治疗。

【治疗原则】调理三气，清心安神，清理湿热，补虚益气。

【治疗方法】

1. 内治法

（1）金樱固遗汤　金樱子、黄栀子、陈皮各15g，猪前脚1只，煎水冲白糖服，每天1～2次。

（2）金杜千金止遗汤　金樱子50g，灯心草、毛杜仲、土党参、车前草各25g，大叶千金拔50g，猪脊髓3寸。炖服，每天1剂。

2. 外治法

（1）壮医药线点灸疗法

取穴：下关元、会阴、中元、中髎、下长强、阴谷、膀胱俞、三焦俞、肾俞、命门。

方法：每天1次，每次取4～5个穴位，20天为1个疗程。

（2）壮医药物洗浴

药物：金樱子、黄栀子、淫羊藿、毛杜仲、灯心草、大叶千金拔、磨盘根、地桃花、宽筋藤、观音藤、金樱根、益智仁、石榴花根、夜合花根、大红花根各50g。

方法：上药煎水盆浴，每天1次，每次30分钟，7天为1个疗程。

（四）奔浮

【概念】奔浮（水肿）是因感受外毒、饮食失调或劳倦过度等，使“咪腰”（肾）、“咪小肚”（膀胱）等脏器功能减退，“水道”分利水液功能减退甚至丧失，导致体内水液潴留，泛滥肌肤，出现以头面、眼睑、四肢、腹背甚至全身浮肿为主症的一种疾病。本病相当于中医学的水肿，临床凡由急慢性肾炎、肾病综合征、肾功能衰竭、黏液性水肿、心源性水肿、老年性水肿、内分泌失调以及营养障碍等疾病出现的水肿，均参考本病进行诊治。

【治疗原则】驱逐邪毒，补虚理气，通利“水道”。

【治疗方法】

1. 内治法

（1）六草汤　车前草15g，凤尾草15g，鱼腥草15g，白花蛇舌草15g，金钱草10g，苍耳

NOTE

草（根）10g。水煎，每日 1 剂，分 3 次服。

（2）二木铃青叶方　天星木 10g，毛冬青 10g，六耳铃 15g，狗屎木 50g，金竹叶 10g。水煎服，每天 1 剂。

2. 外治法

（1）针刺疗法

取穴：肾俞、膀胱俞、三阴交、气海、关元、阳陵泉。

方法：每天 1 次，7 天为 1 个疗程。

（2）壮医药线点灸疗法

取穴：肾俞、膀胱俞、三阴交、气海、关元、阳陵泉。

方法：每个穴位灸 1 ～ 2 壮，每天 1 次，7 天为 1 个疗程。

（五）图爹病

【概念】图爹病（蛊病、水蛊）是感受蛊毒病邪而致虫毒结聚于脏腑，阻滞经络，出现面目青黄、心腹切痛、吐血下血、头痛腹泻或腹部胀满、脉络暴露、四肢沉重、关节酸痛、咽喉肿痛、肢体麻木、身体瘦弱、恶寒发热、甚者口吐秽血而死的疾病。图爹病种类很多，由于病因不一，病机多变，故症状复杂，病情一般较严重。本书主要讨论水蛊，临床主要以腹部胀大、皮色苍黄、脉络暴露为主要特征。图爹病相当于中医学的蛊胀、水蛊、臌胀，临床上各类肝硬化引起的面目青黄、心腹切痛、吐血下血、头痛腹泻或腹部胀满、脉络暴露、四肢沉重、关节酸痛、咽喉肿痛、肢体麻木、身体瘦弱、恶寒发热、甚者口吐秽血等症状，均可参考本病进行诊治。

【治疗原则】祛邪解毒，疏通“水道”。

【治疗方法】

1. 内治法

（1）砂猪蒜汤　大蒜 60g，春砂仁 3g，猪肚 1 个。前两味捣烂，纳入洗净猪肚内，炖服，每天 1 剂。

（2）冰糖白芷汤　白芷根 30g，研末，加冰糖适量，开水冲服。

2. 外治法

（1）壮医灸法

穴位：气海、关元、期门、神阙。

方法：点燃黄豆粒大小的艾绒灸穴位，每天 1 次，每次 20 ～ 30 分钟。

（2）壮药外敷法

方法一

材料：望江南、石仙桃、卷柏、米酒、蜜糖各适量。

方法：制成药栓及药饼，药栓塞入肛门，药饼外敷肚脐。

方法二

材料：狗屁藤叶、红药、枫树叶、茶辣叶、土牛膝叶各适量。

方法：上药捣烂，加米醋适量，炒热外敷患部，并于大椎穴、腰阳关穴拔罐，每天 1 次。

四、"龙路"病

（一）楞喔勒

【概念】楞喔勒是脉漏病之一，是指血液不循常道，溢于"龙路"之外，血从鼻而出。临床主要表现为血液与鼻涕相间而出，或流出纯血，各年龄段均可发病，小孩发病率较高。本病相当于中医学的鼻衄，临床凡由高血压、严重肝病、血液病、风湿病、发热性疾病、药物中毒等引起的鼻腔出血，均可参考本病诊治。

【治疗原则】调养"龙路"，祛毒止血。

【治疗方法】

1. 内治法

（1）三草汤　仙鹤草 20g，旱莲草 20g，龙胆草 10g。每日 1 剂，水煎，分 3 次服。

（2）莲草五倍汤　五倍子 20g，旱莲草 15g。水煎，分 2 次服，每天 1 剂。

2. 外治法

（1）针挑疗法

部位：双侧少商、百会、丰隆、四花。

方法：用三棱针轻挑各点至微出血，然后用艾条隔姜灸百会穴 10 分钟。每天针挑和艾灸 1 次，2 ～ 3 次即可。

（2）壮医药线点灸疗法

取穴：风池、膻中、风门、肺俞、内关、劳宫、合谷。

方法：每天点灸 1 ～ 2 次，每个穴位灸 1 ～ 2 壮，连续治疗 6 天。

（二）唉勒

【概念】唉勒是脉漏病之一，是指血液不循常道，溢于"龙路"之外，血从"咪钵"（肺）内或"气道"溢出，经"气道"及口咳出的病证。本病相当于中医学的咳血，临床凡由支气管炎、肺炎、肺结核、肺癌、血液病、肝病、心脏病等引起的痰中带血，或痰血相兼，或纯血鲜红、间夹泡沫等症，均可参考本病诊治。

【治疗原则】祛邪解毒，杀痨虫，通"气道"，补虚止血。

【治疗方法】

1. 内治法

（1）抗痨补虚汤　不出林 20g，石油菜 30g，黄花倒水莲 20g，土党参 15g，岩泽兰 10g，岩黄连 5g，百部 10g，天冬 10g，十大功劳 20g，扶芳藤 20g，枇杷叶、土甘草各 10g。水煎，分 3 次冲蜂蜜 15g 服，每天 1 剂。

（2）红花应青汤　红毛毡 10g，青丝线 10 ～ 15g，救必应 10g，地桃花 10 ～ 20g，淡竹叶根 15 ～ 20g，九节风根 10 ～ 20g。炒至微黄，加水煎服，每天 1 剂。

2. 外治法

（1）壮医药线点灸疗法

取穴：合谷、郄门、太溪、太冲、尺泽、梁丘、风池。

方法：每天施灸 1 次，每个穴位灸 1 ～ 2 壮，7 ～ 10 天为 1 个疗程。

NOTE

（2）壮医灸法

取穴：神阙、气海、关元、双足三里、双涌泉。

方法：用艾条灸每个穴位 5 ～ 8 分钟，每天 1 次，10 天为 1 个疗程。

（三）幽勒

【概念】幽勒是指湿邪热毒等入侵“龙路”，导致血液不循常道，溢于脉外，血从小便而出，致小便中混有血液甚至血块的病证。本病相当于中医学的尿血、血淋，临床凡由泌尿系结石、感染、肿瘤、结核、损伤或某些全身性疾病及其他原因引起的程度不同的尿血症，均可参考本病诊治。

【治疗原则】祛邪毒，固“龙路”，养血止血。

【治疗方法】

1. 内治法

（1）桃树叶汤　桃树叶 60g，切碎，开水泡服，每天 1 剂。

（2）幽勒康汤　蒲黄 10g，鲜扁柏叶 20g，鲜藕节 30g，血余炭 10g，鲜韭菜头（连根）20g，鲜车前草 20g。共捣烂取汁，加六一散 3g，调酒服，每天 1 剂。

2. 外治法

（1）针挑疗法

部位：脐周四穴、三焦穴。

方法：用三棱针或大头针轻挑各点至微出血，然后用艾条隔姜灸神阙穴 10 分钟。2 ～ 3 天挑 1 次，每天灸神阙穴 1 次，中病即止。

（2）壮医药线点灸疗法

取穴：手三里、曲池、梁丘、承山、血海、中极。

方法：每天施灸 1 次，每个穴位灸 1 ～ 2 壮，7 ～ 10 天为 1 个疗程。

（四）屙意勒

【概念】屙意勒是指热毒、湿毒等邪毒入侵人体，导致“勒”（血）不循常道，溢于“龙路”之外，从肛门排出体外。无论是大便前后，或单纯下血，或与粪便混杂而下，都称为“屙意勒”。屙意勒相当于中医学便血，临床凡由上消化道出血、下消化道出血、痔疮等引起的大便前后，或单纯下血，或与粪便混杂而出血，均可参考本病诊治。

【治疗原则】解毒和中，养血止血。

【治疗方法】

1. 内治法

（1）椿红花蕊汤　椿树根皮 10g，红花 6g，灯心草 10g，以酒煎服，每晚睡前服头煎，翌日早晨服二煎，忌生冷寒凉之品。

（2）田基二草汤　仙鹤草 15g，车前草 12g，田基黄 12g，水煎服，每天 1 剂。

2. 外治法

（1）针挑疗法

部位：关元、天枢、气海、足三里、长强。

方法：用三棱针或大头针轻挑、浅挑，挑取少量纤维即可。2 ～ 3 天挑 1 次，一般挑 4 ～ 5 次即可。

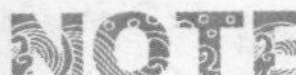

（2）壮医药线点灸疗法

取穴：中脘、下脘、足三里、梁丘、孔最、承山、次髎、中髎、长强。

方法：每天施灸1次，每个穴位灸1～2壮，7天为1个疗程。

（五）血压嗓

【概念】血压嗓是由于情志失调、饮食不节、劳逸过度、禀赋不足与体质偏盛偏衰等，导致人体脏腑阴阳平衡失调，气滞血瘀，升降失常，风火内生，痰瘀交阻而发病，表现为头晕、头痛、血压升高，晚期可导致心、脑、肾器官病变的病患。血压嗓相当于中医学头晕、头痛，临床上高血压病可参考本病诊治。

【治疗原则】清热毒，化瘀毒，调“龙路”。

【治疗方法】

1. 内治法

（1）萝芙木鸡冠花汤　萝芙木根30g，野鸡冠花20g。水煎服，每天1剂。

（2）三草仲藤木汤　土杜仲9g，萝芙木6g，夏枯草、豨莶草各3g，钩藤、决明子各15g。水煎服，每天1剂。

2. 外治法

（1）壮医敷贴疗法

材料：白花蛇3条，蜈蚣9条，土鳖虫、黄连、白芥子、延胡索各6g，地龙、蝉蜕各9g，葛根15g，细辛、三七各3g，甘遂5g。

方法：诸药研细末，姜酊适量搅匀成膏。每次用适量敷贴于足三里、涌泉等穴位，每天换药1次，30天为1个疗程。

（2）壮医足浴疗法

材料：桑叶、决明子、菊花各60g。

方法：将上药加入适量水中煮沸，待水温为60℃左右时即可泡脚，每天1次，每次15分钟，5次为1个疗程。

（3）壮医药膳疗法

①鲜荷叶适量，切碎，加适量水煎，待凉后代茶饮。

②山芦苇草适量，煎水当茶饮。

五、“火路”病

（一）发得

【概念】发得又名发烧、发热，是以体温升高为主症的一种病证。本病相当于中医学的外感发热与内伤发热，临床上由于感染、血液病、肿瘤、变态反应性疾病等引起的发热，均可参考本病进行诊治。

【治疗原则】调理气机，疏通道路，解毒退热。

【治疗方法】

1. 内治法

（1）马鞭红汤　马鞭草、一点红各15～30g，水煎服，每天1剂。

（2）桑草银叶汤　桑根30g，鱼腥草30g，银花藤30g，枇杷叶9g，甘草6g。水煎服，每

NOTE

天1剂。

2. 外治法

（1）针挑疗法

方法一

部位：耳尖挑点。

方法：轻挑、浅挑，出血。

方法二

部位：耳后呈紫色的静脉。

方法：轻挑、浅挑，刺破静脉，挤出紫色血。

（2）壮医药线点灸疗法

取穴：背八穴、太阳、曲池、手三里、风池、合谷。

方法：第一天施灸2次，间隔时间为15分钟，一般3～5次即可。

（二）年闹诺

【概念】年闹诺（夜不睡）是指经常不能获得正常睡眠的一种疾病。临床病情轻重不一，轻者主要表现为入睡困难，或睡中易醒，或醒后不能再睡；重者彻夜难眠，常伴有神疲乏力、头晕头痛、健忘或心神不宁等症。本病相当于中医学的不寐、不得眠、不得卧、目不瞑，临床上各类原因引起的失眠，可以参考本病诊治。

【治疗原则】平衡阴阳，调理气机。

【治疗方法】

1. 内治法

（1）功劳心草散　十大功劳30g，灯心草3g，竹叶心30g。水煎服，每天1剂。

（2）酢浆草汤　酢浆草30g，水煎取汁，睡前服，每天1剂。

2. 外治法

（1）针挑疗法

部位：太阳、阳白、中冲。

方法：轻挑、点挑，使微出血。每5天1次，中病即止。

（2）经筋疗法　在眶隔筋区、颞筋区、枕筋区及颈筋区等部位用推、揉、按法诊疗，每日1次，5次为1疗程。

（三）麻邦

【概念】麻邦（偏瘫）是指由于身体内某些脏腑功能失调导致阴阳失衡，临床主要表现为突然昏仆、偏瘫、神志不清、口眼歪斜、语言不利，或不经昏仆而痿软不遂的一种病证。麻邦相当于中医学的中风、卒中、偏瘫或半身不遂，临床上脑血管意外所形成的疾病可参考本病诊治。

【治疗原则】疏通道路，调理气机，调整“巧坞”（大脑）。

【治疗方法】

1. 内治法

（1）吹风止瘫散　吹风散10g，牛耳风10g，钻地风15g，九节风15g，刘寄奴15g。水煎服，每天1剂，15天为1个疗程。

NOTE

（2）*虎皮姜汁酒方*　通城虎20g，老陈皮15g，加姜汁、米双酒各适量灌服，每天1剂。

2. 外治法

（1）*针灸*　针刺或灸人中、百会、合谷、足三里、后溪、外关、涌泉、昆仑，可针刺少商放血少许，每天1次。

（2）*放血*　在大椎穴用三棱针刺后加拔罐出血少许，每天1次，15天为1个疗程。

（四）呐阿尹

【概念】呐阿尹是由于“龙路”或“火路”阻滞不通而引起胸部疼痛的一类疾病，临床主要表现为胸部疼痛，可向肩部、颈部放射。呐阿尹相当于中医学的胸痛，临床上由于胸膜炎及肺、气管、支气管感染等引起的胸痛，可参考本病诊治。

【治疗原则】通调“龙路”“火路”，止疼痛。

【治疗方法】

1. 内治法

（1）*五指牛奶汤*　五指毛桃30g，瓜蒌壳10g，百部10g。水煎服，每天1剂。

（2）*石狗虾菇汤*　石仙桃15g，七叶一枝花10g，上树虾10g，叶连菇12g，狗脚迹10g。水煎服，每天1剂。

2. 外治法

（1）*针挑疗法*

部位：阿是穴、丰隆、肺俞、期门等。

方法：用三棱针或大头针轻挑、浅挑，微出血即可。2～3天挑1次，3次为1个疗程。

（2）*壮医药线点灸疗法*

取穴：阿是穴、天池、天溪、期门、肩前、屋翳。

方法：每天施灸1次，每个穴位灸1～2壮，中病即止。

（五）痹病

【概念】痹病是指邪毒入侵机体“火路”，致使“火路”网络阻滞不畅的病证，临床主要表现为筋骨、肌肉、关节的疼痛、酸楚、麻木、重着、屈伸不利，甚则关节变形、行走困难，又称风湿骨痛、风手风脚。本病相当于中医学的痹病，根据临床特征，西医学的风湿性关节炎、类风湿关节炎、痛风等可参照本病诊治。

【治疗原则】祛风散寒，解毒通络，运行气血。

【治疗方法】

1. 内治法

（1）*臭豨莶汤*　豨莶草、臭梧桐各15g，水煎服，每天1剂。

（2）*石藤伸筋汤*　络石藤、秦艽、伸筋草、路路通各12g，水煎服，每天1剂。

2. 外治法

（1）*针挑疗法*

部位：患侧反应穴。

方法：慢挑、深挑、点挑，挑净纤维，使微出血。如属痼疾，则须配合拔罐疗法，于挑口加拔罐吸出黑色瘀血，2～3天针挑和拔罐1次，至痊愈为止。如果病情较轻，可用轻挑、浅挑、疾挑、跃挑，不必挑出纤维。

NOTE

（2）壮医药线点灸疗法

取穴

手关节：阳溪、阳池、阳谷、手三里。

足关节：昆仑、太溪、中封、丘墟。

肩关节：肩前、肩俞、曲池。

膝关节：膝眼、犊鼻、足三里、梁丘。

踝关节：申脉、照海、昆仑、丘墟。

趾端：患处梅花穴。

腰骶部：关元俞、膀胱俞、白环俞、上髎、下髎、环跳。

方法：每天施灸1次，20天为1个疗程。

第二节 壮医外科

壮族多居于我国南疆，气候炎热潮湿，环境恶劣，各种外伤极为多见，使得壮医对外科疾病的防治积累了丰富经验。壮医认为外科疾病与毒的关系最为密切，对外科疾病注重从毒论治，强调防毒发病，善于解毒治病。治法上内治外治并用，尤重外洗、敷涂、针刺、放血、药线灸等外治解毒方法的运用。本节以毒为纲将壮医外科疾病分为热毒病、血毒病、毒结病、风湿毒病、虫蛇兽毒病进行介绍，既反映壮医对外科疾病防治的经验和特色，同时也结合中医学和西医学的相关内容，体现了壮医分科研究的成果。

一、热毒病

热毒病（壮名：Bin 克 hdoe 克 ndat）指由于各种原因导致热毒内生，侵犯肌肤，成肿、成脓、成疮，发于外的一系列疾病，为最常见的壮医外科疾病。热毒病包括无名肿毒、疖、黄水疮、瓜藤痈、疽、疔、痤疮、鸡屎疮、对口疮、裤口毒等。其发病多因情志不舒，气郁化火；或过食辛辣煎炒，使热毒内生；或外感热毒之邪，侵犯肌肤，郁结于皮肉之间或龙路、火路之中，使气血凝滞不通所致。

（一）呗

【概念】呗是指发于肌肤间的急性化脓性疾病，相当于西医学的急性蜂窝织炎。

【治疗原则】清热解毒泻火，疏通道路。

【治疗方法】

1. 内治法

（1）金银花、板蓝根各12g，紫花地丁、苏叶、木黄连、苍耳根、茅根、大青叶、藤黄连、刺苋菜各10g。水煎服，每日1剂。

（2）生地黄12g，铁树叶、鹅舌草、细叶榕、青藤叶、大罗伞、小罗伞各10g。水酒各半煎服，每日1剂。

2. 外治法

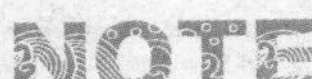

（1）蒜泥、蛤蟆皮外敷患处加艾灸。

（2）了哥王、红龙船花、假南瓜叶各适量，捣烂，酒炒热后敷患处。

（二）狠尹

【概念】狠尹是指肌肤浅表、范围较小的急性化脓性疾病。本病中医学称“疖”“疖子”，相当于西医学的疖、疖病、皮肤脓肿、头部皮肤穿凿性脓肿等病。

【治疗原则】泻火解毒，消肿散疖，辅以补虚。

【治疗方法】

1. 内治法

（1）金银花、野菊花各30g，鲜车前草、鲜马齿苋各50g，水煎服，每日1剂。

（2）木黄连、一点红各50g，水煎服，每日1剂。

2. 外治法

（1）木芙蓉花或九里明适量，捣烂外敷患处。

（2）生桐油、生石膏粉调成糊状，外敷患处。

（三）呗脓

【概念】呗脓是气血为毒邪壅塞而不通的意思，多指发生于皮肉之间的急性化脓性疾病。本病相当于西医学的皮肤、皮下浅表脓肿、急性化脓性淋巴结炎等。颈部是多发部位之一，发生于颈部称“颈痈”。

【治疗原则】清热解毒，排脓消肿，疏通二路。

【治疗方法】

1. 内治法

（1）金银花藤、板蓝根、一点红、野菊花、蒲公英、木黄连各15g，水煎服，每日1剂。

（2）牛蒡解肌汤加减，适用于风热痰毒致颈痈者。

2. 外治法

（1）犁头草、木芙蓉、木鳖子叶等适量，捣烂外敷患处或水煎外洗患处。

（2）墙上陈石灰和陈年酸笋水（年代越久越好）适量，加鲜犁头草、落地生根各50g，捣烂外敷患处。

（四）叻仇

【概念】叻仇是以颜面等处出现粟粒样丘疹，可融合成片，红肿或有脓头，可挤出白色或黄白色碎米样粉汁为主要表现的一种病证。本病中医学称为“粉刺”，相当于西医学的“痤疮”。

【治疗原则】泻热解毒，祛瘀通路。

【治疗方法】

1. 内治法

（1）当归、生地黄、川芎、赤芍、黄芩（酒炒）、赤茯苓、陈皮、红花、生甘草各10g，每日1剂，水煎服。

（2）土茯苓40g，生薏苡仁30g，白花蛇舌草30g，大黄15g，黄连12g，生地黄30g，升麻10g，粉丹皮10g，赤芍15g，蒲公英50g。每日1剂，水煎服。

2. 外治法

（1）壮医药线点灸疗法

取穴：长子、手三里等穴，配取肺、相应部位、神门、肾上腺、皮质下等耳穴。

NOTE

方法：每天点灸 1 次，10 次为 1 疗程。

（2）针刺疗法

取穴：脐内环（心、肺、脾、肾、肝）、印堂、内关、神门、曲池、合谷、血海、三阴交穴、复溜等穴。

方法：针脐内环穴向外斜刺，不行手法，三阴交穴、复溜用补，余穴均泻，均用泻法。每日 1 次，10 次为 1 个疗程。

（五）鸡屎疮

【概念】鸡屎疮指好发于儿童头额、发际及耳周的小疖肿。

【治疗原则】清热解毒，排脓消肿。

【治疗方法】

1. 药线点灸葵花穴（点患处如葵花状）、结顶穴，每日 1 次。

2. 大桉树叶、满天星、苦楝树叶、明矾适量，煎水外洗，再用枯矾粉撒于患处，外涂七叶一枝花膏。

（六）对口疮

【概念】对口疮指生于脑后枕部之下、大椎之上的疮，因和嘴相对而得名。中医学称其为“肩背痈”“搭背”或“背花”。

【治疗原则】清热解毒，排脓消肿。

【治疗方法】

1. 内治法　鱼腥草 20g，老君须、龙胆草各 15g，水杨柳、麦冬各 12g。水煎服，每日 1 剂。

2. 外治法

（1）蛤蟆酊外涂患处。

（2）先将蚯蚓捣烂，凉水调敷患处，再用象贝母研末敷患处。

（3）野菊花、雄黄、冰片各适量，捣烂敷患处。

二、血毒病

血毒病指由于热毒之邪侵犯龙路引起的以局部红肿热痛为主要症状的疾病，包括破伤风、红丝疔、蛇肚疔、烂疔等。

（一）破伤风

【概念】本病是指热毒之邪侵犯龙路引起的以面部肌肉痉挛、呈苦笑面容、牙关紧闭抽筋、发热、疼痛为主症的一种疾病。中医学及西医学均称为“破伤风”。

【治疗原则】疏通龙路，排毒解痉。

【治疗方法】

1. 内治法

（1）乌梅、蝉蜕各 10g，地桃花、钩藤、水菖蒲各 12g。水煎服，每日 1 剂。

（2）吹风蛇蛇胆 1 个，1 日分两次服完。

2. 外治法

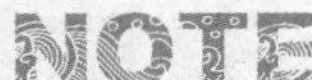

（1）针刺或药线点灸承山、阳池、阳陵泉、外关、天井穴，每日 1 次。松筋草适量，煎水

洗全身。

（2）望江南、算盘花、大叶紫珠、土牛膝、苍耳草各 30g，水煎外洗全身，每日 2 ～ 3 次。

（二）红丝疔

【概念】红丝疔是多发于四肢（常有皮肤破损或湿气糜烂），呈红色或红绿的细丝样的疔，并有淋巴结肿大、疼痛为特征的一类疾病。中医学称为“红绿疔”，相当于西医学的淋巴管炎。

【治疗原则】通畅龙路，消痈散结。

【治疗方法】

1. 内治法

（1）土茯苓、赤芍、生地黄、花粉、穿山甲（代用品）、连翘、牛蒡子各 10g，金银花、九里明各 12g，甘草 6g。水煎服，每日 1 剂。

（2）甘菊叶或根适量，捣烂取汁 1 盅服，每日 2 ～ 3 次。

2. 外治法

（1）桉树叶、火炭母、九里明各适量，煎水泡洗原发疮疖，并敷以木芙蓉膏，或敷大蒜泥加艾灸局部患处。

（2）七叶一枝花酒，磨涂搽疔头。

（三）蛇肚疔

【概念】蛇肚疔是指生于指中节前肿如鱼肚的疔。中医学称为“蛇腹疔”“泥鳅痈”，相当于西医学的化脓性腱鞘炎。

【治疗原则】排解血毒，通畅龙路。

【治疗方法】

1. 内治法 蚤休、紫花地丁、蒲公英各 30g，野菊花、金银花、连翘各 20g，赤芍 13g。水煎服，每日 1 剂。

2. 外治法

（1）蜈蚣 1 条，焙干研末，与松香末 18g 混合倒入盛开水的缸子中，粉末在热水中自然溶成胶状，黏结成团，从水中取出黏团，趁热用手捏成指套形状套在患指上，每日换 1 次。

（2）九里明、木芙蓉、仙人掌各适量，煎水外洗患处，每日 2 ～ 3 次。

（四）烂疔

【概念】烂疔是热毒之邪侵犯龙路引起的以局部肿胀、灼热疼痛、成疮为主症的一种疾病，又名“水疔”“脱鞋疔”。

【治疗原则】排解血毒，通畅龙路。

【治疗方法】

1. 内治法 黄芪 30g，白及 20g，薏苡仁 50g，白花蛇舌草 30g，金银花 25g，牡丹皮、赤芍各 15g，甘草 10g。水煎服，每日 1 ～ 4 剂。

2. 外治法

（1）鲜马齿苋适量，洗净捣烂，外敷患处。

（2）鲜鸭跖草叶 20 片，食醋 500mL，浸泡 1 小时后取出叶片，外敷患处，干后更换，每日 4 ～ 6 次。

三、毒结病

毒结病指毒邪入侵，积结于龙路、火路网络所致的疾病。常见的有呗奴、膝结毒、骨臁、脂肪瘤、腱鞘囊肿等。

（一）呗奴

【概念】呗奴是指多发生在颈部的累累如串珠的慢性炎症性疾病。本病中医学称为“老鼠疮”“瘰疬”，又名“九子阳”“九子疡”；龙路、火路常受累，归于壮医毒结病；相当于西医学的颈部淋巴结结核。

【治疗原则】解毒排毒，疏通两路，运行气血。

【治疗方法】

1. 内治法

（1）初期用夏枯草 20g，党参、木黄连、玄参各 15g，水煎服，每日 1 剂。

（2）柴胡、夏枯草、猫爪草各 15g，牛黄、麝香各 1.5g，水煎取汁，冲猫头骨粉少许（约 5g）内服，每日 3 次。

2. 外治法

（1）初期用木鳖子、半夏磨醋外搽，每日 3 ～ 4 次。

（2）蛤蟆皮外贴或蛤蟆酊外涂患处，加艾灸。

（二）膝结毒

【概念】膝结毒是以膝关节肿痛、微红、压痛、屈伸不利等为主症的一种骨关节疾病。本病属壮医毒结病，中医学称为“鹤膝风”，相当于西医学“膝关节结核”等病。

【治疗原则】解毒排毒，疏通两路，行气止痛。

【治疗方法】

1. 内治法

（1）走马胎、杜仲、四方松筋藤各 50g，水煎服，每日 1 剂。

（2）大罗伞、大风艾各 15g，萆茇、威灵仙、防风、五加皮各 10g，水煎服，每日 1 剂。

2. 外治法

（1）隔姜艾灸膝眼、地机、曲泉穴，每日 1 次。

（2）细榕树叶、红龙船花、倒刺草根、鹅不食草各 100g，共捣烂，加米醋炒热，外敷患处。

（三）骨臁

【概念】骨臁是一种以膝关节、胸椎等关节部位隐痛、休息时减轻、关节肿大畸形明显等为主症的疾病。本病属壮医毒结病，中医学称为“骨痨”，相当于西医学“骨关节结核”。

【治疗原则】解毒排毒，疏通两路，行气活血。

【治疗方法】

1. 内治法

（1）鹿角、蜈蚣、穿山甲（代用品）、全蝎、地龙、地鳖虫各 10g，甘草 6g。共研末，每次服 10g，每日 3 次，开水送服。

（2）熟地炭、炙龟甲、淮山药、地骨皮各 12g，知母、当归、牡丹皮各 6g，牛膝、白芍各

NOTE

9g，黄柏 4g。水煎服，每日 1 剂，半年为 1 个疗程。

2. 外治法

（1）局部用蛤蟆皮外敷加艾灸。

（2）大罗伞、小罗伞、水泽兰各适量，水煎外洗患处。

（四）脂肪瘤

【概念】脂肪瘤是发生在肩、背和臀部的皮下脂肪性球状囊肿。

【治疗原则】调气祛痰，化瘀散结。

【治疗方法】

1. 内治法　适用于瘤体较大、妨碍身体其他功能及有自觉症状者。

党参、姜半夏、云苓、姜竹茹各 12g，陈皮、炒白术、炒白芥子、皂角刺、制香附各 10g，丝瓜络、山慈菇、胆南星、炒二丑各 6g，水煎，日服 1 剂，分 3 次服。如肿块难消加黄芪、白药子、土贝母、陈皮；皮疹在肩背加羌活，在躯干加郁金、柴胡，在腰骶加炒杜仲、川牛膝。

2. 外治法

（1）鸡鸡哒哒（刺菜根）100g，冰片 50g。鲜品洗净，与冰片共捣烂，用纱布裹敷患处，每日 1 次。7 ～ 10 天为 1 个疗程，一般 2 ～ 4 个疗程肿块消散。

（2）山慈菇以醋磨浓汁，外涂患处，每天 3 ～ 5 次，直至肿物消失。

（五）腱鞘囊肿

【概念】腱鞘囊肿是腱鞘内的圆形囊肿，有结缔组织包膜包裹，囊肿内含胶状黏液。

【治疗原则】消肿散结。

【治疗方法】

1. 鸡鸡哒哒（刺菜根）100g，冰片 50g。鲜品洗净，与冰片共捣烂。用纱布裹敷患处，每日 1 次。7 ～ 10 天为 1 个疗程，一般 2 ～ 4 个疗程肿块消散。

2. 壮医针刺，取患处梅花形穴、内关、血海等穴针刺。重在梅花形穴局部针刺，或用火针在每处梅花形穴上浅刺 2 ～ 3 针，余穴用泻法。每日 1 次，10 次为 1 个疗程。

四、风湿毒病

风湿毒病是由于风毒、湿毒等侵犯而引起的外科病证。患者多有痒、痛、烧灼、麻木、蚁走感等感觉异常，发病与风、湿、热、虫、毒有关，大多可归于风毒病、湿毒病，如风疹、猪头肥、起风等风毒病及湿疹、足癣等湿毒病。起病多因外感、饮食、情志等致风毒、湿毒侵入肌肤，游走不定，结于局部，阻滞龙路、火路，多以祛风利湿、解毒通路为治法。

（一）麦蛮

【概念】麦蛮是皮肤出现红色、淡红色斑块，形状不规则，边界清楚，稍高出皮肤，瘙痒难忍，此起彼伏，突然发生，迅速消退，不留任何痕迹的一种病变。本病相当于中医学的风疹、瘾疹，西医学荨麻疹。

【治疗原则】祛毒通路，疏风止痒

【治疗方法】

1. 内治法　防风、白术、牡丹皮各 10g，浮萍、生地黄各 20g，麦冬 15g，甘草 6g。水煎服，日 1 剂。

NOTE

2. 外治法

（1）壮医药线点灸疗法，选局部梅花穴、四缝、血海、曲池、手三里等，慢性者加关元、足三里等体穴；酌加肺、肾上腺、皮质下、神门等耳穴。每天点灸 1 次。

（2）韭菜适量，浸于开水中片刻取出，趁热沾米醋稍用力擦患处，每日 1 次。

（二）猪头肥

【概念】猪头肥是一种青少年常见的以腮部肿胀疼痛、咀嚼困难为主症的病证。本病中医学称为“痄腮”，西医学称为“流行性腮腺炎”。

【治疗原则】祛风排毒，疏通两路。

【治疗方法】

1. 内治法

（1）金银花 25g，木黄连 15g，葫芦茶 12g，板蓝根 20g，水煎服，每日 1 次。

（2）夏枯草、金银花藤各 30g，水煎服，每日 1 剂。

2. 外治法

（1）壮医药线点灸疗法，取局部梅花穴、手三里或腮部刺激点（位于耳部肾穴与小肠穴的中点）点灸，每日 1 次。

（2）木鳖子醋磨外涂患处，或七叶一枝花酊外涂患处，或青黛粉醋调外涂患处。

（三）能风

【概念】能风是一种皮肤瘙痒剧烈，搔抓后引起抓痕、血痂、皮肤肥厚、苔藓样变等皮损的常见皮肤病。中医学与西医学均称本病为“皮肤瘙痒症”。西医学认为本病多与气候寒冷干燥或炎热、老年皮肤干燥萎缩、慢性肝肾疾病、糖尿病、血液病、恶性肿瘤、内分泌改变、神经官能症等有关。

【治疗原则】疏风清热凉血，养血安神止痒。

【治疗方法】

1. 内治法 生地黄 15g，蒲公英 30g，赤芍 10g，茜根 15g，紫草 10g，当归 10g，蝉蜕 8g，牛蒡子 15g，连翘 15g，薏苡仁 20g，荆芥 10g，防风 10g。每日 1 剂，水煎服。

2. 外治法

（1）壮医针刺

取穴：脐内环（心、肺、肝、脾）、风池、风门、曲池、合谷、神门、血海、足三里、三阴交等穴。

方法：脐内环向外斜刺，进针后无不适即可，无须行手法。每日 1 次，10 次为 1 个疗程。

（2）壮医药线点灸疗法

取穴：长子、手三里、足三里、梁丘、血海、神门等体穴，可配肺、相应部位、肾上腺、神门、皮质下等耳穴。

方法：每天点灸 1 次，10 次为 1 个疗程。

（四）能嫩能

【概念】能嫩能啥是一种皮损多种、形态各异、自觉瘙痒、糜烂流滋、结痂、反复发作、易演变成慢性的皮肤疾患。本病中医学总称“湿疮”，西医学称为“湿疹”。

NOTE

【治疗原则】解毒祛瘀，调气补虚。

【治疗方法】

1. 内治法

（1）黄柏、苍术、川牛膝、薏苡仁、苦参各 15g，日 1 剂，水煎服。

（2）薏苡仁、粳米各 30g，共煮成粥，再放入少量冰糖，作为点心食用。

2. 外治法

（1）急性者，滋水多时可用千里光、土茯苓、葫芦茶、三叉苦等煎汤，待冷后湿敷；滋水减少时，再用青黛散以麻油调搽。

（2）亚急性者，外用苦参、十大功劳、地榆、水杨梅、百部等煎汤温洗或冷敷。

（五）奔呗啷

【概念】奔呗啷是一种在皮肤上出现成簇水疱、痛如火燎的同时，损及神经和皮肤的病毒性皮肤病。本病中医学称为蛇串疮、缠腰火丹、火带疮等，相当于西医学的带状疱疹。

【治疗原则】清热除湿，解毒通路。

【治疗方法】

1. 内治法

（1）用龙胆泻肝汤加紫草、板蓝根煎汤内服。发于颜面者，加牛蒡子、野菊花；发于腹部、下肢者，加苍术、黄柏。若皮疹消退后皮肤仍刺痛者，宜疏肝理气、活血止痛，用逍遥散加丹参、真珠母、牡蛎、磁石、延胡索。

（2）千里光、葫芦茶、白花蛇舌草等煎汤内服，亦可用板蓝根或大青叶煎汤代茶，适用于症状轻微者。

2. 外治法

（1）初用六神丸或季德胜蛇药片水溶后外敷；或外搽双柏散、颠倒散洗剂，每日 3 次；亦可用草纸卷条蘸油点燃后吹灭，烟熏患处；或玉簪花叶捣烂外敷。

（2）水疱破后，用青黛膏；有坏死者加九一丹外敷。

（六）疣

【概念】疣是发生在皮肤浅表的赘生物。

【治疗原则】疏风清热，解毒散结，疏通道路。

【治疗方法】

1. 内治法　适用于寻常疣、扁平疣、传染性软疣、掌跖疣等皮损广泛者。

（1）常用大青叶、蒲公英、野菊花、土茯苓、马齿苋、丹参、赤芍、莪术等药物。每日 1 剂，水煎服，2 周为 1 个疗程，可清热解毒、活血化瘀。

（2）马齿苋、大青叶、败酱草各 30g，紫草 9g。每日 1 剂，水煎服，2 周为 1 个疗程。

2. 外治法　常选药物外洗、外敷及烧灼、冷冻等方法。外敷常选用有腐蚀作用的药物，适用于各种疣。

（1）板蓝根 30g 或苦参 30g，煎汤洗涤，每日 2 ～ 3 次。

（2）艾灸法，数目少者，以艾炷着疣上直接灸，每日 1 次，至脱落为止。

（七）巧般

【概念】巧般是以头发突然出现大小不等的圆形或不规则形脱落、脱发区皮肤光滑而亮为主症的一种疾病。本病中医学称为“油风”，西医学称为“斑秃”。

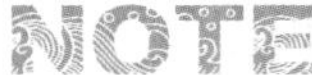

【治疗原则】调气通路为主，补虚祛毒化瘀为辅。

【治疗方法】

1. 壮医针刺

取穴：发旋、大椎、葵花、神门、复溜、足三里、三阴交、下脐行、脐内环穴（心、肺、脾、肾）、肾俞等穴，随症加减。

方法：虚者足三里、复溜、三阴交诸穴宜补，神门、葵花等穴实者宜泻，针脐内环穴（心、肺、脾、肾），以15°角向外斜刺，不用手法。

2. 壮医药线点灸疗法

取穴：发旋、百会、风池、风府、葵花、神门、复溜、足三里、三阴交、血海等穴，

配穴：肺、头颈部、脾、肾、神门、内分泌、皮质下等耳穴，

方法：每穴每日点灸1次，10次为1个疗程。

五、虫蛇兽毒病

虫蛇兽毒病是指被有毒之昆虫、蛇、野兽等咬伤后，局部出现红肿硬结、痛麻痒或全身中毒、昏迷等症状的一种外科病证。

有毒之昆虫、蛇、野兽等咬伤后，毒素侵入机体，阻滞龙路、火路，导致气血运行受阻，脏腑功能失调，而出现局部或全身性的中毒症状。

（一）蜂螯伤

【概念】蜂螯伤即因蜂螯人而出现中毒症状。壮民生活于亚热带地区，蜂螯伤人的现象多见。若蜜蜂、土蜂、黄蜂、大黄蜂、马蜂螯人，只有局部症状；若被大黄蜂螯后，病情较重。

【治疗原则】祛风解毒止痒，辨病论治。

【治疗方法】

1. 内治法

（1）金银花、蒲公英、车前草、生甘草等药适量，捣烂外敷患处。严重者加服南通蛇药片，每次10片，每日3次。

（2）输液扩容，选用抗组胺药物和肾上腺皮质激素等。

2. 外治法

（1）先用烟筒屎涂患处，稍待片刻再涂乌桕树汁。

（2）鲜鸡屎藤叶或鲜芝麻叶适量，捣烂外敷患处。

3. 内外兼治

（1）山慈菇全草适量，水煎服；另取适量捣烂，外敷患处。

（2）鲜天名精全草适量，捣烂取汁，每次服用20～30mL，每日3次；同时药渣敷患处或药汁外搽患处。

（二）毒蜘蛛咬伤

【概念】毒蜘蛛咬伤即因蜘蛛咬伤而出现中毒症状。

【治疗原则】祛风解毒止痒，辨病论治。

【治疗方法】

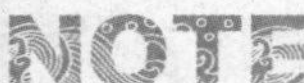

1. 内治法 口服南通蛇药片，每次10片，每日3次。重症者应密切观察，及时给予抗休

克及抗心律紊乱等治疗。

2. 外治法

（1）雷公根适量，捣烂，加公鸡唾液调匀敷患处，每日换药 1 次。

（2）田基黄、七叶一枝花各 9g，柑子木叶苗 6g，黄枝叶苗 15g，捣烂，由上而下搽伤口周围。

3. 内外兼治　苍耳草叶适量，捣烂取汁 1 杯内服，渣敷伤口。

（三）蜈蚣咬伤

【概念】蜈蚣咬伤即因蜈蚣咬伤而出现中毒症状。

【治疗原则】祛风解毒，辨病论治。

【治疗方法】

1. 内治法

（1）生鸡血、绿豆各适量，捣成浆，开水冲服。

（2）雷公根、冰糖各适量，捣烂，开水冲服。

2. 外治法

（1）鲜雷公根，或鲜半边旗叶，或鲜海金沙，或鲜七叶一枝花苗，或鲜凤尾草，或鲜乌桕叶，或鲜三叶鬼针草，或鲜王不留行，或鲜芒萁草适量，或田螺数个，捣烂外敷患处，每日换药 2 ～ 3 次。

（2）先用人尿浸伤口片刻，再用辣椒捣烂外敷。

3. 内外兼治　先将烟油调开水半杯内服，再将指甲花捣烂敷患处。

（四）毛虫蜇伤

【概念】毛虫蜇伤即因被毛虫蜇伤机体，出现局部红肿、发疹、麻辣感等表现的病证。

【治疗原则】排毒解毒，疏通两路。

【治疗方法】

1. 黄毛耳草、过路黄、夏枯草、鲤鱼胆、草鞋根各适量，共捣烂外敷患处，每日 1 次。

2. 龙船乌泡叶适量，捣烂搽患处，每日数次。

（五）额哈

【概念】额哈指因毒蛇咬伤，蛇毒进入人体，引起较大危害的一种外伤性疾病。西医学认识到蛇毒是一种复杂的蛋白质混合物，含有多种毒蛋白。其主要成分是神经毒、血循毒和酶，其成分的多少或有无随蛇种不同而异。神经毒主要是阻断神经肌肉的接头引起弛缓型麻痹。血循毒对心血管和血液系统产生多方面的毒性作用。酶使蛇毒的致病作用更为复杂。

【治疗原则】排毒解毒，疏通两路，调整脏腑功能。

【治疗方法】

1. 早期急救　被毒蛇咬伤后，应尽快就地抢救。方法包括早期结扎、扩创排毒、烧灼、针刺、火罐排毒、封闭疗法、局部用药等。

（1）早期结扎　用止血带或绳子、布条、树藤等，于肢体伤口的近心端超一关节缚扎，每隔 15 ～ 30 分钟稍放松 1 次，每次 1 ～ 2 分钟，待危险期过后 1 ～ 3 小时可解除结扎。

（2）冲洗伤口　可用清水、肥皂水、1 ∶ 5000 高锰酸钾溶液、0.9%氯化钠溶液，自上而下冲洗伤口。

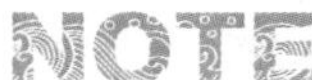

2. 内治法

（1）大叶蛇总管 60g，寮刁竹 3g，以米双酒浸泡 3 周后服用，每次酌量。石菖蒲 30 ～ 60g，捣烂冲酒服，每日 1 剂。

（2）川连、独脚莲、鬼画符、寮刁竹各 9g，雄黄 3g，水煎服，每日 1 剂。

3. 外治法

（1）乌桕叶、泽兰、王不留行、万丈龙、一块瓦、山豆根各等分，水煎外洗患处。

（2）臭虫、烟油各 3g，细辛、草乌各 15g，白芷 1.5g，共研末，以适量开水调开后搽伤口周围。

4. 内外兼治法

（1）黄花草叶、野花生各适量，共捣烂，洗米水浸出味，1 碗内服，1 碗用鸭毛蘸药涂患处。

（2）乌桕木皮、猪血木根各适量，共浸酒内服外搽（不搽伤口）。

第三节　壮医伤科

壮医伤科是在总结壮医对筋伤、跌打损伤、骨折、烧烫伤等治疗经验的基础上发展起来的临床学科。壮医认为，人体是由脏腑、骨肉、气血等共同组成的一个整体。当人体受外力作用直接损伤或内部脏腑气血虚弱同时受到外力作用损伤时，可导致局部皮肉筋骨受损，三道两路不畅，而发生伤科疾病。壮医对伤科疾病的治疗强调辨病为主，治疗方法主要包括药物、手法、固定、药线点灸、针挑、刮痧、竹筒拔罐、练功等，在临床中应根据病情针对性地应用，必要时采用综合疗法。本节主要介绍筋伤、脱位、跌打损伤、骨折和烧烫伤的治疗和调护。

一、筋伤

（一）颈部筋伤

人体颈部是活动范围及活动方向较大的部位，能做前屈、后伸、左右侧屈及旋转等活动，且活动较频繁，因此在日常生活及劳动过程中发生损伤的机会也较多。颈部的筋肉既是运动的动力，又有保持和稳定颈部的作用，遭受强大外力或持久外力超过筋肉本身的应力时，或慢性劳损时，便可发生颈部筋伤等疾患，严重时可造成骨折、脱位或颈髓损伤等。

1. 颈部扭挫伤

【概念】颈部扭挫伤在临床中是常见病。各种暴力引起的颈部损伤，除了筋伤外，还可能合并骨折、脱位，严重时伤及颈髓而危及生命。临床诊治时须仔细检查，以免误诊和漏诊。

【治疗原则】疏通龙路、火路，消肿散瘀止痛。

【治疗方法】一般以壮医理伤经筋手法治疗为主，配合针挑等。

（1）壮医理伤经筋手法　有活血散瘀、松解痉挛、通络止痛的作用。常用手法有点压、按摩、滚法、拿捏及端提摇转法等。患者取端坐位，术者站在患者背后，一手扶住患者前额，另一手以拇指或中指轮换点压痛点及风池、天柱等穴位，然后用拇指、示指在患侧由上而下做颈部按摩数遍，早期手法宜轻柔，对扭伤者可加用滚法和捏法，必要时可加用端提摇转手法。若筋伤后颈项偏歪者，宜加用枕颌带牵引或手法牵引。

NOTE

（2）针挑疗法

部位：风池、肩井、大椎、后溪、阿是穴。

方法：轻挑、点挑，使微出血；于挑口加拔罐吸出黑色瘀血。2～3天1次，中病即止。

2. 落枕

【概念】落枕又称失枕，多因睡眠姿势不当，起床后感到颈项疼痛、活动受限，尤以左右旋转受限为明显，似身已起而颈仍留于枕头上，故而得名，好发于青壮年。

【治疗原则】疏通龙路、火路，消肿散瘀止痛。

【治疗方法】

（1）针挑疗法

部位：风池、肩井、大椎、后溪、阿是穴。

方法：轻挑、点挑，使微出血；于挑口加拔罐吸出黑色瘀血。2～3天1次，中病即止。

（2）壮医药线点灸疗法

取穴：大椎、天柱、肩外俞、外劳宫、肩中俞、悬钟、后溪。

方法：每天施灸1次，连灸3天。

3. 颈椎病

【概念】颈椎病是指颈椎骨质增生、退变或颈椎间盘退化等，刺激或压迫颈部神经、血管或脊髓而产生的一系列临床症状和体征。本病是中老年人的常见病，壮医学没有颈椎病的提法，但可据相关症状来诊治。

【治疗原则】疏通龙路、火路，消肿散瘀止痛。

【治疗方法】

（1）针挑疗法

部位：风池、肩井、大椎、后溪、阿是穴。

方法：轻挑、点挑，使微出血；于挑口加拔罐吸出黑色瘀血。2～3天1次，中病即止。

（2）壮医药线点灸疗法

取穴：局部梅花穴、大椎、天柱、肩外俞、外劳宫、肩中俞、悬钟、后溪。

方法：每天施灸1次，10天为1个疗程。

（二）肩部筋伤

【概念】肩部筋伤是一种以肩部疼痛、肩关节活动障碍为主要症状的筋伤。根据病因、表现及好发年龄等方面的不同，又称为“漏肩风”“露肩风”“冻结肩”“五十肩”“肩凝风”及“肩凝症”等。

【治疗原则】疏通龙路、火路，松筋解结。

【治疗方法】以手法为主，配合药物、练功及理疗等。

理伤经筋手法：患者取端坐位，也可取侧卧位。医生先用揉法、滚法、拿捏法作用于肩前、后、外侧，以松解肌肉，然后行牵拉、抖动及旋转运动，最后行患肢外展、前屈及后伸运动，以松解粘连。手法治疗时会出现疼痛情况，手法力度以患者能耐受为度，逐渐加大力量，2～3天进行一次手法治疗，7次为1个疗程。

（三）肘部筋伤

【概念】肘部筋伤指肘关节周围组织疼痛的病证，包括肱骨外上髁炎，因网球运动员较常

NOTE

见，故又称网球肘。

【治疗原则】疏通龙路、火路，松筋解结。

【治疗方法】壮医经筋手法，用肘部弹拨法、分筋法、屈伸法、顶推法。使肘关节过伸，肱桡关节间隙加大，如有粘连时，可撕开桡侧腕伸肌之粘连。

（四）腰部筋伤

1. 急性腰扭挫伤

【概念】本病指腰部筋膜、肌肉、韧带、椎间小关节、腰骶关节的急性损伤，多因突然遭受间接暴力所致，俗称闪腰、岔气。若处理不当或治疗不及时，也可使症状长期延续，变成慢性腰痛。腰部扭挫伤是常见的筋伤疾病，多发于青壮年和体力劳动者。

【治疗原则】疏通龙路、火路，消肿散瘀止痛。

【治疗方法】

（1）壮医经筋手法　选用适当的手法治疗腰部扭伤，其疗效显著。

患者取俯卧位，术者用两手在脊柱两侧的骶棘肌自上而下进行按揉、拿捏手法，以松解肌肉的紧张、痉挛；接着按压揉摩阿是穴、腰阳关、命门、肾俞、大肠俞等穴，以镇静止痛；最后用左手压住腰部痛点，用右手托住患侧大腿，同时用力做反方向扳动，并加以摇晃拔伸数次。如腰两侧俱痛者，可将两腿同时向背侧扳动。在整个手法过程中，痛点应作为施术重点区。急性期症状严重者可每日推拿一次，轻者隔日一次。

对椎间小关节错缝或滑膜嵌顿者，用坐位脊柱旋转复位法。患者端坐于方凳上，两足分开与肩等宽，以右侧痛为例，助手面对患者，用两腿夹住患者左大腿，双手压住左大腿根部以维持固定患者的正坐姿势。术者坐或立于患者之后右侧，右手自患者右腋下伸向前，绕过颈后，手指挟在对侧肩颈部，左手拇指推按在偏右棘突的后下角。当右手臂使患者身体前屈60°～ 90°再向右旋转45°，并加以后仰时，左拇指用力推按棘突向左，此时可感到指下椎体轻微错动，可闻及复位的响声。最后使患者恢复正坐，术者用拇指、示指自上而下理顺棘上韧带及腰肌。

对患者不能取坐位时可用斜扳法。患者取侧卧位，患侧在上，髋、膝关节屈曲，健侧在下，髋、膝关节伸直，腰部尽量放松。术者立于患者前侧或背侧，一手置于肩部，另一手置于臀部，两手相对用力，使患者上身和臀部做反向旋转，即肩部旋后，臀部旋前，活动到最大程度时，用力做一稳定推扳动作，此时往往可听到清脆的弹响声，腰痛一般可随之缓解。

（2）壮医药线点灸疗法

取穴：根据受损部位的不同而采用不同的穴位，一般取局部梅花穴和受损部位周边的穴位。

方法：每天施灸1～2次，疗程视具体情况而定。

2. 腰部劳损

【概念】腰部劳损是指腰部肌肉、筋膜与韧带等软组织慢性损伤，是腰腿痛中最为常见的疾病之一。

【治疗原则】疏通龙路、火路，消肿散瘀止痛。

【治疗方法】常用壮医经筋手法治疗，方法与治疗腰部扭挫伤的揉按、拿捏、提腿扳动等手法大致相同。对于寒湿为主或老年腰痛，则宜在痛点周围做揉摩按压和弹拨拿捏，不宜做提

NOTE

腿扳动等较重的手法，以免引起不良反应。手法治疗隔日1次，10次为1个疗程。治疗期间不宜劳累，并避免受凉。

3. 腰椎间盘突出症

【概念】腰椎间盘突出症是指椎间盘纤维环破裂和髓核组织突出，刺激或压迫神经根而引起的一系列临床症状和体征；亦是临床最常见的腰腿痛原因之一。引起腰椎间盘突出的因素是椎间盘退变，但也与腰部过度负荷、长期震荡、脊柱畸形、急性损伤等因素有关。

【治疗原则】疏通龙路、火路，舒筋止痛。

【治疗方法】

（1）壮医药线点灸疗法

取穴：环跳、风市、申脉、足三里。

方法：每天施灸1～2次，10天为1个疗程。

（2）壮医经筋手法　根据病患部位及病情，以“以灶为腧”的综合疗法施治。用理筋手法，对腰、腹、臀、腿、踝、跖及足底等，施以全面的理筋。重点对经筋瘤结的病灶，施以多维性手法解锁。

（五）足跟筋伤

【概念】足跟筋伤主要是指跟骨底面疼痛、行走困难为主的病证，常伴有跟骨结节部的前缘骨质增生。

【治疗原则】疏通龙路、火路，消肿散瘀止痛。

【治疗方法】

1. 内治法

（1）大力王、杜仲、千斤拔、地枇杷各适量，加猪尾1条炖服，每日1剂。

（2）千斤拔、钩藤根、狗脊各30g，水蜈蚣、满山香、两面针、骨碎补、百花丹、竹节菜各15g，排钱草6g，浸酒2000mL，15日可服，每次20mL，每日3次。

2. 外治法　多用壮医经筋手法，在跖腱膜的跟骨结节附着处做按压、推揉手法，以温运气血，使气血疏通，以减轻疼痛。

二、脱位

【概念】凡构成关节的骨端关节面脱离正常位置，引起关节功能障碍者称为脱位。关节脱位多发生在活动范围较大、活动较频繁的关节。在大关节脱位中，以肩关节为最多，其次为肘关节、髋关节。

【治疗原则】疏通龙路、火路，整复关节。

【治疗方法】以手法整复为主，辅以内治法。

1. 肩关节脱位整复方法　对新鲜肩关节脱位，只要手法应用得当，一般都能成功。陈旧性脱位在1个月左右者，关节内外若无钙化影，亦可采用手法复位。若手法复位失败及习惯性肩关节脱位者，应考虑手术治疗。

（1）牵引推拿法　患者仰卧，用布带绕过胸部，一助手向健侧牵拉，另一助手用布带绕过腋下向上向外牵引，第三助手紧握患肢腕部向下牵引，向外旋转，并内收患肢。三助手同时徐缓、持续不断地牵引，可使肱骨头自动复位。若不能复位，术者可用一手拇指或手掌根部由前上向外下，将肱骨头推入关节盂内。第三助手在牵引时应多作旋转活动，一般均可复位。

（2）手牵足蹬法　患者取仰卧位，以右肩为例，术者立于患侧，双手握住患肢腕部，右膝伸直，用足蹬于患者腋下，顺势用力牵拉伤肢，持续1～3分钟，先外展、外旋，后内收、内旋，伤处有滑动感即表明复位成功。

2. 肘关节脱位整复方法　新鲜肘关节脱位应以手法整复为主，宜早期复位及固定。并发骨折者，应先整复脱位，然后处理骨折。麻醉的选择，原则上应使复位手法在肌肉高度松弛及无疼痛感觉下进行。陈旧性脱位，应力争手法复位，若复位失败，可根据实际情况考虑手术治疗。

（1）拔伸屈肘法　患者取坐位，助手立于患者背侧，以双手握其上臂，术者站在患者前面，以双手握住腕部，置前臂于旋后位，与助手相对牵引，3～5分钟后，术者以一手握腕部保持牵引，另一手的拇指抵住肱骨下端向后推按，其余四指置于鹰嘴处，向前端提，并缓慢将肘关节屈曲，若闻及入臼声，则说明脱位已整复。

（2）膝顶复位法　患者取坐位，术者立于患侧前面，一手握其前臂，一手握住腕部，同时一足踏在凳面上，以膝顶在患侧肘窝内，先顺势拔伸，然后逐渐屈肘，有入臼声音，患侧手指可摸到同侧肩部，即为复位成功。

3. 髋关节脱位整复及固定方法　新鲜脱位，一般以手法闭合复位为主；陈旧性脱位，力争手法复位，若有困难，可考虑切开复位；脱位合并臼缘骨折，一般随脱位的整复，骨折亦随之复位；合并股骨干骨折，先整复脱位，再处理骨折。

（1）后脱位复位手法

①屈髋拔伸法：患者仰卧于木板床或铺于地面的木板上，助手以两手按压髂前上棘以固定骨盆。术者面向患者，弯腰站立，骑跨于患肢上，用双前臂、肘窝扣在患肢腘窝部，使其屈髋、屈膝各90°，先在内旋、内收位顺势拔伸，然后垂直向上拔伸牵引，使股骨头接近关节囊裂口，略将患肢旋转，促使股骨头滑入髋臼，当听到入臼声后，再将患肢伸直，即可复位。

②回旋法：患者仰卧，助手以双手按压双侧髂前上棘固定骨盆，术者立于患侧，一手握住患肢踝部，另一手以肘窝提托腘窝部，在向上提拉的基础上，将大腿内收、内旋，髋关节极度屈曲，使膝部贴近腹壁，然后将患肢外展、外旋、伸直。在此过程中听到入臼声，复位即告成功。因为此法的屈曲、外展、外旋、伸直是一连续动作，形状恰似一个正向的问号或颠倒的问号，故亦称为划问号复位法。

（2）前脱位复位手法

①屈髋拔伸法：患者仰卧于铺于地面的木板上，一助手将骨盆固定，另一助手将患肢微屈膝，并在髋外展、外旋位渐渐向上拔伸至屈髋90°。术者双手环抱大腿根部，将大腿根部向后外方按压，可使股骨头回纳入髋臼内。

②侧牵复位法：患者仰卧于木板床上。一助手以两手按压两髂前上棘以固定骨盆，另一助手用一宽布绕过大腿根部内侧，向外上方牵拉。术者两手分别扶持患膝及踝部，连续伸屈患髋，在伸屈过程中，可慢慢内收内旋患肢，即感到腿部突然弹动，同时可听到响声，畸形随着响声消失，此为复位成功。

（3）中心性脱位复位手法

NOTE

拔伸扳拉法：若轻微移位，可用此法。患者仰卧，一助手握患肢踝部，使足中立，髋外展约 30°，在此位置下拔伸旋转，另一助手把患者腋窝行反向牵引。术者立于患侧，先用宽布带绕过患侧大腿根部，一手推骨盆向健侧，另一手抓住绕大腿根部之布带向外拔拉，可将内移之股骨头拉出。触摸大转子，与健侧相比，两侧对称，即为复位成功。

（4）陈旧性脱位复位手法　一般来讲，脱位未超过 2 个月者，仍存在闭合复位的可能，可先试行手法复位。在行手法复位前，先行股骨髁上牵引 1 ～ 2 周，重量 10 ～ 20kg，由原来的内收、内旋和屈髋位逐渐改变牵引方向，至伸直和外展位，待股骨头牵至髋臼水平或更低，即可在麻醉下行手法复位。施行手法时，用力应由轻到重，活动范围应由小到大，逐步解除股骨头周围的粘连，松动至最大限度，再按新鲜脱位的手法复位。切忌使用暴力，以防发生股骨头塌陷或股骨颈骨折等。如手法复位遭遇困难，不应勉强反复进行，而应改行手术治疗。

（5）合并同侧股骨干骨折复位手法　两处损伤的处理顺序应视具体情况而定。在多数情况下，先处理髋关节脱位为宜。复位方法：用一斯氏针穿过股骨粗隆部或用一螺丝装置拧入股骨近端，用以牵拉复位。有人认为在充分麻醉下，仍有可能通过徒手牵引，同时推挤股骨头而获得复位，并非必须使用辅助牵引装置。对股骨干骨折，多主张行切开复位内固定术。

（6）固定方法　复位后，可采用皮肤牵引或骨牵引固定，患肢两侧置沙袋防止内、外旋，牵引重量 5 ～ 7kg。通常牵引 3 ～ 4 周，中心脱位牵引 6 ～ 8 周，要待髋臼骨折愈合后才可考虑解除牵引。合并同侧股骨干骨折者，一般以股骨髁上骨牵引，牵引时主要考虑股骨干骨折的部位及移位方向，时间及注意事项与股骨干骨折相同。

4. 内治法

（1）鸡参首乌水莲汤　土党参 15g，何首乌 15g，黄花倒水莲 15g，鸡血藤 15g，每日 1 剂，水煎分 3 次服。也可制成丸剂，方中药物用量可按比例酌情增加，每次服 6 ～ 9g，日服 2 ～ 3 次，饭前服。

（2）透骨二罗九龙过江千斤汤　透骨消 15g，九龙藤 15g，过江龙 15g，大罗伞 10g，小罗伞 10g，千斤拔 10g，水煎服，每日 1 剂，分 2 ～ 3 次服。

三、叮相

【概念】叮相（跌打损伤）主要包括跌倒、刀伤、殴打、闪挫、擦伤以及运动损伤等导致局部或全身的疼痛、肿胀、伤筋、破损、出血、皮肤青紫瘀血等外伤现象，也包括胸痛、肚痛、呕吐甚至昏迷等内脏损伤，故叮相包括了跌打外伤和跌打内伤。

【治疗原则】疏通龙路、火路，消肿散瘀止痛。

【治疗方法】

1. 跌打外伤　大力王、杜仲、千斤拔、地枇杷各适量，加猪尾 1 条炖服，每日 1 剂。

2. 跌打内伤　千斤拔、小凉伞、五加皮、大钻或小钻、鸡血藤、榕须、穿破石、金耳环、四块瓦各适量，用适量米双酒浸泡 7 日，外搽患处，每日 2 ～ 3 次。

四、夺扼

【概念】夺扼（骨折）是指由于外来暴力或肌肉的强力牵拉致使骨的完整性或持续性受到破坏，临床上常表现为局部瘀血、肿痛、错位、畸形、骨声、异常活动以及轴心叩击痛等症状。根据皮肤有无破损可分为开放性骨折和闭合性骨折。

NOTE

【治疗原则】活血消肿，接骨止痛，根据骨折部位选择相应的复位及固定方法。

【治疗方法】

1. 内治法 穿破石、黄鳝藤、松筋藤、倒水莲、十八症、大钻、水田七各适量，骨折复位后水煎服，每日1剂。

2. 外治法 扭筋草、野茼蒿、血见愁、三叉苦各适量，捣烂，骨折复位后外敷，每日换药1次。

3. 内外兼治

（1）野烟叶、透骨消、酢浆草、夏枯草、五加蜂、散血草、童便各适量，共捣烂，加米酒炒热，取汁内服，药渣敷患处，用药前先复位固定，每日1剂。

（2）四叶莲叶、松筋藤、小椿树须、软骨伞、硬骨伞、大罗伞、骨节草、龙舌、龙眼树寄生藤、走马胎、酒饼叶、百足草、细爬山虎各适量，以适量酒浸内服，另取1剂水煎外洗，复位后用药渣敷患处，每日换药1次。

4. 复位及固定方法

（1）锁骨骨折整复固定方法 患者坐位，挺胸抬头，双手叉腰，先以壮医消炎药（大榕树叶、小榕树叶、苦丁茶、金银花、爬山虎、路边青叶煎煮液）外洗患处，再行正骨术。术者将膝部顶住患者背部正中，双手握其两肩外侧，向背部徐徐牵引，使之挺胸伸肩，此时骨折移位即可复位或改善，如仍有侧方移位，可用提按手法矫正。在两腋下各置棉垫，用绷带从患侧肩后经腋下，绕过肩前上方，横过背部，经对侧腋下，绕过对侧肩前上方，绕回背部至患侧腋下，包绕8～12层。包扎后，用三角巾悬吊患肢于胸前，即为"∞"字绷带固定法；亦可用双圈固定法。一般需固定4周，粉碎性骨折可延长固定至6周。大多数病例均可达到骨折愈合。

（2）肱骨干骨折整复固定方法 在治疗过程中，必须防止骨折断端分离移位。无移位的骨折，仅夹板固定3～4周即可。患者坐位或平卧位。可先以壮医消炎药（大榕树叶、小榕树叶、苦丁茶、金银花、爬山虎、路边青叶煎煮液）外洗患处，再行正骨术。一助手用布带通过腋窝向上，另一助手握持前臂在中立位向下，沿上臂纵轴对抗牵引，一般牵引力不宜过大，否则易引起断端分离移位。待重叠移位完全矫正后，根据骨折不同部位的移位情况进行整复。

（3）股骨颈骨折整复固定方法

屈髋屈膝法：患者仰卧，助手固定骨盆，术者用肘提起其腘窝，并使膝、髋均屈曲90°，向上牵引，纠正缩短畸形。然后伸髋、内旋、外展以纠正成角畸形，并使折面紧密接触。复位后可做手掌试验，如患肢外旋畸形消失，表示已复位。为了减少对软组织的损伤，保护股骨头的血运，目前多采用骨牵引逐步复位法。若经骨牵引一周左右仍未复位，可采用上述手法整复剩余的轻度移位。无移位或嵌插骨折，可让患者卧床休息，将患肢置于外展、膝关节轻度屈曲、足中立位。为防止患肢外旋，可在患足穿一带有横木板的丁字鞋。

（4）脊柱骨折整复固定方法

①颈椎骨折合并脱位：对无脊髓损伤者，可试行手法复位。对屈曲型骨折可用过伸复位法，其复位机理与单纯颈椎脱位相仿。患者仰卧于硬板床上，两肩与床头平齐，助手双手扳住患者双肩，术者一手托住患者后枕部，一手托住下颌部，缓慢地在中立位进行拔伸牵引，并逐渐使颈部后伸，使骨折脱位得以复位。侧屈型骨折亦可用手法矫正侧屈畸形。对伸直型骨折，

整复与屈曲型骨折相反，在牵引过程中逐渐使颈部屈曲。复位后头后垫一软枕，保持颈部于屈曲位。

②胸腰椎单纯性椎体压缩性骨折：椎体前部坚强有力的前纵韧带常保持完整，但发生皱褶。通过手法整复、加大脊柱背伸，前纵韧带由皱褶变为紧张。借助于前纵韧带及椎间盘的张力，便可使压缩的椎体复位。

牵引结合体位可起到良好的固定作用。如颈椎屈曲型损伤，用颅骨牵引结合头颈伸展位固定，过伸性损伤则需保持颈椎屈曲 20°～ 30°位。另外，头 – 胸支架、头颈胸石膏、颈围领等均适用于颈椎损伤。

对腰椎屈曲压缩性骨折，可腰部垫枕，使腰椎过伸，结合过伸位夹板支具等，能发挥复位和固定的双重作用。

五、烧裆相

【概念】烧裆相（烧烫伤）是火焰、沸水或油、电、放射线、化学物质等作用于人体而引起的一种损伤，临床上以火焰和热液烫伤为常见。中医学诊为“水火烫伤”，西医学诊为“烧伤”。

【治疗原则】清解热毒，调理脏腑，疏通道路。

【治疗方法】火烧伤发生时，应尽快扑灭伤员身上的火焰，迅速使伤员离开现场；水、油或酸碱烫烧伤时，应立即用大量清水冲洗，并做必要的对症处理，严重的烧伤应立即进行补液及抢救。这里只介绍一些壮族民间常用的烧烫伤外治法。

1. 金樱根适量，煎水取其上浮泡沫涂患处，每日数次，或熬成膏外涂患处，每日 2 次。
2. 五眼果适量，捣烂煮成糊状，加猪骨灰适量，调匀外涂患处。

第四节　壮医妇产科

妇女是人类社会的半边天，在人类繁衍生息和社会发展中起着举足轻重的作用。壮医对妇科疾病的认识和防治历史悠久，根据考证，古代壮族先民很重视产后病的预防和保健；明代壮族先民对妇产科疾病的防治已积累一定经验；到了清末民初，壮族民间医生已掌握一定的难产救治经验，出现了擅长治疗妇产科疑难重症的民间医生。由于妇女有月经、带下、妊娠、产育等生理特点，因此有相应的病理改变。本节根据壮医对妇产科疾病的认识和防治经验，结合相关研究成果，从月经病、带下病、妊娠期病、产后病、产后保健、妇科杂病六方面予以论述。

一、月经病

月经病（壮名：Bin Shnyied Sing）是以月经的周期、经期、经量、经色、经质等发生异常，或伴随月经周期，或于经断前后出现明显症状为特征的一类疾病，是妇科较为常见的疾病。

（一）月经不调

1. 经到贯

【概念】经到贯是指月经提前 7 天以上而至，连续两个月经周期以上者，又称为“经期超

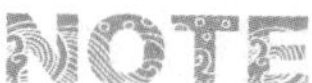

前”“经行先期”“经早”“经水不及期”。

【治疗原则】调经，通调龙路。重在调整月经周期，使之恢复正常，故须重视平时的调治。按其病证属性，虚者当益气、补血，实者当凉血、清热。

【治疗方法】

（1）内治法

①一点红 20g，白花蛇舌草 20g，地桃花 15g，白背桐 15g，桃金娘根 10g，鸡血藤 10g。水煎服。

②土党参 15g，紫花前胡 15g，倒水莲 15g，金樱子 20g，柑皮 6g。水煎后冲蜂蜜 20g 服用。

（2）外治法　壮医药线点灸疗法。

方法一

取穴：关元、气海、三阴交、脾俞、肾俞、足三里、内关。

方法：每天施灸 1 次，10 天为 1 个疗程。

方法二

取穴：关元、气海、三阴交、足三里、中极、水道、血海、攒竹。

方法：每天施灸 1 次，10 天为 1 个疗程。

2. 经到楞

【概念】经到楞（壮名：Yezgingh Hougiz）是指月经周期延后 7 天以上，甚至 3 ～ 5 个月一行者，又称为“月经退后”，亦有称“经期退后”“经期错后”“月经落后”“经迟”等。

【治疗原则】调经，通调龙路。

【治疗方法】

（1）内治法

①紫花前胡 15g，倒水莲 15g，龙眼肉 15g，益母草 15g，土杜仲 15g，莪术 10g，鸡血藤 15g，黄精 15g。每日 1 剂，水煎服。

②紫花前胡 15g，金樱根 15g，川芎 10g，鸡血藤 15g，益母草 15g。每日 1 剂，水煎服。

（2）外治法　壮医药线点灸疗法。

方法一

取穴：关元、气海、三阴交、脾俞、肾俞、足三里、内关。

方法：每天施灸 1 次，10 天为 1 个疗程。

方法二

取穴：关元、气海、三阴交、足三里、中极、水道、血海、攒竹。

方法：每天施灸 1 次，10 天为 1 个疗程。

3. 经乱

【概念】经乱（壮名：Yezgingh senghoubudinz）是指月经周期时而提前、时而延后 7 天以上，连续 3 个周期以上者，又称为“月经先后无定期”。

【治疗原则】调经，通调龙路，调节“咪叠”，补虚。

【治疗方法】

（1）内治法

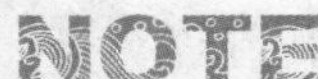

①大发散、过山枫、马连鞍、倒水莲、走马胎、杜仲、韭菜根、臭牡丹、红天葵各 10g，

生姜 3 片，配鸡肉或鸡蛋水煎服，每天 1 剂。

②月季花、九龙盘、一块瓦、钻骨风、倒水莲各 10g，水煎；韭菜根 6g，生姜 3 片，捣烂后以上药冲服，每天1剂。

（2）外治法

①针挑疗法

部位：在阳关穴至腰俞穴间任选一点，以位置较低者为好。

方法：重挑、深挑，挑出纤维，每月 1 次，3 次为 1 个疗程。

②壮医药线点灸疗法

取穴：下关元、腰俞、三阴交。

配穴：月经先期加太冲、太溪；月经后期加血海、归来；月经先后不定期加脾俞、肾俞、交感、足三里。

方法：每天施灸 1 次，10 天为 1 个疗程。

4. 经赖厄

【概念】经赖厄（壮名：Yezgingh yanchangz）是指月经周期基本正常，来经时间超过 7 天以上，甚至淋沥半月方净者，又称为“经期延长”。

【治疗原则】调经，通调龙路。虚者当益气、补血，实者当清热祛湿或活血化瘀。

【治疗方法】

（1）内治法

①益母草 15g，旱莲草 20g，扶芳藤 15g。每日 1 剂，水煎服。

②紫花前胡 15g，田七 6g，五指毛桃 20g，扶芳藤 60g。每日 1 剂，水煎服。

（2）外治法　壮医药线点灸疗法。

方法一

取穴：关元、气海、三阴交、脾俞、肾俞、足三里、内关。

方法：每天施灸 1 次，10 天为 1 个疗程。

方法二

取穴：关元、气海、三阴交、足三里、中极、水道、血海、攒竹。

方法：每天施灸 1 次，10 天为 1 个疗程。

5. 经赖

【概念】经赖（壮名：Yezgingh houlai）是指月经量较正常明显增多，而周期基本正常者，又称为“月经过多”，亦有称“经水过多”。

【治疗原则】调经，通调龙路。虚者当补气，实者当清热凉血或活血化瘀。

【治疗方法】

（1）内治法

①岗稔根 30g，艾叶 6g，鸡肉适量，水煎服，每日 1 剂。

②算盘子、酸藤根、七月霜、倒水莲、益母草、不出林各 15g，配鸡肉适量，水煎服，每日 1 剂。

（2）外治法　壮医药线点灸疗法。

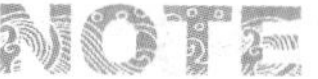

方法一

取穴：关元、气海、三阴交、脾俞、肾俞、足三里、内关。

方法：每天施灸 1 次，10 天为 1 个疗程。

方法二

取穴：关元、气海、三阴交、足三里、中极、水道、血海、攒竹。

方法：每天施灸 1 次，10 天为 1 个疗程。

（二）经涩

【概念】女子年逾 18 周岁月经尚未初潮，或已行经而又中断达 6 个月以上者，称为经涩（壮名：ging saek，闭经）。妊娠期、哺乳期或更年期暂时性的停经，经期的停经，或有些少女初潮后，一段时间内有停经等，均属生理现象，不作闭经论。也有妇女由于生活环境的突然改变，偶见一两次月经不潮，又无其他不适者，亦可暂不作病论。经涩的原因可分全身和局部两种。全身的主要原因：慢性疾病、贫血、营养不良和内分泌失调。局部的主要原因：先天性生殖器发育不全、肿瘤和子宫萎缩。

【治疗原则】调经，通调龙路。虚者当补血，实者当活血化瘀。

【治疗方法】

1. 内治法

（1）紫花前胡 12g，香附 10g，鸡血藤 15g，泽兰 10g，倒水莲 12g，益母草 10g，黄精 15g，龙眼肉 15g。每日 1 剂，水煎服。

（2）当归 15g，丹参 20g，鸡血藤 15g，木通 10g。每日 1 剂，水煎服。

2. 外治法

（1）壮医药线点灸疗法

取穴：气海、中极、肾俞、三阴交、石门、归来、期门。

配穴：身体虚弱者，加下关元、足三里；身体壮实者，加地机、血海；伴腰部酸痛者，加上髎、次髎、中髎、下髎；属血枯经闭者，加脾俞、足三里；属血滞经闭者，加合谷、血海、行间。

方法：每天施灸 1 次，10 天为 1 个疗程。

（2）竹罐疗法

准备：一匹绸 40g，益母草 60g，泽兰 45g，香附 30g，红花 45g，将上药加水适量，按药物竹罐疗法中煮罐的步骤完成准备工作。

取穴：肝俞、脾俞、肾俞、气海、关元、中脘、大椎、身柱、命门、足三里、血海、三阴交。

方法：将以上穴位分成几组，交替选用。先用毫针针刺，得气后出针拔罐，每日或隔日治疗 1 次，5 次为 1 个疗程。

（三）经尹

【概念】妇女正值经期或行经前后，出现周期性小腹疼痛，或痛引腰骶，甚则剧痛昏厥者，称为经尹（壮名：ging'in，痛经），亦称"经行腹痛"。本病以青年女性较为多见。主症是以行经第一、二天或经前一两日小腹疼痛，随后逐渐减轻或消失。若经尽后始发病的，亦在一两日内痛可自止。疼痛位于下腹部，也可以掣及全腹或腰骶，或伴有外阴、肛门坠痛，或伴有

NOTE

恶心、呕吐、尿频、便秘或腹泻等症状。剧烈腹痛大多于月经来潮时即开始，常为阵发性绞痛，患者出现面色苍白、冷汗淋漓、手足厥冷甚至昏厥、虚脱等症状。

【治疗原则】调理花肠，通调龙路，调经止痛。

【治疗方法】

1. 内治法

（1）苏泽七叶益母汤：苏木 5g，泽兰 10g，七叶莲 15g，益母草 15g。每日 1 剂，水煎服。

（2）月经肚痛方：两面针 10g，五月艾 10g，七叶莲 10g，益母草 10g，泽兰 10g，苏木 10g。每日 1 剂，水煎服。

2. 外治法

（1）针挑疗法

部位：关元、中极、归来、大赫、上髎、次髎。

方法：重挑、深挑、行挑，挑出纤维；或用轻挑、浅挑、疾挑、跃挑，不必挑出纤维。每次选择 2 个挑点，连续 2 ～ 3 日。用于防治痛经，可以在经期前三日、后三日各挑 1 次，每次 1 ～ 2 个挑点。

（2）壮医药线点灸疗法

取穴：气海、中极、承山、三阴交。

配穴：实证取中极、次髎、地机；虚证取命门、肾俞、关元、足三里、大赫。

方法：经期前一周每天施灸 1 次，连灸 7 天，每 3 个月为 1 个疗程。

（四）淋勒

【概念】妇女非周期子宫出血，称为淋勒（壮名：loemqlwed，崩漏）。凡发病急骤、暴下如注、大量出血者为崩；发病势缓、经血量少、淋漓不尽或经期血来量少而持续不断者为漏。崩与漏在发病程度上有轻重缓急之不同，崩和漏可互相转化。血崩经急救止血处理，有时可转变为漏；漏时间较久，也可转为崩。

【治疗原则】止血调经。

根据发病的缓急和出血的新久，灵活掌握运用止血、调理的方法。崩漏以失血为主，止血乃是治疗本病的当务之急。血止之后，通调两路，调补“咪腰”，补益“咪隆”，调经固本，重建月经周期。

【治疗方法】

1. 内治法

（1）调经止血方　田七 1g，白茅根 15g，扶芳藤 60g，仙鹤草 15g。每日 1 剂，水煎分 3 次服。

（2）“血山崩”方　墨旱莲 30g，藤杜仲 30g，扶芳藤 30g，仙鹤草 30g，荷叶 30g，紫花前胡 20g，土党参 20g，荠菜 30g，细藕节 50g。每日 1 剂，水煎分 3 次服。

2. 外治法

（1）针挑疗法

部位：大敦穴。

方法：用灯心草蘸香油点燃，反复烧灼大敦穴 10 次，可止。若止而又崩，即轻挑，挑破烧灼点的水疱，再烧灼原烧灼点；并从患者头顶中心处寻找紫红色头发，拔出后烧成炭，冲酒

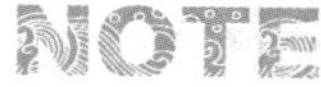

服，血崩便止。

（2）壮医药线点灸疗法

取穴：崩证取曲骨、急脉、梁丘、阳陵泉。漏证取中极、梁丘、阳陵泉。

配穴：属实热者，加血海、水泉；属阴虚者，加内关、太溪；属气虚者，加脾俞、足三里；属虚脱者，加百会、气海。

方法：每天施灸 1 次或数次，连灸 5 天，并结合其他治疗措施。

（五）得塞嘻尹

【概念】每于经前、经期或经后，出现乳房作胀，或乳头胀痒疼痛，甚至不能触衣者，称为得塞嘻尹（壮名：Dawzsaeg cijin）。

【治疗原则】调理"咪叠"，通火路，止痛。

【治疗方法】

1. 内治法 麦芽、青皮、鸡内金、柴胡各 20g，香附、枳壳、陈皮、川芎、茯苓、芍药各 15g，甘草、夏枯草、王不留行各 10g。水煎服，每日 1 剂。

2. 外治法

（1）壮医药线点灸疗法

取穴：乳根、屋翳、太冲。肝气郁结加膻中、内关；肝肾阴虚加三阴交、阴谷。

方法：每天施灸 1 次，10 天为 1 个疗程。

（2）竹罐疗法

准备：益母草 60g，柴胡 30g，香附 30g，红花 45g，将上药加水适量，按药物竹罐疗法中煮罐的步骤完成准备工作。

取穴：肝俞、脾俞、肾俞、膻中、中脘、气海、关元、命门、足三里、血海、三阴交。

方法：将以上穴位分成几组，交替选用。先用毫针针刺，得气后出针拔罐，每日或隔日治疗 1 次，5 次为 1 个疗程。

（六）得塞巧尹

【概念】经期或行经前后，出现以头痛为主症，周期性发作，经后辄止者，称为得塞巧尹（壮名：Dawzsaeg gyoujin，经行头痛）。

【治疗原则】调理气血，通调两路。

【治疗方法】

1. 内治法

（1）熟地黄、山萸肉、山药、泽泻、牡丹皮、茯苓、枸杞子、菊花、苦丁茶、夏枯草、白蒺藜各适量，水煎服，每日 1 剂。

（2）赤芍、川芎、桃仁、红花、老葱、麝香、生姜、红枣各适量，水煎服，每日 1 剂。

2. 外治法

（1）壮医药线点灸疗法

取穴：头维、百会、风池、太阳、合谷、足三里、三阴交。如肝肾两亏，加肾俞、太溪、太冲、通天以调补肝肾，气血两虚加关元、气海、脾俞、肝俞、太冲以行气活血。

方法：每天施灸 1 次，10 天为 1 个疗程。

（2）竹罐疗法

准备：益母草 60g，柴胡 30g，香附 30g，红花 45g。将上药加水适量，按药物竹罐疗法中煮罐的步骤完成准备工作。

取穴：肝俞、脾俞、肾俞、膻中、中脘、气海、关元、命门、足三里、血海、三阴交。

方法：将以上穴位分成几组，交替选用。先用毫针针刺，得气后出针拔罐，每日或隔日治疗 1 次，5 次为 1 个疗程。

二、隆白带

【概念】隆白带（壮名：Roengzbegdaiq，带下病）是指妇女带下的量、色、质发生异常，或伴有全身、局部症状。在某些生理情况下也可出现带下明显增多，如妇女在月经期前后、排卵期、妊娠期带下量增多而无其他不适者，为生理性带下，不作病论。带下病常见于阴道炎、宫颈炎、盆腔炎和子宫颈癌等疾病。

【治疗原则】利湿，通调火路。

【治疗方法】

1. 内治法

（1）白带

①地胆草、龙芽草、石菖蒲、白叶火草、倒水莲、益母草、狗脚迹、鸡冠花、鱼腥草各适量，水煎服，每日 1 剂。

②月季花、韭菜根、马连鞍、走马胎、老姜、鸡血藤、五指毛桃、九层皮各适量，水煎服，每日 1 剂。

（2）黄带

①金樱根、鸡血藤、千斤拔、功劳木、两面针、穿心莲各 15g，水煎服，每日 1 剂。

②三白草、鸡冠花、五指毛桃、白背桐各 15g，鸡冠花、野菊花、过塘藕各 9g，水煎服，每日 1 剂。

（3）红带　地杨梅炭 10g，过塘藕、仙鹤草、地苍各 15g，水煎服，每日 1 剂。

2. 外治法

（1）壮医药线点灸疗法

取穴：下关元、中极、曲骨、会阴、三阴交。

方法：每天施灸 1 次，7 天为 1 个疗程。

（2）竹罐疗法

准备：白及 150g，蛇床子 30g，薄荷 30g（后下），将上药加水适量，按药物竹罐疗法中煮罐的步骤完成准备工作。

取穴：次髎、三阴交。

方法：先用毫针针刺，刺次髎穴时，针尖朝下肢方向 45°角斜刺，快速进针，得气直达少腹或前阴部，然后采用留针拔罐法，留罐 15 分钟；刺三阴交得气后出针拔罐。每日 1 次，7 次为 1 个疗程。

NOTE

三、妊娠期病

妇女在妊娠期间发生的与妊娠有关的疾病称为妊娠期病，中医学称为妊娠病。常见的有胎气上冲、妊娠心烦、黄水怪（妊娠腹痛）、胎漏、胎损、妊娠眩晕等。

妊娠期病的治疗原则为治病与安胎并举。具体治疗大法有三：补咪腰，目的在于固胎之本，用药以补咪腰养阴为主；壮咪隆，旨在强壮谷道以补血之源，加强龙路功能，用药以健咪隆养血为主；舒咪叠，使三气得以通调，用药以理气清热为主。若胎元异常，胎损难留，或胎死不下者，则安之无补，宜从速下胎以补母。

妊娠期间，凡猛烈、泻药、滑利、祛瘀、破血、耗气、散气以及一切有毒药品都应慎用或禁用。

（一）咪裆鹿

【概念】妊娠早期出现严重的恶心呕吐、头晕厌食甚则食入即吐者，称为咪裆鹿（壮名：Mizndangrueg，胎气上冲）。本病中医学称为“恶阻”“妊娠呕吐”，西医学称为妊娠呕吐。本病是妊娠早期常见的病证之一。若治疗及时，护理得法，多数患者可迅速康复，预后大多良好。

【治疗原则】健运谷道，降逆止呕。

【治疗方法】

1. 内治法 倒水莲、土党参、五指毛桃各15g，橘皮、白茯苓、竹茹、木香、砂仁各10g，生姜5片，大枣4枚。水煎服，每日1剂。

2. 外治法

（1）壮医药线点灸疗法

取穴：百会、上脘、中脘、下脘、足三里、内关；耳部压痛点。

方法：每天施灸1次，10天为1个疗程。

（2）竹罐疗法

准备：益母草60g，柴胡30g，香附30g，红花45g，将上药加水适量，按药物竹罐疗法中煮罐的步骤完成准备工作。

取穴：肝俞、脾俞、肾俞、膻中、中脘、气海、关元、命门、足三里、血海、三阴交。

方法：将以上穴位分成几组，交替选用。先用毫针针刺，得气后出针拔罐，每日或隔日治疗1次，5次为1个疗程。

（二）妊娠心烦

【概念】妊娠期间烦闷不安，郁郁不乐，或烦躁易怒者称为，妊娠心烦，亦名“子烦”。

【治疗原则】通调龙路，调理“咪心头”。

【治疗方法】

1. 内治法 倒水莲、土党参、五指毛桃各15g，黄芩、知母、生地黄、炙甘草、竹茹各10g，水煎服。

2. 外治法

（1）壮医药线点灸疗法

取穴：肾俞、三阴交、膀胱俞。

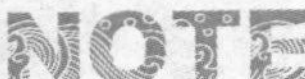

方法：每天施灸1次，疗程视具体情况而定。

（2）竹罐疗法

准备：益母草 60g，柴胡 30g，香附 30g，红花 45g。将上药加水适量，按药物竹罐疗法中煮罐的步骤完成准备工作。

取穴：肝俞、脾俞、肾俞、膻中、中脘、气海、关元、命门、足三里、血海、三阴交。

方法：将以上穴位分成几组，交替选用。先用毫针针刺，得气后出针拔罐，每日或隔日治疗 1 次，5 次为 1 个疗程。

（三）黄水怪

【概念】妊娠期间，出现以小腹疼痛为主的病证，称为黄水怪（妊娠腹痛），亦称“胞阻”。妊娠腹痛是孕期常见病。

【治疗原则】通调龙路，调理气血，安胎。

【治疗方法】

1. 内治法

（1）紫花前胡、五指毛桃、白芍、川芎、白术、茯苓、泽泻各 10g，水煎服。

（2）阿胶、大风艾、紫花前胡、川芎、白芍、干地黄、甘草各 10g，水煎服。

2. 外治法　壮医药线点灸疗法。

取穴：中脘、气海、足三里。

方法：每天施灸 1 次，疗程视具体情况而定。

（四）妊娠眩晕

【概念】妊娠中晚期，头晕眼花，或伴面浮肢肿，甚者昏眩欲厥，称为妊娠眩晕，亦称“子眩”“子晕”。

【治疗原则】通调“咪叠”，补虚。

【治疗方法】

1. 五指毛桃、黄花倒水莲、熟地黄、白芍、川芎、紫花前胡、黄芩、半夏、陈皮、白术、黄连各 10g，水煎服。

2. 黄花倒水莲、葛根、桔梗、麻黄、白芍、甘草、生姜、大枣各 10g，水煎服。

3. 紫花前胡、桑叶、牡丹皮、枸杞子、煨天麻、焦山栀、生地黄、钩藤、橘红各 10g，水煎服。

（五）胎漏、胎损

【概念】妊娠早期，阴道不时少量出勒（血），时下时止，或淋漓不断，而无腰痛、无肚痛，小肚坠胀者，称为“胎漏”；先感胎动下坠，腰酸，肚坠胀或隐痛，继而阴道少量流勒者为“胎损”。

【治疗原则】调补“咪腰”，安胎。

【治疗方法】

1. 芭蕉根 120g，活公鸡 1 只，将鸡去毛、内脏及头、脚，共炖服，每日 1 剂。

2. 干苎麻 15g，桑寄生 15g，菟丝子、续断、阿胶 10g。水煎服，每日 1 剂。

四、产后病

产妇在产褥期内发生的与产育有关的疾病称为产后病。产褥期是指产妇在胎儿及其附属物

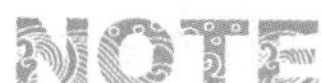

娩出后，至咪花肠恢复到非妊娠状态的一段时间，大约6周。

产后病是由于产时耗“嘘”（气）伤“勒”（血），龙路空虚，咪花肠失养；或血不能归于龙路而外溢成瘀；或胞衣滞留，瘀血内阻；或饮食调摄不当；或正虚邪毒感染等，致使三道两路功能失常，“嘘”（气）“勒”（血）失调而发生。

常见的产后病有产后虚弱、产后风、产后便秘、产后肚痛、产后恶露不尽、产后缺乳、奶疮等。

（一）产呱内

【概念】产呱内（产后虚弱）是指由于产时或产后失血过多，或产后失于调养，导致机体或内脏虚弱的一种疾病。表现为面色淡白无华、头晕眼花、心慌失眠、四肢发麻、神色疲倦、周身无力、多汗盗汗、少动懒言。西医学产后贫血可参考本病诊治。

【治疗原则】补虚，通调龙路。

【治疗方法】

1. 内治法

（1）红牛膝、黄花倒水莲、甜果藤、红凉伞、五指毛桃、走马胎、箭杆风各10g，每日1剂。

（2）大补藤、走马胎、观音菜各12g，水煎取汁，煮鸡蛋2～5个内服，每日1剂。

2. 外治法

（1）壮医药线点灸疗法

取穴：肾俞、三阴交、膀胱俞。

方法：每天施灸1次，疗程视具体情况而定。

（2）竹罐疗法

准备：益母草60g，柴胡30g，香附30g，红花45g，将上药加水适量，按药物竹罐疗法中煮罐的步骤完成准备工作。

取穴：肝俞、脾俞、肾俞、膻中、中脘、气海、关元、命门、足三里、血海、三阴交。

方法：将以上穴位分成几组，交替选用。先用毫针针刺，得气后出针拔罐，每日或隔日治疗1次，5次为1个疗程。

（二）产后风

【概念】产后风是指产后持续发热不减的一种疾病，或见突然高热。中医学诊为产后发热，西医学的产褥感染、产后感冒等属此范畴。

如产后1～2日内，由于阴血骤虚，阳气外浮，而见轻微发热，无其他症状，此乃营卫暂时失于调和，一般可自行消退，属正常生理现象。

本病因感染邪毒发热，类似于西医学的产褥感染，是产褥期最常见的严重并发症，为危急重症，至今仍为产妇死亡的重要原因之一。

【治疗原则】调理气血，通调两路。

【治疗方法】

1. 内治法

（1）藤杜仲、大力王、五指毛桃各15g，土常山10g，三加皮、酸藤根各12g。每日1剂。主治外感风邪之产后风。

NOTE

（2）大钻、小钻、独脚风、倒水莲、银花藤、酸藤根、鸡血藤、刺鸭脚木、白纸扇、小鸭脚木、穿破石、五爪金龙、四方钻、钩藤各 10g，水煎服，每日 1 剂。主治邪毒内侵之产后风。

2. 外治法

（1）壮医药线点灸疗法

取穴：肾俞、三阴交、膀胱俞。

方法：每天施灸 1 次，疗程视具体情况而定。

（2）竹罐疗法

准备：益母草 60g，柴胡 30g，香附 30g，红花 45g。将上药加水适量，按药物竹罐疗法中煮罐的步骤完成准备工作。

取穴：肝俞、脾俞、肾俞、膻中、中脘、气海、关元、命门、足三里、血海、三阴交。

方法：将以上穴位分成几组，交替选用。先用毫针针刺，得气后出针拔罐，每日或隔日治疗 1 次，5 次为 1 个疗程。

（三）产后便秘

【概念】产后饮食如常，但大便数日不解，或排便时干燥疼痛，难以解出者，称为产后便秘。中医学诊为产后大便难、产后大便不通，西医学诊为产后便结。

【治疗原则】通调谷道，补虚。

【治疗方法】

1. 内治法 黑芝麻、核桃仁、松子仁等分，研碎，加白糖或蜂蜜适量拌和服用。用于各种虚性便秘。

2. 外治法

（1）壮医药线点灸疗法

取穴：大横、建里、气海、足三里、合谷。

方法：每天施灸 1 次，疗程视具体情况而定。

（2）外敷疗法 大黄 6g，番泻叶 3g，红花 1g。上药研末，用酒调成糊状，敷于神阙穴，外用胶布固定，每日换药 1 次。

（四）产后肚痛

【概念】产妇分娩后，发生以小肚疼痛为主症的一种疾病，称为产后肚痛。中医学诊为产后肚痛、儿枕痛。本病相当于西医学的产后宫缩痛及产褥感染引起的腹痛。

【治疗原则】补“嘘”“勒”，通调龙路。

【治疗方法】

1. 内治法

（1）观音菜、马连鞍、十全大补、水莲藕各 15g，水煎服，每日 1 剂。

（2）假不出林干品 30g 或鲜品 90g，水煎取汁，加油煎鸡蛋数个，冲米酒适量内服，每日 1 剂。

2. 外治法

（1）鲜姜黄适量，捣烂，调酒敷肚脐。

（2）艾灸关元、气海，每日 2 次，每次 20 分钟。

NOTE

（五）产呱忍勒卟叮

【概念】胎儿产出后，子宫内的余血浊液淋漓不尽，超过 3 周者，称为产呱忍勒卟叮（产后恶露不尽）。中医学诊断为恶露不绝、恶露不净、恶露不止。西医学的产后子宫复旧不全、晚期产后出血可参考本病诊治。

【治疗原则】通调两路，补虚，清热，活血化瘀。

【治疗方法】

1. 内治法

（1）紫花前胡 25g，配鸡肉炖服，每日 1 剂，连服 2 ～ 3 剂。

（2）鲜墨旱莲 120g，益母草 15g，水煎服，每日 1 剂。

2. 外治法

（1）壮医药线点灸疗法

取穴：大横、建里、气海、足三里、合谷。

方法：每天施灸 1 次，疗程视具体情况而定。

（2）竹罐疗法

准备：益母草 60g，柴胡 30g，香附 30g，红花 45g。将上药加水适量，按药物竹罐疗法中煮罐的步骤完成准备工作。

取穴：肝俞、脾俞、肾俞、膻中、中脘、气海、关元、命门、足三里、血海、三阴交。

方法：将以上穴位分成几组，交替选用。先用毫针针刺，得气后出针拔罐，每日或隔日治疗 1 次，5 次为 1 个疗程。

（六）产呱子耐

【概念】产后乳汁甚少或全无，称为产呱子耐（产后缺乳）。中医学诊为缺乳、乳汁不足。

【治疗原则】补气血，通调龙路。

【治疗方法】

1. 内治法

（1）木瓜 100g，黄豆 100g，猪脚 1 只，炖汤服。

（2）木瓜、猪蹄各 500g，酒 100mL，炖服，每日 1 剂。

2. 外治法

（1）壮医药线点灸疗法

取穴：膻中、乳根、三阴交。

方法：每天施灸 1 次，5 天为 1 个疗程。

（2）竹罐疗法

准备：益母草 60g，柴胡 30g，香附 30g，红花 45g。将上药加水适量，按药物竹罐疗法中煮罐的步骤完成准备工作。

取穴：肝俞、脾俞、肾俞、膻中、中脘、气海、关元、命门、足三里、血海、三阴交。

方法：将以上穴位分成几组，交替选用。先用毫针针刺，得气后出针拔罐，每日或隔日治疗 1 次，5 次为 1 个疗程。

（七）奶疮

NOTE

【概念】奶疮又称乳疮，是以哺乳期妇女乳房胀痛，乳汁排出不畅，局部皮肤发红发热，初起触之有硬结，后期局部变软有波动感为主症的一种疾病。中医学诊为乳痈，西医学诊为急性乳腺炎。

【治疗原则】通调龙路，清热化瘀。

【治疗方法】

1. 内治法

（1）一支箭、蒲公英、连翘各 15g，露蜂房 10g，生甘草 6g，水煎服，每日 1 剂。

（2）金线风、两面针、救必应、十大功劳各 30g，水煎服，每日 1 剂，分 3 次服。

2. 外治法

（1）壮医药线点灸疗法

取穴：膻中、乳根、三阴交。

方法：每天施灸 1 次，5 天为 1 个疗程。

（2）竹罐疗法

准备：益母草 60g，柴胡 30g，香附 30g，红花 45g。将上药加水适量，按药物竹罐疗法中煮罐的步骤完成准备工作。

取穴：肝俞、脾俞、肾俞、膻中、中脘、气海、关元、命门、足三里、血海、三阴交。

五、产后保健

产妇分娩耗伤“嘘”（气）“勒”（血），故产后身体虚弱，产后保健对产妇的身体康复非常重要。

产褥期妇女常处于“虚瘀”的生理状态之中，又有哺育婴儿之劳顿，所以“致疾之易，而去疾之难，莫甚于此”。因此，必须加强产褥期保健，以利于母婴健康。适当服用或外用一些药物，以利于机体康复。

【治疗方法】

1. 内治法

（1）倒水莲、红丝线、藤当归、不出林、红毛毡各 10g，酒炒，配鸡肉适量，水煎服，每日 1 剂。

（2）十八症、倒水莲、小马胎（红云草）各 15g，配鸡肉适量，水煎服，每日 1 剂。适用于产前产后保健。

（3）假蒟叶适量，煮大头鱼食或煎水洗。用于产后脚肿。

2. 外治法

（1）大钻、小钻、大发散、五加皮、过山风、鸭仔风、鸡血藤、穿破石、四方藤、杜仲、七叶莲、樟树叶、山苍树叶、石菖蒲各适量，水煎洗浴，每日或隔日 1 次。

（2）飞龙掌血、山胡椒、小发散、黑心风、松筋藤、大小钻、银花藤、鸡骨香、九龙藤、麻骨风、冷水风、老鸦风、枫树叶、王不留行、山菠萝、刺枫树、杉树叶各适量，水煎洗浴，隔日 1 次。

（3）山胡椒、飞龙掌血、八角散、鸡骨香、九龙藤、麻骨风、冷水风、老鸦风、王不留行、黑心风、山菠萝、枫树、杉树叶、松筋藤各适量，煎水洗澡，隔天 1 次。

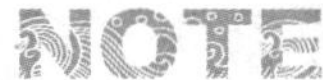

六、妇科杂病

凡不属于月经病、带下病、妊娠期病、产后病范畴，而又与妇女的生理病理特点关系密切的疾病统称为妇科杂病。

常见的妇科杂病有阴痒、翻花、不孕症、围绝经期综合征等。

（一）歇啥

【概念】歇啥（阴痒）是妇科疾病中较常见的扰人难忍的症状。瘙痒最常发生的部位是阴蒂及小阴唇区域，严重者大阴唇、整个阴道口、会阴部、肛门及肛门后部甚至大腿内侧均可波及。本病见于西医学的“外阴瘙痒症”“外阴炎”和“阴道炎”等。

【治疗原则】解毒祛湿，通调火路。

【治疗方法】

1. 内治法

（1）臭牡丹根、益母草、白牡丹根各 15g，萆薢 10g，薏苡仁 20g，黄柏 10g，茯苓 15g，通草 10g，滑石 20g。水煎服，每日 1 剂。

（2）地菍根、奶汁藤、粟米草各 15g，龙胆草 10g，山栀子 10g，黄芩 10g，车前子 10g，泽泻 10g。水煎服，每日 1 剂。

2. 外治法

（1）壮医药线点灸疗法

取穴：下关元、中极、曲骨、会阴、血海。

方法：每天施灸 1 次，7 天为 1 个疗程。

（2）竹罐疗法

准备：益母草 60g，十大功劳 30g，万寿菊 45g，救必应 40g，泽泻 50g。将上药加水适量，按药物竹罐疗法中煮罐的步骤完成准备工作。

取穴：主穴：中极、三阴交、阴陵泉。配穴：湿热下注者配行间、曲泉；虫毒蚀阴者配曲骨、蠡沟；阴血亏虚者配太溪、肾俞、肝俞。

方法：主穴直接用药竹罐拔罐，行间、曲泉、蠡沟三穴先用三棱针点刺出血，然后用药竹罐拔罐，留置 5 ～ 10 分钟，每日施术 1 次，7 次为 1 个疗程。

（二）耷寸

【概念】耷寸又称子宫脱垂、咪花肠脱出，是指妇女阴中有物下坠，或突出阴道口外为主症的一种疾病。中医学诊为“阴挺”“阴挺下脱”“子肠不收”等，相当于西医学的“子宫脱垂”“阴道前后壁膨出”。本病常发生于劳动妇女，以及多产、年老妇女，以产后损伤为多见。

【治疗原则】补虚，调气，通调两路。

【治疗方法】

1. 内治法

（1）五指毛桃、黄花倒水莲各 20g，白术、升麻、柴胡、当归、陈皮、甘草、金樱子、杜仲、续断各 10g。水煎服，每日 1 剂。

（2）人参、山药、熟地黄、杜仲、当归、山茱萸、枸杞、炙甘草、黄芪各 10g。水煎服，每日 1 剂。

2. 外治法

（1）壮医药线点灸疗法

取穴：脐周穴、下关元、肾俞、脾俞、肝俞、中极、足三里。

方法：每天施灸1次，疗程视具体情况而定。

（2）竹罐疗法

准备：益母草60g，柴胡30g，香附30g，红花45g。将上药加水适量，按药物竹罐疗法中煮罐的步骤完成准备工作。

取穴：肝俞、脾俞、肾俞、膻中、中脘、气海、下关元、命门、足三里、血海、三阴交。

方法：将以上穴位分成几组，交替选用。先用毫针针刺，得气后出针拔罐，每日或隔日治疗1次，5次为1个疗程。

（三）不孕症

【概念】凡女子婚后未避孕，有正常的性生活，夫妇同居2年以上，配偶生殖功能正常而未受孕者；或有过妊娠，而后未避孕，又连续2年未再受孕者，称为“不孕症”。不孕有男女双方的原因，本病论述的是女方不孕。

【治疗原则】虚者补虚调气，调和阴阳；实者当调理气血，化痰祛瘀。

【治疗方法】

1. 月季花、红背娘、藁本、黄花倒水莲、十全大补、马连鞍、红葱、韭菜根、走马胎各10g，生姜3片。水煎服，加入炒黄之鸡蛋1个服（可调油盐），在每月月经来潮前、来经期间、干净后各服1剂。

2. 金樱子根、黄花倒水莲、白背桐、海龙、海马各15g，水煎服，每天1剂，20日为1个疗程。治输卵管闭塞不孕。

第五节　壮医儿科

壮医儿科是以壮医学理论为指导，结合壮医对小儿养育和疾病防治的丰富经验发展起来的临床学科。小儿疾病的发生，其病因虽与成人基本相同，但小儿的体质特点不同于成人，有其特殊性。其病机特点为小儿生长发育不成熟，易于感受毒邪，三道两路失调，三气不能同步而致病，病情发展较快，易于变化，但同时小儿病因较单纯，只要治疗及时得当，疾病康复亦快。壮医治疗儿科疾病，治疗原则遵循治病求因、辨病论治，治疗方法上讲求药简效专，以外治为要。我国实行计划免疫后，小儿很多传染病得到了有效控制，母孕期必要的产前咨询、诊断、防治减少了先天性遗传病的发生，但是仍需加强对小儿疾病的预防工作，增强小儿体质，降低小儿传染病的发病率。本节分别对小儿常见病、小儿传染病及新生儿疾病进行介绍。

一、小儿常见病

（一）勒爷得凉

【概念】勒爷得凉是小儿最常见的疾病。由于感受邪毒，内犯咪钵，气道闭塞，气逆而上引发，是以发热、怕冷、鼻塞、流涕、咳嗽、头痛、身痛为主症的一种疾病。中医学诊断为

NOTE

"感冒"，西医学也诊断为"感冒"，临床上凡是由于上呼吸道感染、流行性感冒引起的鼻塞、流涕、头痛、发热等症状均可参考本病进行诊治。

【治疗原则】祛邪毒，通气道。

【治疗方法】

1. 内治法

（1）葱白头 3 ～ 7 个，生姜 3 ～ 5 片，浓煎后加糖适量，热服取汗。

（2）山芝麻、古羊藤各 10g，两面针、枇杷叶、青蒿各 6g，甘草 4g。水煎服，每日 1 剂。

2. 外治法

（1）马鞭草、桃叶、鸡屎藤各适量，水煎洗澡，每日 1 次。

（2）针刺疗法　治伤风寒取风府、风池、风门、外关；治伤风热取风池、合谷、外关、尺泽等穴。

（3）壮医药线点灸疗法　取穴攒竹、头维、曲池、合谷、风池、风门、肺俞、足三里，每日 1 次。

3. 内外兼治　救必应、野六谷根、厚朴各 6 ～ 9g，水煎服，每日 1 剂。同时用陶针刺足三里、中极、百会、印堂等穴。

（二）勒爷奔唉

【概念】勒爷奔唉是指由于外邪侵袭，脏腑功能失调而导致"气道"受阻，气道不通，气逆而上引起的疾病。中医学诊为"咳嗽""乳嗽""胎嗽"，西医学认为咽炎、肺炎、气管炎、支气管炎等呼吸系统疾病均可出现咳嗽，都可以参考本病治疗。

【治疗原则】祛邪通道，化痰止咳。

【治疗方法】

1. 内治法

（1）阳证　水团花、吊兰、鱼腥草、金银花、石仙桃、七叶一枝花、连翘各适量，水煎服，每日 1 剂。

（2）阴证　白果、麻黄、桑白皮、干姜、桔梗各适量，水煎服，每日 1 剂。

2. 外治法

（1）针刺疗法　取穴天突、曲池、内关、丰隆；肺俞、尺泽、太白、太冲。两组穴位交替使用，10 ～ 15 次为 1 个疗程，一般用中刺激。

（2）壮医药线点灸疗法　取穴攒竹、水突、合谷、风门、肺俞、足三里、中府，每日 1 次。

（三）勒爷参唉

【概念】勒爷参唉是由于外感风邪，气道闭阻，气逆而上引起的以气喘、鼻扇、发热为主症的一种疾病。一年四季均可发生，以冬春季发病率较高，以婴幼儿多见。中医学诊断为"喘证"，西医学认为"小儿肺炎""气管炎"等均可出现此症，故都可参考本病治疗。

【治疗原则】疏风祛痰，通道降气喘。

【治疗方法】

1. 内治法

（1）穿心莲、十大功劳各 15g，橘皮 3g，水煎取 100mL，分 2 次口服，每日 1 剂。

（2）小叶田基黄 10g，鱼腥草 5g，水煎调蜂蜜适量服，每日 1 剂。

NOTE

2. 外治法

（1）白芥子末、面粉各30g，加水调和，用纱布包后敷贴背部，每日1次，每次约15分钟，以出现皮肤发红为止，连敷3日。

（2）大黄、芒硝、大蒜各15～30g，纱布包，敷胸，如皮肤未出现刺激反应，可连用3～5天。

（四）勒爷黑参

【概念】勒爷黑参是以阵发性的哮鸣气喘、呼气延长为特征的一种疾病。哮指声响，喘指气息。

勒爷黑参是小儿时期的常见病。本病四季多有，好发于春秋两季，常反复发作，素有遗传夙根或为过敏体质，遇上气候骤变，寒温失常，更容易发作。本病中医学亦诊为“哮喘”，西医学诊为“支气管哮喘”“哮喘性支气管炎”。

【治疗原则】补虚健体，祛痰定喘。

【治疗方法】

1. 内治法

（1）乳汁藤、瘦猪肉各30g，蒸服，每日1剂。

（2）鲜大肚柚皮、瘦猪肉各50g，水煎，五更时服，每日1剂。

2. 外治法

（1）发作时针刺定喘、天突、大杼、肺俞、肾俞等穴，每日1次。

（2）耳针喘点、内分泌、平喘。

（五）勒爷病卟哏

【概念】勒爷病卟哏是以小儿不思饮食、食而不化为主症的一种疾病。

本病多由喂养不当、饮食失调导致谷道功能失常所致，一年四季均可发病。本病相当于中医学的“积滞”、西医学的“消化不良”。

【治疗原则】化积，导滞，通道。

【治疗方法】

1. 内治法

（1）鸡内金30g，瓦片焙黄研细末，开水冲服，每日1～2g。

（2）牵牛子10g，焙干研为细末，调和面粉，制成饼干，每日食数片。

2. 外治法

（1）针刺足三里、中脘、大肠俞、气海等穴，每日1次。

（2）捏脊疗法（同小儿疳积）。

（六）勒爷胴尹

【概念】小儿肚子包括肚脐的两旁及耻骨以上部位发生疼痛者均称为勒爷胴尹。中医学诊为“小儿腹痛”，临床上肠炎、肝炎、寄生虫病、肠套叠、阑尾炎、嵌顿疝、机能性腹痛、痢疾等导致的肚痛可参考本病诊治。这里指的是无外科急腹症指征的小儿肚痛。本病一年四季均可发病。

【治疗原则】祛邪消食，补虚行气，活血散瘀，通路止痛。

【治疗方法】

1. 生姜、陈皮、红糖各适量，可加少许花椒或胡椒，水煎趁热服，每日1剂。治寒邪侵袭

NOTE

肚痛。

2. 槟榔仁或南瓜子适量，加米醋适量浸泡半小时后，吃槟榔仁或南瓜子。治虫积肚痛。

（七）勒爷屙泻

【概念】勒爷屙泻是以大便次数增多，便下稀薄，或如水样为主症的一种疾病。本病中医学诊为“小儿泄泻”，西医学诊为“急性肠炎”。本病一年四季均可发生，以夏秋季发病率较高，常见于2岁以下幼儿。

【治疗原则】调理谷道，利湿止泻。

【治疗方法】

1. 内治法

（1）石榴皮9g，水煎加适量红糖服，每日1剂。

（2）麻风草根（去表皮）、田基黄、鹅不食草各250g，神曲120g，水煎取汁500mL，每次服1羹匙，每日3次。

2. 外治法

（1）从长强穴往上推至腰椎50次，揉丹田穴30次，或加灸神厥穴。

（2）摩腹、揉脐各5分钟，揉足三里10次，向上推七节50次，捏脊3～5遍，擦脊柱以发热为度，揉鱼尾30次，推脾土、三关各300次，每日1次。

（八）勒爷毒痢

【概念】勒爷毒痢是以发病急剧、高热、抽筋，甚至呼吸困难为特征，数小时后出现大便次数增多而量少，夹杂黏液脓血，腹痛，大便急急胀胀，欲便不出等症的一种急性传染性疾病。本病中医学诊为“疫痢”，西医学诊为“中毒性菌痢”。本病多发于夏秋季节，常见于2～7岁的小儿。本病发病急、变化快、病情凶险，临诊时必须积极抢救。

（九）勒爷奔疳

【概念】勒爷奔疳是以脸色蜡黄，身体消瘦，肚子胀大，青筋暴露，或腹凹如舟，有时发热，心烦口渴，精神萎靡，头发稀疏，尿如米泔，食欲减退或嗜异食为主症的一种病程较长的儿科慢性疾病。本病中医学诊为“疳积”“疳证”，临床上“营养不良”“缺钙”“缺锌”等出现上述症状可以参考诊治。本病一年四季均可发病，多见于3岁左右的幼儿。

【治疗原则】调理饮食，补养机体。

【治疗方法】

1. 内治法

（1）蟑螂5个，油炸或煨热后服，每日1剂，服至痊愈。

（2）蟾蜍，去内脏，焙干研末，每次1.5～3g，糖水调服，每日3次。

2. 外治法

（1）龙船花叶、红薯叶各9g，臭茉莉12g，菊花叶90g，捣烂敷囟门，4小时换药1次。

（2）鲜疳积草15g，姜、葱各30g，捣烂，加入鸡蛋1个搅匀，外敷脚心，隔3天换药1次，5～7次为1个疗程。

（十）勒爷胴西咪暖

【概念】勒爷胴西咪暖是由于饮食不洁引起的以脸色蜡黄、身体消瘦、食欲异常、脐周疼痛、时作时止、大便下虫或肛门瘙痒为特征的一种疾病。中医学诊为“小儿虫病”，西医学诊

NOTE

为“小儿肠道寄生虫病”。

【治疗原则】驱除虫邪，调理谷道。

【治疗方法】

1. 土荆芥穗研末，每次 6 ～ 9g，开水送服，每日 1 ～ 2 次，连服 3 日。

2. 绿矾 30g，黑豆（炒熟）150g，研末，炼蜜为丸，每次服 15g，姜汤送下，每日 2 次。

（十一）勒爷狠风

【概念】勒爷狠风是以小儿抽筋或伴神昏为主症的一种疾病。它是小儿时期常见的急症，一年四季均可发病，以 1 ～ 5 岁多见，年龄越小，发病率越高。中医学诊为“惊风”“惊厥”，西医学的高热惊厥、中毒性脑病、化脓性脑膜炎、流行性乙型脑炎、结核性脑膜炎、破伤风、低血钙、低血糖、各种中毒、脑肿瘤等疾病均可出现抽风，可参考本病诊治。

【治疗原则】祛邪化痰，镇惊止痉，补虚调养，行气通道。

【治疗方法】

1. 内治法

（1）急惊风　用四方麻、草鞋根各 9g，古羊藤、路边菊各 6g，竹叶 3g，水煎服，每日 1 剂；或地龙 1 条，人中白 3g，芭蕉根 10g，捣烂，开水冲泡，取汁调白糖服，每日 1 剂。

（2）慢惊风　用金锁匙、金耳环、金不换各适量，水煎服，每日 1 剂；或用蝼蛄适量，焙干研末，每次 1g，茶水冲服，每日 3 ～ 4 次。

2. 外治法

（1）急惊风　用消毒的缝衣针点刺眉中、上关、颊车、人中、下颏、肩宗、翳风、胁下、上臂阴、上臂阳、曲池、前臂阴、前臂阳、合谷、风市、丰隆、三阴交，每日 1 次；或燕窝泥、皂角炭各 30g，雄黄粉 9g，头发炭 6g，加水共捣成饼，从天突往下敷，每 3 分钟往下移约 3cm，移至心窝为止。

（2）慢惊风　用陶针浅刺攒竹、神庭、乳根、人中至出血；或山姜、生姜、四季葱各适量，切碎，与鸡蛋 1 个调匀，加茶油或桐油 50mL 炒热，搽患儿胸腹、上肢内侧及手指，同时在十宣放血。

3. 内外兼治

（1）急惊风　金钱草叶 1 岁 1 张半，2 ～ 3 岁 3 张，3 ～ 10 岁 6 张，人字草叶适量，捣烂，开水泡服，同时用云香精搽患儿背部，针刺手指末端，然后用人字草叶捣烂搽手指；或用野芋头适量，蘸酒从头往下搽，苏醒后取山豆根 6g，苍耳根 24g，地龙 4 条，钩藤 9g，黄茅根 30g，水煎服，每日 1 剂。

（2）慢惊风　用鼠妇 2 ～ 5 只，蟑螂 1 ～ 2 只，壁虎 1 ～ 2 只，焙干研末，以薄荷叶 10 张煎水取汁冲服，每日 1 剂，同时在人中穴旁两侧用油线点灸各 1 壮；或小叶九里香、蝴蝶藤、决明子、车前草、海金沙各 5g，水煎服，每日 1 剂，同时用鲜大风艾叶适量外搽嘴唇周围、太阳穴、手心、足心。

（十二）雪口

【概念】雪口是由于小儿感染邪毒、口腔不洁引起口腔舌面上满布白屑为主症的一种疾病。本病中医学诊为“鹅口疮”，西医学诊为“口腔白色念珠菌感染”。本病多见于哺乳期幼儿，因哺乳奶头不洁或喂养者手指的污染传播，一年四季均可发病。

NOTE

【治疗原则】祛邪解毒。

【治疗方法】

1. 吴茱萸、附子各10g，研末，用米醋适量调成糊状，敷涌泉穴。

2. 五倍子30g，炒黄，加白糖适量，再炒至糖溶化为度，晾干，与枯矾24g共研末，调香油涂患处，每日2～3次。

（十三）勒爷发得

【概念】勒爷发得指小儿体温高出正常标准，是儿科临床上最为常见的症状之一。

【治疗原则】清热解表，发散邪毒。

【治疗方法】

1. 内治法

（1）路边菊、土薄荷、银花藤、茅根各10g，水煎服，每日1剂。

（2）龙眼树叶15g，生葱、山芝麻各30g，水煎服，每日1剂。

（3）葫芦茶、一箭球、鱼腥草各10g，枇杷叶、鬼针草各15g，水煎服，每日1剂。

2. 外治法

（1）针挑疗法　取穴十宣、人中、期门、天宗等，每日1次。

（2）壮医滚蛋疗法　取鲜鸡蛋1个，煮熟，去蛋壳和蛋黄，用薄纱布包裹蛋白，趁热自上而下在患儿头、颈、胸腹及上下肢涂擦（手足心多擦几遍）。擦后让小儿盖被卧床休息，微汗出后热退。必要时采用西医治疗。

（十四）勒爷能啥能累

【概念】勒爷能啥能累（小儿湿疹）又称湿毒疮，临床特点为皮疹形态多样，瘙痒剧烈，反复发作。本病多发生于出生后1～2个月的肥胖或营养不良婴儿。

【治疗原则】清热毒，祛风毒，除湿毒。

【治疗方法】

1. 内治法　土茯苓、车前草各10g，防风6g，水煎服，每日1剂。

2. 外治法

（1）苦瓜叶、辣蓼各20g，乌桕叶30g，水煎熏洗患处，每日1剂。

（2）枯矾、食盐各30g，研末，以开水泡取浓汁涂患处，每日3次。

（十五）勒爷濑幽

【概念】勒爷濑幽指3周岁以上的小儿睡眠中经常小便自遗，醒后方觉的一种疾病。本病中医学诊为“小儿遗尿”，认为小儿遗尿与肾、膀胱有关；西医学诊为“小儿小便自遗”，认为产生原因可能与遗传因素、泌尿功能发育不成熟、教养和心理因素有关。本病一年四季均可发病。

【治疗原则】补虚固尿。

【治疗方法】

1. 鸡内金20g，猪小肚1个，共焙干研末，早晚各5g，开水送服，10日为1个疗程。

2. 生龙骨30g，水煎取汁，煮鸡蛋2个服，每晚1次，连服3～6天。

（十六）勒爷降痕哋

【概念】勒爷降痕哋指小儿白天如常，入夜则啼哭不安，或每夜定时啼哭，甚则通宵达旦的一种疾病。本病中医学称为“小儿夜啼”，一年四季均可发病，半岁以下儿童多发。

NOTE

【治疗原则】补虚，安神，清热，定惊。

【治疗方法】

1. 内治法

（1）大青根、麦冬、竹叶各 9g，水煎服，每日 1 剂。

（2）灯花（花生油灯点燃结成的灯花）1 枚，研末，开水送服，每日 2 ～ 3 次。

2. 外治法

（1）天竺黄、川芎、钩藤、朱砂各 6 ～ 9g，以布包好，挂小儿胸前心尖部，啼哭停止即除去。

（2）艾绒、葱各适量，煎汤洗肚子，再用艾绒烘热熨脐腹十余次。

（十七）勒爷喔凉汗

【概念】勒爷喔凉汗是指小儿睡中出汗，醒后即止的一种疾病。本病中医学诊为“小儿盗汗”“汗证”，一年四季均可发病，2 ～ 6 岁儿童多发。

【治疗原则】补虚止汗，调理水道。

【治疗方法】

1. 内治法

（1）蒲扇烧炭研末，每服 3 ～ 6g，酒送服。

（2）泥鳅 150 ～ 200g，用热水洗净黏液，去内脏，油煎至焦黄，加水 1 碗半，煮至大半碗，服汤（可加少许盐），每日 1 次，连服 3 天。

（3）炙甘草 9g，瘦猪肉 60g，蒸服，每日 1 ～ 2 剂。

2. 外治法

（1）郁金 3g 研末，调醋敷两乳头。

（2）甘蔗叶适量，煎水外洗，每日 1 ～ 2 次，连洗 2 ～ 3 日。

（十八）勒爷凅耐

【概念】勒爷凅耐是以小儿消瘦、无力、生长发育迟缓、肌肉痿软为主症的一种疾病。本病属于中医学“五迟”“五软”范畴，西医学诊为“小儿营养不良”，一年四季均可发病，以婴幼儿多见。

【治疗原则】补虚壮体。

【治疗方法】

1. 内治法

（1）黄花倒水莲、扁豆根、虎杖各等分，配猪肉或鸡蛋，水煎服，每日 1 剂。

（2）千斤拔、淮山药、饿蚂蟥、铁苋菜各 30g，共研末，每次 6 ～ 9g，白糖水冲服或蒸猪肉服，每日 1 次。

2. 外治法

（1）艾灸足两踝，每次 3 壮，每日 1 次，用于语迟。

（2）艾灸心俞穴，每次 3 壮，每日 1 次，用于语迟。

二、小儿传染病

（一）勒爷笃麻

【概念】勒爷笃麻是发热 3 ～ 4 天后，以发热、咳嗽、眼泪汪汪、鼻塞流涕、遍身出现红

NOTE

色斑疹为主症的一种传染性疾病。本病中医学诊为“麻疹”，西医亦诊为“麻疹”。

【治疗原则】顺证：初期透发斑疹，见形期清解热毒，疹没期补虚养津；逆证：清热解毒，凉血透疹。

【治疗方法】

1. 内治法

（1）顺证初热期，可用葛根 30g，夏枯草 15g，水煎服，每日 1 剂。热甚加金银花 9g；咳嗽加桑叶、麦冬各 3g，草鞋根 9g；麻后屙痢加地榆 9g；合并肺炎加桑白皮 9g，白纸扇 6g，水煎服，每日 1 剂；或选路路通、椿树皮、前胡、淡竹叶、朱砂各适量，水煎服，每日 1 剂。

（2）见形期，用金银花、丝瓜络各 15g，百草霜、野糁子各 9g，水煎代茶饮，每日 1 剂；或用苎麻花或嫩苗 120g，鸡内金 6g，水煎分 3 次服，每日 1 剂。

（3）逆证，选紫草 30g，南瓜藤 60g，紫花地丁 9g，水煎服，每日 1 剂；或紫草、南瓜藤各 60g，大飞扬 50g，水煎服，每日 1 剂。

2. 外治法

（1）顺证用针刺中冲放血，或针刺曲池、大椎、合谷等穴，强刺激，每日 1 次；或用苎麻花或嫩苗适量，煎水洗澡，每日 1～2 次。

（2）逆证可选鸡蛋 1 个，用油煎熟，将樟脑粉 0.9g 撒于蛋面，温敷肚脐约 20 分钟。

（二）勒爷喔芒

【概念】勒爷喔芒又名“水花”“水喜”，是以发热、皮肤分批出现丘疹、疱疹、痂盖为特征的一种急性传染性疾病。因其形态如豆，色泽明净如水泡，故中医学称为“水痘”，亦称“水花”，西医学亦诊为“水痘”，认为一次患病可获终身免疫。

【治疗原则】清热，除湿，解毒。

【治疗方法】

1. 内治法

（1）细叶榕、细茶叶各 30g，水煎取浓汁，加蜂蜜 30mL，以文火熬成膏，每日 1 匙，开水送服。

（2）木豆、朱砂、赤小豆各 6g，炮山甲 15g，研末，用鸡冠血、甜酒冲服，每日 1 剂。

（3）煅山田螺 10 个，孵过的鸡蛋壳 5 个（煅），妇人血余炭 3g，共研末，配猪肝 120g，混合煎香服，每日 1 剂。

2. 外治法

（1）豆腐渣 120g，芭蕉芋、番薯各 60g，硫黄 30g，捣烂敷患处周围，留顶端以便排液。

（2）番薯 1 个（煨熟），硫黄 3g，捣烂外敷患处。

（三）勒爷航靠谋

【概念】勒爷航靠谋是以发热、耳下腮部肿胀疼痛为主要特征的一种急性传染性疾病。本病全年均可发生，以冬春多见，好发于 5～9 岁小儿。中医学认为本病是感受风热邪毒，壅阻少阳经脉引起的时行疾病，称为“痄腮”“腮肿”“腮疮”“大头瘟”，西医学诊为“流行性腮腺炎。”

NOTE

【治疗原则】疏风解毒，畅通两路，行气散血。

【治疗方法】

1. 内治法

（1）夏枯草、板蓝根各 15g，水煎服，每日 1 剂，连服 2 ～ 4 剂。

（2）山菠萝 15g，木棉树皮、海桐皮各 60g，水煎服，每日 1 剂。

2. 外治法

（1）蓝靛 10g，黑火药 5g，冰片 3g，用冷开水调匀涂患处，每日 2 次。

（2）独脚莲适量，磨醋，外涂患处，并用药棉蘸药汁放入口腔内患侧第 2 颗大牙处，每日 2 ～ 3 次。

（四）小儿麻痹后遗症

【概念】小儿麻痹后遗症是以发热、四肢疼痛、伴有谷道或气道症状为特征的一种急性传染性疾病。中医学认为，本病主要由于疫毒郁结肺胃，流注经络，气滞血瘀，筋脉失养，病位初在肺胃，久及肝肾，诊为“小儿麻痹后遗症”，西医学诊为“脊髓灰质炎后遗症”。本病常流行于夏秋之间，1 ～ 5 岁小儿多见。

【治疗原则】祛邪通路，调和气血。

【治疗方法】

1. 内治法

（1）白牛膝、毛杜仲、骨碎补、红柳各 5g，鸡血藤 10g，配猪尾 1 条。炖服，每日 1 剂。

（2）走马胎、山油麻根、松筋藤、鸡血藤、穿破石各 6g，马尾千金草 1.5g。水煎服，每日 1 剂。

2. 外治法

（1）檫树、五加皮、五指毛桃、走马胎、小血藤、鸡血藤、千斤拔、宽筋藤、杜仲、羊耳菊各 500g，钩藤 1.5g。水煎外洗，每日早晚各 1 次。

（2）药线点灸。上肢瘫痪：肩髃、曲池、膈俞、肾俞、阿是穴，每日 1 次，20 日为 1 个疗程。下肢瘫痪：梁丘、足三里、伏兔、阴市、筋缩、阿是穴，每日 1 次，20 日为 1 个疗程。

（五）勒爷唉百银

【概念】勒爷唉百银是以阵发性痉挛性咳嗽，咳后有特殊的吸气性吼声，即鸡鸣样的回声，最后倾吐痰沫为特征的一种传染性疾病。本病中医学诊为“百日咳”“顿咳”“顿嗽”“顿呛”，西医学诊为“百日咳”。本病四季均可发生，以冬春多发，5 岁以下小儿多见。

【治疗原则】补虚健体，祛痰通道，止咳。

【治疗方法】

1. 内治法

（1）猪、牛、羊、鸡等动物的胆汁（以猪、鸡胆汁为优）鲜用或干燥制成粉用均可。5 岁以下小儿，鲜胆汁每岁每次 1 ～ 3g，每日 1 ～ 2 次；干粉每岁每次服 0.3 ～ 0.5g，每日 2 次。

（2）杠板归 10 ～ 20g，水煎服，每日 3 次。

2. 外治法

（1）针刺尺泽、合谷，每日行针 1 次，7 日为 1 个疗程。

（2）用梅花针刺激颈、骶之脊旁 3 ～ 4cm 区域，每日 1 次；于身柱穴拔火罐，每日 1 次。

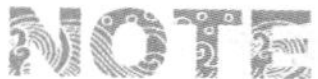

（六）勒爷货嚎

【概念】勒爷货嚎是以鼻、咽、喉部黏膜有白色假膜形成，伴有犬吠样咳嗽、气喘、发热、烦躁等全身毒血症状为特征的一种急性传染性疾病。本病中医学诊为“白喉”“白缠喉”，西医学诊为“白喉”。本病一年四季均可发生，常流行于秋冬季节，各年龄均可感染得病，好发于8岁以下小儿。

【治疗原则】补虚祛邪，畅通气道。

【治疗方法】

1. 内治法

（1）入地蜈蚣20g，捣烂取汁，冲温开水服，每日1剂，分2次服。

（2）白花蛇舌草、鱼鳞草、积雪草各适量，捣烂，用第2道洗米水冲服，每日1剂。

2. 外治法

（1）指甲灰、蝴蝶草、梅片各3g，共研末，分数次用鹅毛管吹入喉内，每日1剂。

（2）田螺壳适量，烧灰研末，吹入喉中，每次适量，每日数次。

三、新生儿疾病

（一）勒爷鹿嘻

【概念】勒爷鹿嘻是指小儿哺乳后不久即将部分奶汁吐出的一种疾病。本病中医学诊为“小儿吐乳”“小儿溢乳”，见于哺乳期幼儿。

【治疗原则】畅通谷道，降逆止呕。

【治疗方法】

1. 老姜3片，水竹叶1片，灶心土12g，灯心草1扎，薄荷（后下）1.5g，蜘蛛1只（捣烂泡开水取汁），水煎冲蜘蛛汁服，每日1剂。

2. 樟木子、陈大麦各12g，捣碎水煎频服，每日1剂。

（二）勒爷叶哏嘻

【概念】勒爷叶哏嘻是指新生儿出生12小时后因口腔疾患而不能吮乳的一种疾病。本病中医学诊为“不乳”，西医学诊为“新生儿不吮乳”。如果因口腔疾患或先天缺陷而导致不乳，或初起吸吮正常，而以后再出现不乳，必因其他疾病所致，不属此范围。

【治疗原则】补虚壮体，散寒通道，逐秽清热。

【治疗方法】

1. 内治法

（1）生葛根捣汁或干葛根煎汤，适量服。

（2）葱、人乳汁各适量共蒸，另取黄连1g水煎取汁，和服，每日1剂。

（3）人参适量，煲水灌服。

2. 外治法

（1）艾条悬灸脐部。

（2）吴茱萸、鸡肠草、磨盘草、夜关门、毛算盘、地桃花、仙茅草、山胡椒各10g，田螺5只，人中白少许，水煎取汁，将秤砣1只烧红后淬入药液中，令蒸汽熏患儿，每日2次。

NOTE

（三）勒爷黄标

【概念】勒爷黄标也称呔显，指胎儿出生后皮肤、脸、眼睛发黄的一种疾病。轻者 10 天左右自行消退，重者黄色逐渐加深，并可伴有发热、精神萎靡、食欲不振等症。本病中医学称为“胎黄”或“胎疸”，认为主要与妊母体质、胎热及湿热等因素有关，西医学诊为“新生儿黄疸”。

【治疗原则】清热，祛湿，退黄。

【治疗方法】

1. 鲜满天星 15g，捣烂，开水泡服，每日 1 剂。

2. 山黄连、粽粑叶梗、龙眼树寄生各 9g，鸡屎藤 6g，水煎服，每日 1 剂。

主要参考文献

［1］王琨，李良品．土司制度与中华民族共同体建设初探［J］．广西民族研究，2021（1）：30–38.

［2］梁庭望．侬智高守土抗交的爱国性质及其时代价值［J］．广西民族师范学院学报，2020（2）：1–4.

［3］周佐霖，赖漩．广西忻城莫氏壮族土司家训探析［J］．广西民族师范学院学报，2021（1）：27–31.

［4］覃晓航．方块壮字［J］．民族古籍研究，2012（1）：161–175.

［5］袁香琴．方块壮字的研究成果和任务［J］．华西语文学刊，2011（2）：151–157，256.

［6］奇玲，罗达尚．中国少数民族传统医药大系［M］．呼和浩特：内蒙古科学技术出版社，2000.

［7］崔箭，唐丽．中国少数民族传统医学概论［M］．北京：中央民族大学出版社，2007.

［8］李峰．中国民族医药学概论［M］．北京：中国中医药出版社，2009.

［9］徐松石．徐松石民族学文集［M］．桂林：广西师范大学出版社，2005.

［10］张铭．中国政治制度史导论［M］．北京：中国人民大学出版社，2010.

［11］张声震．壮族通史［M］．北京：民族出版社，1997.

［12］黄汉儒．壮族医学史［M］．南宁：广西科学技术出版社，1998.

［13］覃兆福．壮族历代史料荟萃［M］．南宁：广西民族出版社，1986.

［14］沈志祥，王国辰．中国少数民族医学［M］．北京：中国中医药出版社，2005.

［15］王伯灿．历代壮族医药史料荟萃［M］．南宁：广西民族出版社，2006.

［16］庞声航．中国壮医内科学［M］．南宁：广西科学技术出版社，2004.

［17］戴铭．壮族医学史［M］．北京：中国中医药出版社，2018.

NOTE